からだにいいってホント？

食品でひく

# 機能性成分の事典

中村宜督

岡山大学学術研究院 環境生命科学学域 教授



女子栄養大学出版部

# はじめに
Introduction

「機能性成分」とは、含まれる食品を特徴づける、なんらかの役割(機能)を持つ成分の総称です。「機能性成分」を含む健康食品のCMを見ない日はありませんが、老齢人口の増加とともに予防医学の重要性が高まっているからにほかなりません。また、時代の変遷とともに健康問題もより多様化していますが、「機能性成分」がこれらの問題解決に向けての糸口になるものと期待されています。健康によい機能性を持つ食品成分が注目されるのは、古くから中国にある「薬食同源」という概念が一般に受け入れられやすいことも影響しているのではないでしょうか。つまり、「機能性成分」はヒトの健康を考えるうえで無視できない、重要な存在になってきたといえるでしょう。

その一方で、食と健康に関する信憑性の低い情報が長年にわたって巷《ちまた》で氾濫《はんらん》しており、フード・ファディズム(*food faddism*)を助長していることも問題となっています。フード・ファディズムとは、「この食品は健康によく、疾病を予防する」とか、「この食品は健康によくないので食べるべきではない」などの情報を、科学的根拠に基づかず鵜呑《うの》みにすることや他人に押しつけるなどの行動です。本書で扱う「機能性成分」も同様に、さまざまな情報が世間にあふれています。

そんなある日、女子栄養大学出版部の月刊誌『栄養と料理』の編集者から、このような状況への憂慮についてお聞きする機会がありました。具体的には、巷で玉石混淆する「機能性成分」の情報を精査するのはなかなかたいへんなことや、「機能性成分」の専門書は一般の消費者にはむずかしすぎること、そして、このような現状が続くと、「機能性成分」への消費者の興味がそがれかねないことを気にされていました。さらに「機能性成分」について、一般の消費者の知的好奇心をくすぐるような、親しみやすい読み物がいま一度必要との意見をいただきました。これをきっかけとして、『栄養と料理』に「機能性成分」に関する解説文を書かせていただくことになりました。

本書の目的は、「機能性成分」について、より理解を深めていただき、健康効果をうたう不確かな情報に振りまわされず、正しい知識を活用していただくことです。ですので、化学構造式や学術用語を使うことは最小限にとどめ、専門的な話をできるだけわかりやすく説明するように心がけました。また、本書では食品の分類に合わせて項目を整理し、穀類、芋類およびでん粉類、豆類・種実類、野菜、果実類、きのこ、海藻、魚介類、肉類、油脂類、菓子・し好飲料類、調味料・香辛料類の順に並べかえています。ですので、お好きな食品や気になる食材にはどのような「機能性成分」が入っているのかをすぐ調べられる事典としてもお使いいただけると思います。また、食品成分表のデータを基にして、栄養素の特徴を類似した食品と比較しながら紹介しています。さらに、このような専門的な情報だけではなく、原産地や伝来の歴史や品種、製法などの一般的な情報、食品や「機能性成分」が人々の人生に深くかかわってきたことを感じていただくために、食品と関係深い小説や映画といった文芸作品も紹介しました。

では、一つ一つの食材に含まれる機能性成分のひみつを味わいながら、最後までおつき合いいただければ幸いです。

機能性成分の事典

Contents



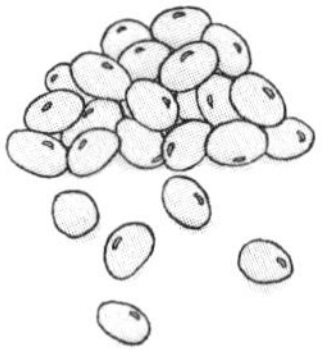

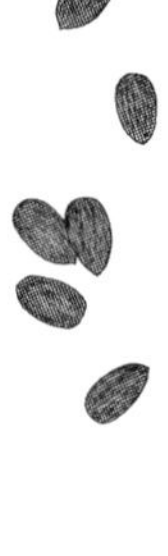

## 野菜



## 果実類



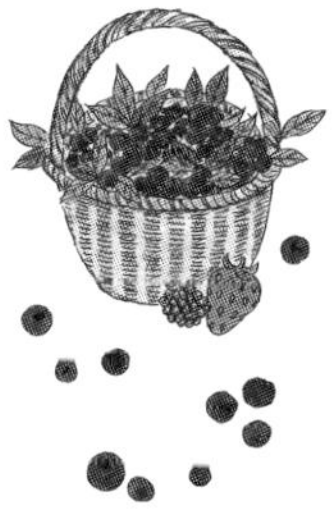

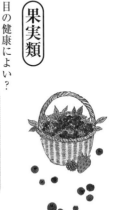

## きのこ類



## 海藻類



# 動物性食品

## 魚介類



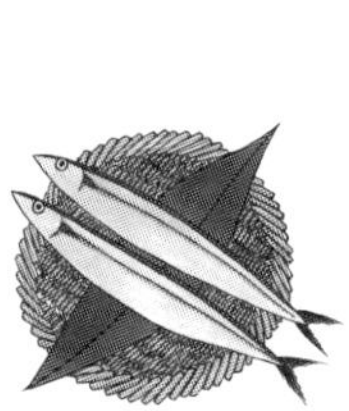

## 肉類

# その他の食品類

# 機能性成分ってどんなもの？

「機能性成分」の説明をする前に、まず食品の「機能性」について触れておきましょう。食品の「機能性」という概念は歴史的に新しく、1980年代に日本で誕生したものです。この1980年代というのは、「食生活の改善によって体の機能を調節できれば、生活習慣病の予防が期待できる」という考え方が日本で広く認識された時代といえます。さらにこのトレンドを後押ししたのが、「食品機能の系統的解析と展開」に関する国家的研究プロジェクトでした。このプロジェクトは文部省（現・文部科学省）によって社会的要請の強い研究領域に指定され、1980年代半ばに実施されました。食品化学だけでなく、栄養学、薬理学、心理学や医科学などの多岐にわたる専門分野の研究者が参画しましたが、このプロジェクトの研究成果に基づいて、食品の3つの「機能」が定義されたのです。

食品が持つ役割というべき食品の「機能」ですが、第一の機能（一次機能）は、栄養学的機能、つまりエネルギー源としての機能や体を作るために不可欠な栄養素を摂取するための機能と定義されました。第二の機能（二次機能）は、感覚的機能で、好ましい味、風味、食感のような、おいしさ、つまり感覚的な満足を与えるための機能と定義されました。この感覚的機能はもともと、人が食べるべき食品と食べてはいけない食品を選択できるように、食の安全度を知るための機能だと考えられています。そして、第三の機能（三次機能）は生理的機能と名づけられ、生体リズムや神経系、免疫系や生体防御応答などを調節し、健康維持や疾病予防につなげるための機能と定義されました。このプロジェクトでは、特に三次機能を持つ食品を「機能性食品」と名づけました。これをきっかけとして、食品の三次機能に関する研究開発が盛んになっただけでなく、法改正・整備も進み、特定保健用食品制度の制定につながっていきました。

以上のような背景から、「機能性成分」とは文字どおり食品の機能に関与する成分といえます。特定保健用食品(トクホ)や機能性表示食品が市場に出まわっており、これらの食品に含まれる成分についても食品のパッケージやCMで目にする機会が増えたため、「機能性成分」という言葉は健康にかかわりの深い三次機能を担う成分に使われる印象を持つ人も多いと思います。

しかし、本書『食品でひく 機能性成分の事典』においては、三次機能にかかわる成分だけでなく、栄養素の一次機能や、嗜好性《しこう》の二次機能にかかわる成分も含めて「機能性成分」として扱っています。その理由としては、まず栄養の一次機能も、おいしさの二次機能も健康維持に直接的、あるいは間接的にかかわる機能といえることがあげられます。また、ひとつの機能しか持たない食品成分はまれで、三次機能にかかわる成分にも、栄養素であるものや味覚や視覚を刺激するもの、つまり一次機能や二次機能をあわせ持つ成分も少なくありません。ですので、本書では、食品のすべての機能性にかかわる成分を「機能性成分」と改めて定義したいと思います。

## トクホや機能性表示食品は健康な人を対象としたもの

食品の三次機能を扱ううえで、注意すべき点があります。基礎研究からは神経系や免疫系などへの生理学的影響やさまざまな疾病に対する予防効果を期待させる研究結果が報告されていますが、基礎研究の結果のみでこのような機能性があると積極的に評価したり、言及したりしてはいけません。たとえば、トクホや機能性表示食品はあくまでも食品であり、医薬品とはまったく別物です。つまり、消費者に医薬品と同様の効果や作用があると誤解を与えてはいけないものとされています。ですので、医薬品の用途である疾病の治療や予防に関連する表示だけでなく、これらの食品を治療や予防に用いることも禁じられています。したがって、食品の機能性は健康な人の健康状態を対象にしているといえるでしょう。

# この本の見方

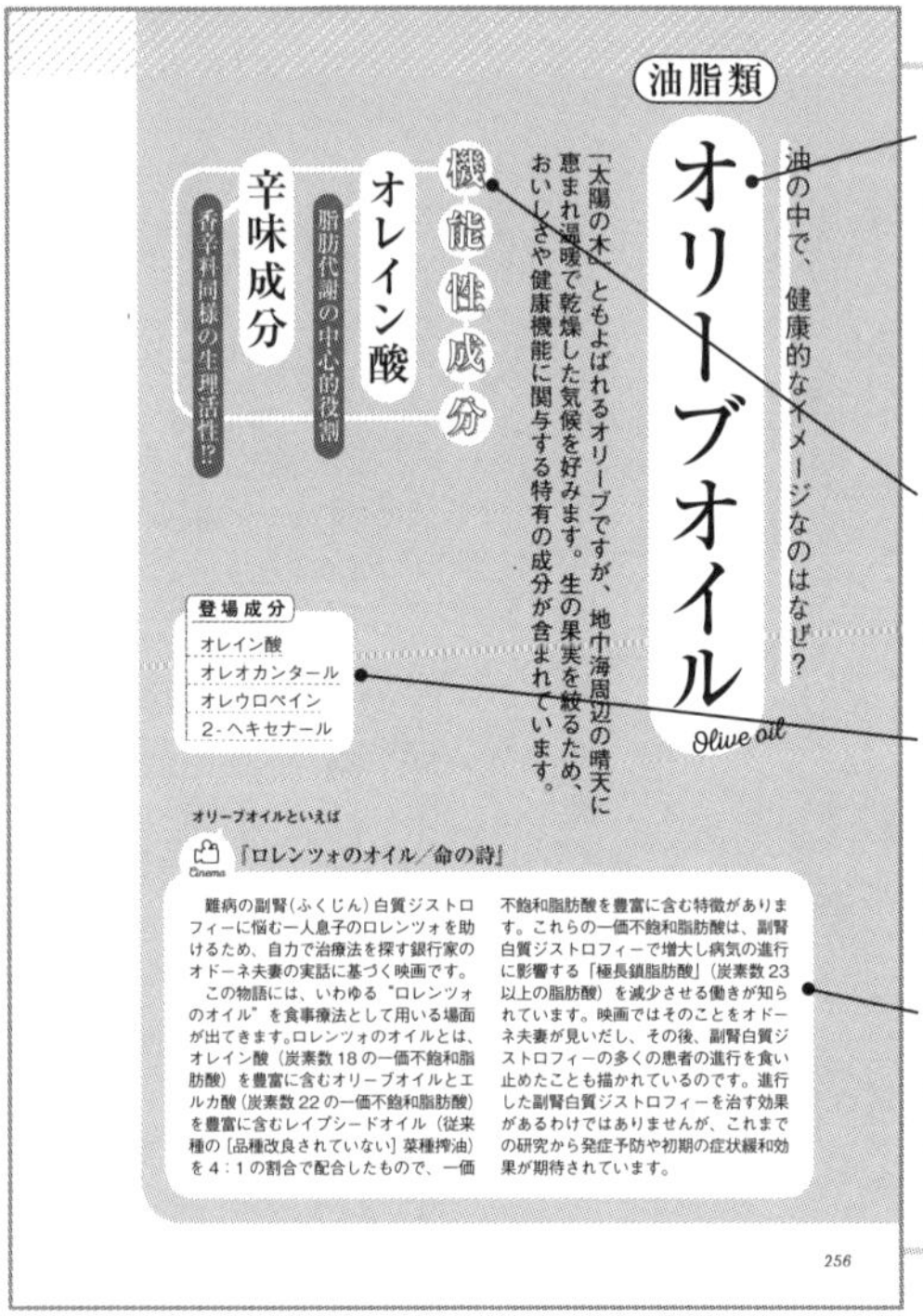
油脂類

# オリーブオイル

Olive oil

油の中で、健康的なイメージなのはなぜ？

「太陽の木」ともよばれるオリーブですが、地中海周辺の晴天に恵まれ温暖で乾燥した気候を好みます。生の果実を絞るため、おいしさや健康機能に関与する特有の成分が含まれています。

機能性成分

オレイン酸
脂肪代謝の中心的役割

辛味成分
香辛料同様の生理活性!?

登場成分
- オレイン酸
- オレオカンタール
- オレウロペイン
- 2-ヘキセナール

オリーブオイルといえば

Cinema 『ロレンツォのオイル／命の詩』

難病の副腎（ふくじん）白質ジストロフィーに悩む一人息子のロレンツォを助けるため、自力で治療法を探す銀行家のオドーネ夫妻の実話に基づく映画です。

この物語には、いわゆる“ロレンツォのオイル”を食事療法として用いる場面が出てきます。ロレンツォのオイルとは、オレイン酸（炭素数18の一価不飽和脂肪酸）を豊富に含むオリーブオイルとエルカ酸（炭素数22の一価不飽和脂肪酸）を豊富に含むレイプシードオイル（従来種の［品種改良されていない］菜種搾油）を4：1の割合で配合したもので、一価不飽和脂肪酸を豊富に含む特徴があります。これらの一価不飽和脂肪酸は、副腎白質ジストロフィーで増大し病気の進行に影響する「極長鎖脂肪酸」（炭素数23以上の脂肪酸）を減少させる働きが知られています。映画ではそのことをオドーネ夫妻が見いだし、その後、副腎白質ジストロフィーの多くの患者の進行を食い止めたことも描かれているのです。進行した副腎白質ジストロフィーを治す効果があるわけではありませんが、これまでの研究から発症予防や初期の症状緩和効果が期待されています。

256

## 食品

私たちに身近な44の食品をとり上げています。前半は食品の種類や歴史、栄養成分など、後半は機能性成分を解説。

## 機能性成分

この食品を特徴づける性質を持つ成分です。

## 登場成分

この食品の解説に登場する、関連のある成分です。

## ○○といえば

食品と関係の深い小説や映画などの文芸作品をご紹介。

## 栄養成分について

「日本食品標準成分表2020年版（八訂）」（文部科学省）に基づいています。

### ① 利用可能炭水化物

「利用可能炭水化物（質量計）」、あるいは「差引き法による利用可能炭水化物」の値です。

### ② 食物繊維総量

AOAC.2011.25法とプロスキー変法による異なる値が混在しています。各表に、ことわり書きのないものはプロスキー変法です。

### ③ たんぱく質

「アミノ酸組成によるたんぱく質」、そのデータがないものは「たんぱく質」の値です。

### ④ 脂質

「脂肪酸のトリアシルグリセロール当量」、そのデータがないものは「脂質」の値です。

**納豆の栄養価**（100gあたり）
**ゆで大豆や絹ごし豆腐との比較**

| | だいず 糸引き納豆 | だいず 黄大豆・ゆで |
|---|---|---|
| エネルギー | 190 kcal | 163 kcal |
| ① 利用可能炭水化物 | 7.7 g | 1.5 g |
| ② 食物繊維総量 | 6.7 g | 8.5 g※1 |
| ③ たんぱく質 | 14.5 g | 14.1 g |
| ④ 脂質 | (9.7 g) | (9.2 g) |
| 灰分 | 1.9 g | 1.6 g |
| 鉄 | 3.3 mg | 2.2 mg |
| モリブデン | 290 μg | 77 μg |
| ビタミンK | 600 μg※2 | 7 μg |
| ビタミン$B_2$ | 0.56 mg | 0.08 mg |
| 葉酸 | 120 μg | 41 μg |

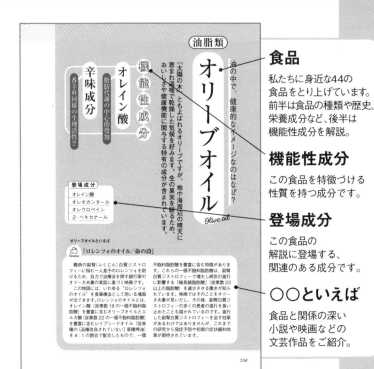

# 植物性食品

健康意識の高まりから注目を集めることの多い植物性食品。
穀類に含まれる糖質の一種や、
大豆のイソフラボンなどホルモン様作用を持つもの、
抗酸化作用を示す野菜の色を決める色素などがあります。

## 穀類

# 大麦

Barley

食物繊維が豊富

**機能性成分**

**β-グルカン**

コレステロール低下作用に期待！

**大麦は世界で最も古くから栽培されてきた穀物の一つで、ビールやモルトウイスキー、麦茶の原料として有名です。**

**登場成分**

- 大麦β-グルカン
- ザイモザン
- レンチナン

大麦といえば

Cinema 『刑務所の中』

『刑務所の中』（2002年）は、銃刀法違反で逮捕され、実際に服役した花輪和一が獄中体験を綴ったエッセイ漫画を崔洋一監督が映画化した作品です。個性豊かな囚人たちの生態や嗜好（しこう）が細かく描かれていますが、物騒なことは囚人たちの語りの中だけに収められています。刑務所の中では、起床から就寝までのほぼすべての時間がきっちり決められているため、劇中のシーンでは、共同生活の日常が淡々と、ときにはほのぼのと進んでいきます。

そんな生活ですので、囚人たちのいちばんの楽しみは食事です。しゃばの生活ではありふれた食べ物や飲み物が彼らにとって尊い逸品になります。お菓子や清涼飲料水はもちろん、そばや雑煮は、だれにでも理解しやすい具体例といえます。その一方で、主人公は毎日決まって朝食に出される米7に麦3の麦飯を、きんとき豆の煮物やみそ汁とともに、「とてもおいしいので食わずにいられない」と心の中でつぶやきながらほお張ります。おいしさが高まる理由として、簡単には手が届かない憧れのようなものだけでなく、毎日くり返して得られるという安心感も大事ですね。

## 歴史

### 原産地はメソポタミア

イネ科の大麦は穂の特徴から、「二条大麦」と「六条大麦」に分類されます。大麦の穂は上から見て6列あり、そのうち2列だけ実がなるのが大粒の二条大麦で、粒がそろっていて醸造の管理がしやすいため、おもにビールや焼酎、モルトウイスキーの原料に用いられます。一方、6列とも実るのが六条大麦で、食用にされるだけでなく、麦茶の原料にも用いられています。その他、でんぷんの組成から粘りけが異なる「うるち麦」と「もち麦」、皮が固着してはがしにくい「皮麦」と皮がはがしやすい変異種で、四国や九州の麦みそに使われる「はだか麦」のような分類もあります。

大麦の原産地は、野生種が今も自生するイラクのメソポタミアだという説が有力で、約1万年前には栽培されていたと考えられています。降水量が少ないメソポタミアでは、乾燥に強い大麦は主要な穀物として利用されていました。

最初は、あらびきの種子がかゆとして食べられていましたが、その後、粉砕した粉を水で練って焼いたパンに加工されるようになりました。さらに、焼いたパンを水に浸して発酵させることで、ビールも製造されるようになったとされています。このような加工方法の変化は、発芽した大麦が粉砕加工に適しているだけでなく、消化にもよいことが偶然に発見されたのがきっかけだと考えられています。現在と作り方が同様の近代のビールはヨーロッパで成立しましたが、モルトウイスキーとともに、大麦とその麦芽を原料に使うことが引き継がれました。

大麦は当初、かゆやパンなど主食の原料として世界各地に伝播していきますが、やや遅れて栽培されるようになった小麦のほうが、おいしさや加工のしやすさが優れていたため、主役の座を奪われます。その結果、大麦は醸造や飼料としての利用が中心になりました。

日本への伝来も米と同様に古いとされています。大麦には古くから納税義務がなかったことや、米との二毛作が可能なことから、徐々に栽培されるようになりました。

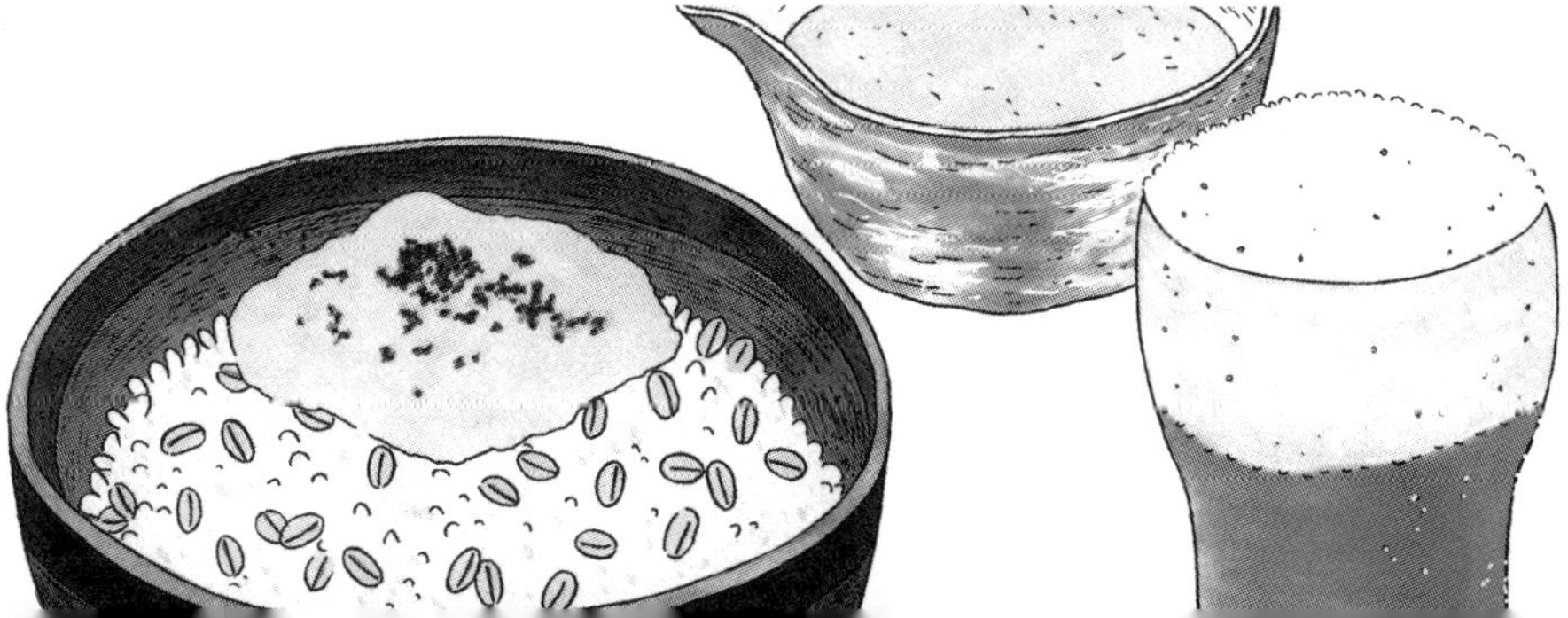

また、江戸時代にたびたび起きた冷害による飢饉の対策として、大麦の栽培が奨励されるなどして、徐々に日本各地に広まりました。

**栄養成分**

## 押麦や米粒麦を精白米と比べてみると…

市場に流通する穀粒の大麦には押麦（ローラーで押しつぶした大麦）と米粒麦（中心線に沿って2つに切断した、米粒と同じ大きさの大麦）があります。両者の栄養成分の特徴を、精白米と比較してみました。押麦と米粒麦の炭水化物の総量は精白米とそれほど大差がありません。しかし、精白米はそのほぼすべてがでんぷんで、食物繊維含量が少ないですが、大麦ではかなり多く、押麦、米粒麦ともに精白米の10倍以上含まれています。また、ビタミンやミネラルについても、カリウムやリン、ビタミン$B_1$やナイアシンの含量が、精白米の倍程度あることも特徴です。

**押麦と米粒麦の栄養価**（100gあたり）
**精白米との比較**

| | おおむぎ 押麦・乾 | おおむぎ 米粒麦 | こめ 水稲穀粒 精白米・うるち米 |
|---|---|---|---|
| エネルギー | 329 kcal | 333 kcal | 342 kcal |
| 利用可能炭水化物 | 65.8 g | 68.6 g | 75.6 g |
| でん粉 | 65.4 g | 62.1 g | 75.4 g |
| 食物繊維総量 | | | |
| 分析法 プロスキー変法 | 7.9 g | 8.7 g | 0.5 g |
| 分析法 AOAC.2011.25法 | 12.2 g | – | – |
| たんぱく質 | 5.9 g | (6.2 g) | 5.3 g |
| 脂質 | 1.2 g | (1.8 g) | 0.8 g |
| 灰分 | 0.7 g | 0.7 g | 0.4 g |
| カリウム | 210 mg | 170 mg | 89 mg |
| リン | 160 mg | 140 mg | 95 mg |
| ビタミン$B_1$ | 0.11 mg | 0.19 mg | 0.08 mg |
| ナイアシン | 3.4 mg | 2.3 mg | 1.2 mg |
| 水分 | 12.7 g | 14.0 g | 14.9 g |

出典：「日本食品標準成分表2020年版（八訂）」（文部科学省）
「–」は未測定、（　）つきは推計値を示す。

the Secret of Functional ingredients

# 大麦の機能性成分 β-グルカン

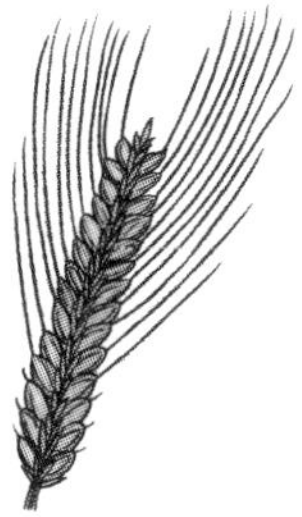

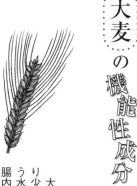

大麦の炭水化物全体の含量は米とそれほど変わりませんが、でんぷんの量は米より少なく、その代わりに食物繊維を多く含んでいます。中でも、β-グルカンという水溶性食物繊維が多く含まれており、血中コレステロール値や血糖値の低下作用、腸内環境の改善作用が期待されています。

## 同じβ-グルカンでもしいたけ由来とは構造が違う

グルカンとはグルコース同士がいくつも結合した多糖の総称です。中でもβ-グルカンは、主要な結合様式にβ-1，3結合を含むものを指します。セルロースは植物の繊維の主成分で、β-1，4結合しか持たないグルカンですが、慣例上β-グルカンとは呼ばれません。

歴史上、最初にβ-グルカンの存在が確認されたのはビールやパンの発酵にかかわる酵母です。その後、食品では、きのこ類や麦類、海藻などから発見されています。由来が異なるとグルコースの結合様式が異なりますし、同じ由来でも結合しているグルコースの数は均一ではなくて、多種類の混合物として存在しています。

たとえば、酵母由来のβ-グルカン（ザイモザン）は多数のグルコースがβ-1，3結合した長い鎖に、いくつもの枝分かれ（β-1，6結合）があり、その枝にも長いβ-1，3結合の鎖がついています。しいたけ由来（レンチナン）では、酵母と同様に長いβ-1，3結合の鎖と枝分かれがありますが、枝の長さが極端に短く、グルコースが1つだけしかついていないところが異なる点です。

一方、麦類では大麦、小麦、オート麦などに含まれますが、酵母やしいたけとはまったくパターンが違います。グルコースのβ-1，4結合が3つ結合したセロトリオース、あるいは4つ結合したセロテトラオースの単位があり、それぞれの単位同士がβ-1，3結合でつながって、長い鎖になった構造をしています。

β-1，4結合の数のほうがβ-1，3結合よりも多いので、構造はセルロースに近いのですが、この微妙な結合位置の違いで機能性が大きく異なります。セルロースは水に不溶性の食物繊維ですが、大麦のβ-グルカンは水溶性です。麦類の間でもβ-1，4結合の存在比や、β-グルカン以外の食物繊維の組成が異なるため、性質が違うのです。

## 動物では免疫関連疾患で一定の効果

β-グルカンはもともと酵母の免疫賦活作用の研究過程で発見されたことから、免疫が関係する疾患への作用に注目した研究が行なわれてきました。特に、酵母のβ-グルカンに関する基礎研究からは、感染症の症状軽減作用、自然免疫の活性化による抗がん作用、抗アレルギー作用などがこれまでに明らかになっています。

しかし、動物実験では一定の有効性が認められているものの、ヒトでの有効性に関しては、臨床試験数が不充分であり、根拠があるとはいえません。また、免疫応答において、活性を高める場合と抑制する場合があり、一貫性がないため、副作用を起こす可能性も否定できません。免疫に関連する疾患への作用を期待してβ-グルカンを摂取することは、まだ時期尚早といえるでしょう。

## コレステロール値や血糖値、腸内環境の改善に期待

大麦のβ-グルカンについても、多様な生理作用が研究されてきました。世界で最初に注目されたのは、血中コレステロールの低下作用です。効果があると結論づけた臨床研究も複数あり、ヒトでの有効性が期待されています。すでに、アメリカやカナダ、EU諸国では、大麦やオート麦のβ-グルカンについて、「冠動脈疾患リスクを低減する可能性がある」や「血中コレステロール値を低下させる」などの健康強調表示が許可されています。

さらに、大麦のβ-グルカンがどのようにして血中コレステロール値を調節するのかについても研究が進んでいます。一つは、十二指腸から分泌《ぶんぴつ》されるコレステロール代謝物の胆汁酸とβ-グルカンが結合し、胆汁酸の排出を促進することが知られています。

また、β-グルカンが腸内細菌による発酵を受けると、短鎖脂肪酸が産生され、これが肝臓でのコレステロール合成を抑制することも報告されています。おもに、この2つの作用を介して、血中コレステロール値を低下させると考えられています。

また、大麦のβ-グルカンは、食後血糖値の上昇抑制作用と腸内細菌による発酵の促進作用にも注目が集まっています。臨床試験の結果から、ヒトでの有効性が期待されており、EU諸国や韓国では、これらの機能に関する健康強調表示が許可されています。食後血糖値を改善するメカニズムとして、水にとけたβ-グルカンは粘性が高いため、でんぷんなどの食事成分の移動速度や小腸での消化、吸収をゆるやかにすることが明らかになっています。さらに、β-グルカンの腸内発酵由

来の短鎖脂肪酸がインスリン分泌を高める可能性も報告されています。

ただし、β-グルカンを添加する食品によって、あるいは、同時に存在する炭水化物の種類によっても作用の強弱が異なることが指摘されています。たとえば、パンへの添加では、でんぷんの消化でできるブドウ糖の吸収は遅延できますが、ジュースへの添加では、ショ糖の消化や吸収に対して高い効果は期待できないようです。

最近日本でも、これまでの臨床試験結果を根拠として、前述の3つの機能性を表示した食品が市場に出まわりつつあります。β-グルカンの機能性を期待するために必要な1日あたりの摂取量は、海外の健康強調表示と同様の3gとされています。ちなみに、押麦には総重量の約4％程度β-グルカンが含まれますので、押麦の穀粒では75gが目安になります。

安全性についてですが、大麦には食経験の長い歴史がありますので、通常の食事に含まれる量のβ-グルカンには問題ありません。ただし、濃縮した製品も出まわりつつありますので、過剰摂取には注意が必要です。また、小児アレルギーの原因になる可能性や、麦類や米にアレルギーがある人は大麦に対してもアレルギーを起こす可能性も指摘されています。

## 大麦と小麦の違い

大麦と小麦の名前の違いは、草丈や粒の大きさの違いではありません。中国語の「大」という接頭辞には量や質的に意味の大きなものという意味があります。つまり、中国に伝来したときには大麦のほうが主要だったのではないでしょうか。

大麦と小麦は古くから用途が違いましたが、成分の組成が異なることが大きな要因です。小麦は大麦よりもたんぱく質と脂質が約2倍多いですし、生地に粘着性や弾力を与えるグルテンは大麦には含まれていません。食物繊維総量はほぼ同等ですが、β-グルカンは小麦には少なく、代わりに不溶性食物繊維が多く含まれています。この組成の違いがそれぞれの加工特性や健康機能に大きな影響を与えています。

穀類

# そば

Soba

うどんよりも健康によい成分が多く含まれる？

そばは食事において栄養バランスを整えにくく、よく噛《か》まないので健康に悪いといわれることもありますが、実際のところを見てみましょう。

機能性成分

ルチン

抗酸化作用を示すフラボノイド配糖体

**登場成分**

| | |
|---|---|
| ルチン | 酵素処理ルチン |
| ケルセチン | 酵素処理イソケルシトリン |
| イソケルシトリン | ヘスペリジン |

そばといえば

Cinema 『舟を編む』

『舟を編む』（2013年）は、三浦しをん原作の小説を石井裕也監督が映画化したもので、出版社の新しい辞書『大渡海』を編纂するチームに迎えられた主人公と彼をとり巻く個性豊かな同僚たちが、辞書作りに邁進する姿をリアルに描いています。

主人公の最大の理解者で、辞書の監修者である老国語学者は、大学をやめ、人生のすべてをこの辞書の編纂にかけていました。しかし、まもなく辞書の完成を迎えようとする冬に、志半ばで病に倒れ、他界してしまいます。葬儀が終わって帰宅した主人公は憮然としてしまいますが、妻は彼の心情だけでなく、多忙で大したものを口にできていない体調もおもんぱかり、温かいかけそばを用意します。そばを口にした主人公は正気をとり戻しますが、徐々に感情があふれ出しそうになり、嗚咽（おえつ）を噛み殺しても、涙が止まりません。

どんな食べ物でも五感を刺激するので、心理的な影響を与えやすいのは当然なのですが、愛する人が作ってくれた寒い冬の温かいおそばには、何物にも代えがたい滋味が入っているように感じました。

歴史

## 奈良時代には書物に登場。江戸時代に流行

ソバの種子は穀物として利用されていますが、イネ科ではなくタデ科ソバ属なので擬似穀類とも呼ばれています。原産地は中国北部やロシアのバイカル湖付近という説もありますが、現在ではソバの野生種が自生する中国雲南省の三江併流と呼ばれる地域※が有力とされています。ソバは温暖で湿潤な気候に弱く、冷涼で雨が少ない、乾燥した土地でも生育できるので、平野ではなく、山間地や高地で多く栽培されています。作物として世界を伝播するうえでもこの特徴が生かされ、米や麦が育ちにくい土地で重宝されてきました。

現在、ソバの生産量の多い国は、中国、ロシア、フランス、ウクライナなどであり、日本は世界で約10番目です。消費量も上位4か国は同じですが、日本は輸入量が多いため、5位に上がってきます。世界のソバを用いた料理としては、ロシアのおかゆ「カーシャ」やパンケーキの「ブリヌイ」、フランスの「ガレット」などが有名です。特に、ロシアのブリヌイは丸い形から太陽の象徴として宗教的な儀式でも利用されており、伝統料理として受け継がれています。

一方、日本では縄文時代後期や弥生時代の遺跡から出土していることから、栽培もそのころに始まったという説もあります。奈良時代には書物に登場しますが、積極的に栽培されていたわけではなく、農民が飢えをしのぐための雑穀として利用していたことがうかがい知れます。米が凶作とわかったあとから種をまいても2か月半ほどで収穫できる点から重宝され、徐々に全国に広まったようです。

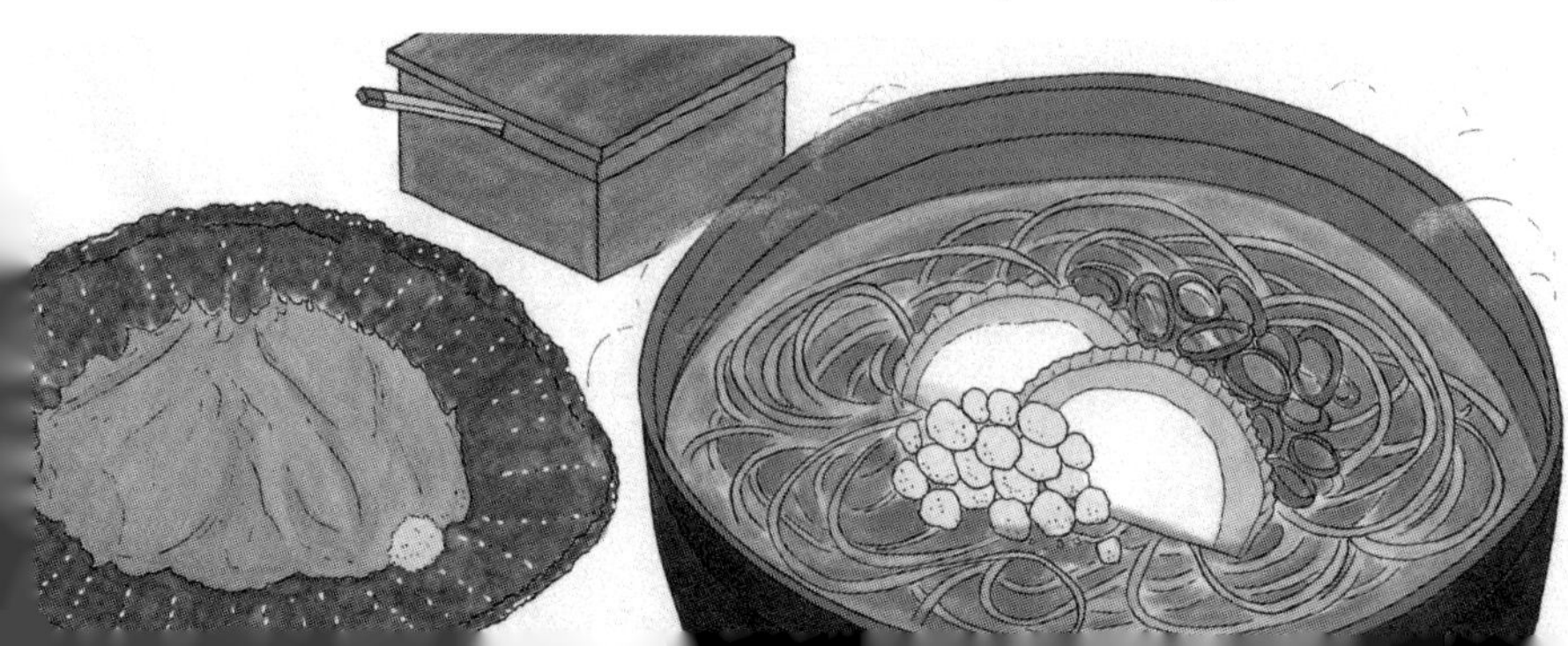

現在のような形のそば（そば切り）が最初に登場するのは戦国時代から江戸時代初めで、最初は身分の高い武家や公家の食べ物でした。庶民に親しまれるようになったのは、元禄時代以降だといわれています。なぜ江戸でそばが流行《はや》ったのか、その理由には、白米の食べすぎが原因の江戸患《わずら》い（脚気《かっけ》）を予防するために有効だったという説がありますが、脚気は身分の高い人の病気でしたし、そばだけでは栄養のバランスが優れた食べ物とはいえないので、信憑性は疑わしいでしょう。すしや天ぷらと同様に、手軽にすぐ食べられるので、せっかちな江戸の人の性分に合っていたからではないでしょうか。

### 栄養成分

## そば粉と小麦粉を比べてみると…

そばの栄養成分の特徴を、そば粉の内層粉（一番粉）と全層粉（挽きぐるみ）、そしてうどんに使われる中力粉とで比較してみました。精白米と玄米との関係と同じように、果皮や外層を含む全層粉は、含まない内層粉や中力粉よりも、たんぱく質、脂質、食物繊維総量が多く、相対的に炭水化物の量が少なくなっています。同様に、ビタミンやミネラルについても、全層粉に多く、内層粉や中力粉には少ない傾向にあります。脚気に効果のあるビタミン$B_1$についても同様で、全層粉には、データは示しませんが玄米とほぼ同じレベルで含まれています。

**そばの栄養価**（100gあたり）
**そば粉と小麦粉との比較**

| | そば<br>そば粉<br>内層粉 | そば<br>そば粉<br>全層粉 | こむぎ<br>小麦粉<br>中力粉・1等 |
|---|---|---|---|
| エネルギー | 342 kcal | 339 kcal | 337 kcal |
| 利用可能炭水化物 | 73.8 g | 63.9 g | 69.5 g |
| 食物繊維総量 | 1.8 g | 4.3 g | 2.8 g |
| たんぱく質 | (5.1 g) | 10.2 g | 8.3 g |
| 脂質 | (1.5 g) | 2.9 g | 1.4 g |
| 灰分 | 0.8 g | 1.8 g | 0.4 g |
| カリウム | 190 mg | 410 mg | 100 mg |
| マグネシウム | 83 mg | 190 mg | 18 mg |
| リン | 130 mg | 400 mg | 64 mg |
| ビタミン$B_1$ | 0.16 mg | 0.46 mg | 0.10 mg |
| 葉酸 | 30 μg | 51 μg | 8 μg |
| 水分 | 14.0 g | 13.5 g | 14.0 g |

出典：「日本食品標準成分表2020年版（八訂）」（文部科学省）
（　）つきは推計値を示す。

※チベット高原を水源とする3つの川が平行に流れる雲南省北部を中心とした地域で、多様な動植物層を有し、ユネスコの世界自然遺産に登録されている。

the Secret of Functional ingredients

# そばの機能性成分 ルチン

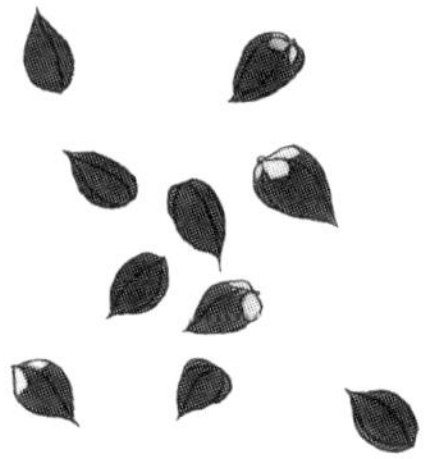

そば粉として利用しやすいのは、胚乳の中心部分で、この部分を多く含むのが一番粉です。一番粉には精白米と同等の炭水化物が含まれ、総重量の75％を超えます。一方、胚芽や種皮の一部も含め、そばの実をまるごと挽いたそば粉を挽きぐるみといいます。強力小麦粉よりも多くのたんぱく質や灰分が含まれ、機能性成分も含まれます。中でもフラボノイドの一種であるルチンが特徴的といえるでしょう。

## 殻や種皮に多いフラボノイド

ルチンは抗酸化作用を示すことで有名なポリフェノールですが、フラボノイドアグリコン（非糖部）のケルセチンと糖が結合したフラボノイド配糖体の一種です。構造の詳細は省略しますが、ルチンはグルコースとラムノースという2つの糖が連結して、ケルセチンに結合しているのが特徴的です。ソバだけではなく、桑の実、柑橘《かんきつ》類などから見いだされるほか、庭木に用いられる落葉高木のエンジュの花にも多く含まれます。

そばに含まれるルチンの含量ですが、市場に出まわる通常のそば粉には100gあたり20～30mgほど含まれています。そばの乾めんでは、含まれる小麦粉の割合によって異なりますが、5～20mgの範囲で含まれるという報告もあります。そばの実の中では殻や種皮に多く、胚芽に最も少ないことが知られています。ですので、ルチン含量も種皮を含む挽きぐるみのほうが一番粉よりも多くなります。

私たちが手に入れることができる食品の中で、最もルチン含量が多いのはだったんそばと呼ばれる、そばの近縁種の実やその製品です。だったんそばの実にはそばの50倍以上（100gあたり500㎎～1g）のルチンが含まれるため、だったんそばを乾めんやそば茶として活用するための研究が進んでいます。ちなみに、エンジュの花の乾燥物にはさらに多い、100gあたり3～4gほど含まれるという報告がありますが、エンジュは医薬品（生薬）に分類され、食用でないことに注意が必要です。

## 配糖体だが水にとけにくく、消化もされにくい

砂糖の主成分である二糖のスクロースや構成糖のグルコース、フルクトースは水溶性ですので、配糖体のように糖を結合した物質は普通は水溶性が向上し、水にとけやすくなります。しかし、ルチンは比較的疎水性の高いラムノースを構成糖に持つため、エタノールなどの有機溶媒にはとけますが、真水にはほとんどとけません。熱水には少しとけ出しますので、そば湯やそば茶に含まれることはまちがいないのですが、そば自体に含まれる量には及びません。

このように難水溶性であることに加えて、ラムノースは小腸に存在する糖加水分解酵素の作用を受けにくいために、ルチンは小腸の糖加水分解酵素ではほとんど消化されません。未消化のまま、小腸下部から大腸に達し、腸内細菌叢の助けを借りて一部が消化されます。その結果、糖の部分が断ち切られたケルセチン（アグリコン）や、ケルセチンの構造も分解されてできたフェノール酸類となって吸収されます。一方、ケルセチンにグルコースのみを結合した配糖体、たとえば、ルチンと同じ場所にグルコースのみを結合したイソケルシトリンは、小腸の酵素で消化されるので、ルチン

よりも効率よく吸収されます。

近年、この特徴を鑑みて、ルチンやイソケルシトリンにグルコースを複数結合させた酵素処理ルチンや酵素処理イソケルシトリンが、天然の糖転移酵素の働きを利用して開発され、すでに食品添加物として利用されています。これらは水溶性が大きく向上しており、小腸での酵素消化をさらに受けやすく、吸収率が大きく改善されています。消化の悪いルチンよりも生体利用性の高い、これらの酵素処理ケルセチン配糖体の利用が増えつつあります。

## だったんそばなど健康効果は？ 今後の研究に期待

では、ルチンにはどのような健康機能が期待されているのでしょうか？

もともとルチンは、ヘスペリジンやケルセチンとともに、レモン果皮に含まれる血管透過性抑制効果を示すビタミン様物質の一つとして同定され、ビタミンPと呼ばれたこともありました。その後、欠乏症がないことが確かめられ、ビタミンからは除外されましたが、その健康増進への潜在能力が評価されてきました。動物実験などの数多くの基礎研究からは、ケルセチンと同様の効果である、抗炎症作用、血小板凝集抑制や血行の改善作用、血圧降下や抗肥満作用などがこれまでに明らかにされています。しかし、ルチンの消化吸収性の悪さなどから、ヒトでの効果については研究例が少なく、科学的根拠が不充分であるといわざるをえません。

その一方で、ルチン高含有のだったんそばに関する研究が進められています。通常のだったんそばは、ルチン分解酵素活性が高く、そば粉の製造工程でほぼすべてのルチンが、アグリコンのケルセチンへと加水分解されます。ケルセチンも健康機能が期待される成分ですが、量が多いことで強い苦味が感じられ、だったんそばは敬遠されてきました。そこで、そばめんなどの製品にしてもルチンの高い含量を維持できるだけでなく、苦味のもとであるケルセチンの生成がおさえられる、ルチン分解酵素活性の低い品種が品種改良により作られました。また、最近そのルチン高含有そばめんを用いた臨床試験が行なわれ、体重や体脂肪の低下作用を認める研究結果が得られつつあります。ルチンのヒトでの効果について、さらなる研究の進展が期待されています。

安全性についても、臨床研究例が少ないため、サプリメントなどの濃縮物として摂取する場合に関して、信頼できる情報が充分にありません。また、医薬品と相互作用する可能性も指摘されていますので、食事に含まれている以上の量を摂取することは、できるだけ避けたほうがよいでしょう。

ちなみに、ルチンよりも生体利用性が高い酵素処理イソケルシトリンはヒトでの効果が一部証明され、体脂肪が気になる人のための保健用途の表示ができる食品にすでに応用されています。目安量を守って適切に摂取すれば安全でしょう。こちらも医薬品と相互作用する可能性が指摘されていますので、過剰摂取には注意が必要です。

## 香り物質は判明しているけれど…

新そばのおいしさは、味やのど越しに加えて、豊かな香りが重要な役割を果たしています。これまでの研究では、揮発性アルデヒドがゆでたそばのめんの香りの重要な構成要素とされています。そのほかにも、穀物臭のノナナールやデカナール、特にそばらしい香りとして、2-オクテナールなどが同定されていますが、これらだけを用いてもそばのような香りを再現することはむずかしく、そば特有のそばらしい香りはさらに多数の成分の絶妙なバランスによって構成されていることが示唆されています。

一方、そばの味を構成する成分についても糖質やアミノ酸などの関与が考えられていますが、カテキンやプロアントシアニジンなどの味覚をマヒさせる渋味物質がわずかながら含まれています。そばはうどんなどに比べて、この渋味物質のおかげで後味がスッキリと、切れがよいことも、おいしさに影響を与えているのではないでしょうか。

穀類

# 米

Rice

## 米たんぱく質の新しい機能にも注目

鏡のように輝く水田は日本の原風景の一つですね。長年にわたって日本の経済を、そして日本人の栄養を支えてきた米に焦点を当てます。

### 機能性成分

**γ《ガンマ》-オリザノール、イノシトールなど**

米に含まれる多彩な機能性成分

**登場成分**

| | |
|---|---|
| γ-オリザノール | α-トコフェロール |
| イノシトール | トコトリエノール |
| オレイン酸 | フィトステロール |
| リノール酸 | フェルラ酸 |

米といえば

Cinema

### 『ごはん』

『ごはん』（2017 年）は、日本の米作り農家の多くが高齢化や採算が合わないことなどを理由に後継者不足に陥っている現状をリアルに描いた映画です。主人公は東京で働いていましたが、父親の訃報を知って実家に帰郷します。父親は30 軒もの農家から米作りを請け負っていました。主人公は引き継いでくれる農家を探しますが、だれも手をあげてくれず、途方に暮れます。そんな中、知り合いの老農夫に励まされ、米作りの知識も経験もない主人公が米作りを引き継ぐ決心をします。

舞台となるロケ地は京都市伏見区から宇治市、久御山（くみやま）町に広がる巨椋（おぐら）池干拓地です。京都の郊外に広がる美しい田園風景、そのそばにそびえる高速道路の久御山ジャンクションとの対比も見ものですが、主人公がごはんを炊き、食べるシーンにも注目です。かの北大路魯山人もごはんが最もたいせつな料理であると述べていますが、米の一粒一粒に込められた生産者の思いも、おいしさのたいせつな要素だと感じました。

歴史

## 長い歴史の中で安定した品種・収量に

米はイネ科イネ属の栽培植物、イネの果実（籾《もみ》）から外皮をはがして得られる穀物です。小麦、トウモロコシと並んで世界で最も流通する穀物の一つであり、世界の約半数の人が主食にしています。イネの品種はジャポニカ種とインディカ種、これらをかけ合わせた中間的な品種（ジャバニカ種）と、大きく3つの系統に分けられます。

ジャポニカ種は丸みのある粒で、炊くと粘りとつやが出るのが特徴です。日本や朝鮮半島、中国東北部がおもな産地です。一方、インディカ種は細長く粘りが少ないですが、世界で最も生産量が多く、中国の中南部、東南アジアからインドにまたがる地域で作られています。ジャバニカ種（ジャワ型の米）は長くて幅もある大粒で、インディカ種よりも粘りがあります。東南アジア島嶼部やブラジルなどで生産されています。

稲作の起源は約1万年前の中国湖南省の長江流域であり、約6000年前には同じ地域でジャポニカ種の栽培が始まったという説が有力とされています。いつごろ日本で稲作が始まったのかについても諸説ありますが、少なくとも縄文時代末期の遺跡から水田の遺構が見つかっており、さまざまな農工具が使われる弥生時代になって日本全国に広まったようです。

日本に定着した理由は、栽培に適した気象条件など環境要因もさることながら、米の高い収量性や保存性、エネルギー供給源としての充分な栄養価があげられます。

米の生産が安定したのは、じつはごく最近になってからのことです。長い歴史の中で、土木技術や農業技術が進歩してきましたが、特に戦後、病害虫・雑草の駆除技術

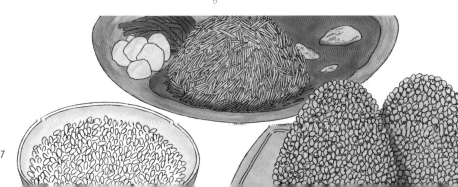

の向上や農工具の機械化とならんで、多収性品種の導入と積極的な施肥により劇的に収穫量が増えました。特に、短稈《たんかん》と呼ばれる茎の短い品種が大きな役割を果たしました。この品種は茎が短いため風雨で倒伏しにくく、気象条件に左右されないこと、たとえ多くの肥料を与えても茎や葉を伸ばさないため、栄養分が子実（籾）形成にのみ利用されることが、多収性を示す理由です。近年は米消費量の低下から、多収よりも品質や食味を重視した品種が市場では重宝されていますが、基礎研究では持続可能な食料生産という観点から、引き続き多収性品種に寄与する遺伝子や新しい品種開発の研究が続いています。

**栄養成分**

## 玄米や押し麦と比べてみると…

米（精白したうるち米）の栄養成分の特徴を、玄米や押し麦と比較してみました。精白米はほとんど炭水化物のような印象ですが、じつは玄米とも押し麦とも炭水化物の総量にはそんなに大差がありません。また、たんぱく質含量も小麦や大豆よりも少ないのは当然ですが、玄米や押し麦とあまり違いはありません。しかし、ビタミンやミネラルについては、押し麦とは同等ですが、玄米と比べて含量が大きく劣ります。押し麦は、食物繊維含量が玄米の2.6倍、精白米の15倍以上あるのが特徴です。精白米だけでは足りない栄養素を補うために、玄米や押し麦をうまく利用したいですね。

**精白米の栄養価**（100gあたり）
**玄米と押麦との比較**

| | こめ 水稲穀粒 精白米・うるち米 | こめ 水稲穀粒 玄米 | おおむぎ 押麦・乾 |
|---|---|---|---|
| エネルギー | 342 kcal | 346 kcal | 329 kcal |
| 利用可能炭水化物 | 75.6 g | 71.3 g | 65.8 g |
| 食物繊維総量 | | | |
| 分析法 プロスキー変法 | 0.5 g | 3.0 g | 7.9 g |
| 分析法 AOAC.2011.25法 | – | – | 12.2 g |
| たんぱく質 | 5.3 g | 6.0 g | 5.9 g |
| 脂質 | 0.8 g | 2.5 g | 1.2 g |
| 灰分 | 0.4 g | 1.2 g | 0.7 g |
| リン | 95 mg | 290 mg | 160 mg |
| 鉄 | 0.8 mg | 2.1 mg | 1.1 mg |
| ビタミン$B_1$ | 0.08 mg | 0.41 mg | 0.11 mg |
| 葉酸 | 12 µg | 27 µg | 10 µg |
| 水分 | 14.9 g | 14.9 g | 12.7 g |

出典：「日本食品標準成分表2020年版（八訂）」（文部科学省）
「–」は未測定を示す。

the Secret of Functional ingredients

# 米の機能性成分 γ-オリザノール イノシトールなど

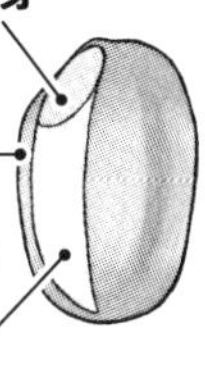


米の成分といえば、エネルギー源としてのでんぷんに注目が集まりがちですが、その割合は精白米でも総重量の約75%であり、水分を除いても、じつはでんぷん以外の成分を10%強含んでいます。でんぷんの次に多い成分がたんぱく質で、最近その機能性に注目が集まっています。一方、栄養素以外の特殊成分は、おもに玄米の外側にある果皮や糊粉層などのぬか層、胚芽などに多く含まれています。そのため、精白度が高いほど少なくなります。今回は米ぬかに含まれる多彩な成分を紹介します。

## 再評価されている米油、その構成脂肪酸や脂溶性ビタミンの特徴は？

玄米の重さの10%ほどが米ぬかです。米ぬかにもでんぷんが約20%含まれていますが、油分（脂質）や食物繊維もそれぞれ約20%含まれているのが特徴です。この油分が多い性質を利用して、米ぬかから抽出した油、いわゆる米油が江戸時代から利用されてきました。米ぬかはほかの油糧作物と比べて搾油の効率が悪い、抽出の段階で米ぬか中の加水分解酵素による酸敗を受けやすい、多段階の精製工程が必要などの理由から、米油はあまり広く普及しませんでした。しかし、米油は米ぬかに含まれる脂溶性の機能性成分を含むことや、酸化に対する安定性に優れていることなどから、最近は加工食品への利用が増えるなど、再評価されつつあります。また、基礎研究から米油にはほかの食用油と比べて強い血清コレステロール低下作用が見いだされています。

では、どのような脂溶性成分が含まれているのでしょうか。

まず米油の油脂についてですが、米油の脂肪酸組成はごま油に近く、オレイン酸とリノール酸を同程度含んでいること、飽和脂肪酸の割合がやや多いことが特徴で、酸化安定性が高い理由だけでなく、香ばしさを付与して天ぷらをおいしくすることもわかります。

高い酸化安定性については、ビタミンE類を多く含んでいることも大きく寄与しています。米ぬかにはビタミンEとして最も活性の強いα-トコフェロールだけでなく、そのほかのトコフェロール（β、γ、δ《デルタ》）やトコトリエノールという類縁体も含まれており、これらはすべて高い抗酸化作用を示します。また、トコトリエノールはトコフェロールと比べて、生体内でより高い抗酸化作用を示すこと、抗炎症作用、血清コレステロール低下作用などの多彩な生理活性を持つことが基礎研究から明らかになっています。

## γ-オリザノールやフィトステロール、フェルラ酸にも注目

米ぬかに含まれる栄養素以外の脂溶性成分としては、豊富に含まれるフィトステロールがあげられ、一部は米油にも含まれます。米ぬかには、遊離型のフィトステロールとして、あるいは、フェノール性化合物であるフェルラ酸とエステル結合したγ-オリザノールとして存在しています。γ-オリザノールは1950年代に米ぬかから単離された化合物で、当初は米ぬか特有の成分と考えられていましたが、現在ではトウモロコシや大麦のぬかにも含まれることがわかっています。精製されたγ-オリザノールは医薬品として認められており、抗高脂血症作用をはじめ、カテコールアミン代謝異常によるうつや不安、緊張に対する緩和作用が知られています。

γ-オリザノールは消化の過程でフェルラ酸とフィトステロールに加水分解されるので、フィト

ステロールの供給源でもあります。フィトステロールは小腸からのコレステロール吸収を阻害することで、血清コレステロール値を低下させることがさまざまな研究から明らかにされていますし、特定保健用食品の関与成分としても利用されています。ただし、米ぬかや米油そのものに同様のヒトでの効果が期待できるかについては、科学的根拠が充分にあるとはいえないことに注意が必要です。

γ-オリザノールの加水分解で得られるフェルラ酸は植物の細胞壁に存在するリグニンの構成成分としても知られています。ですので、米だけでなくほぼすべての植物に普遍的に存在しますが、特に米ぬかはそのほかのフェノール性化合物が少なく、フェルラ酸を高い純度で含むため、米ぬかに特徴的な成分であるといえます。フェルラ酸はフェノール性化合物ですので抗酸化作用を有していますし、紫外線を吸収するので、日焼けや光老化を予防する効果も期待されています。

## 米ぬかの脱脂粕にはフィチン酸やイノシトール

米ぬかから米油を抽出してできる脱脂粕《かす》には、油にとけない水溶性の機能性成分が含まれています。たんぱく質や食物繊維だけでなく、フィチン酸やイノシトールなどの水溶性成分も豊富です。

フィチン酸はさまざまな植物組織に存在しますが、特に、穀物や種子に多く含まれています。植物はリンの貯蔵のために使っており、通常はカルシウム、マグネシウム、鉄などが結合した塩《えん》の形（フィチン）として存在しています。フィチン酸は鉄などの二価の金属イオンと結合する作用が強く、抗酸化剤や防腐剤、pH調整剤としても利用されています。以前、フィチン酸は消化管でミネラルを吸着し、吸収を阻害すると考えられていましたが、通常の食事の範囲でミネラル吸収に大きな影響を与えるような証拠は報告されておらず、気にする必要はないようです。

イノシトール（myo《ミオ》-イノシトール）はフィチン酸のリン酸基を加水分解してすべてとり除いた化合物で、実際、工業的にはその方法で調整されています。イノシトールは植物だけでなく、動物にも普遍的に存在しますし、動物もグルコースから合成することができます。そのため、定義上ビタミンではありませんし、通常の食事で容易に摂取できます。しかし、糖尿病などの疾病により体内での量が大きく減少すると神経障害などの不調をきたします。ですので、生体にとって重要な成分であり、ビタミンBに似た（ビタミンB様）成分として認識されています。細胞膜のリン脂質の構成成分だけでなく、神経細胞では浸透圧の調整にかかわるオスモライトとして利用されています。巷《ちまた》では、肝機能改善や脳、糖尿病によいなどといわれています。しかし、イノシトールを積極的に摂取した場合のヒトでの有効性については、一部有効性が示唆されている疾病もありますが、現時点では根拠が充分ではないといえるでしょう。

## 米たんぱく質の新しい機能性

米ぬか脱脂粕から精製されたたんぱく質はアミノ酸スコア（必須アミノ酸が基準値と比較してどれだけ含有されているかを表わす指標）が100で、精白米由来のたんぱく質でも90以上あるので、米たんぱく質はアミノ酸バランスが比較的よいたんぱく質であるといえます。

動物実験を中心とした基礎研究から、HDL（高密度リポたんぱく質：体内の余剰コレステロールを回収し、肝臓での代謝へと導く）の割合を変えることなく、血清総コレステロール量を減らすなど、抗動脈硬化作用を期待させる研究結果が得られつつあります。さらに、中性脂肪の蓄積をおさえる効果や、糖尿病性腎《じん》症の改善効果も報告され、今後の研究の進展が期待されています。

# 芋類・でんぷん類

生でも食べられる芋！　健康や美容の効果は？

## ヤーコン
Yacon

南米アンデス原産の日本ではなじみが薄い根菜ですが、健康や美容にいいというイメージから、近年注目が集まっています。特に、整腸作用や血糖値上昇抑制作用が期待されています。

機能性成分

**フラクトオリゴ糖**

整腸作用や
血糖値上昇抑制作用に期待

### 登場成分

| | |
|---|---|
| フラクトオリゴ糖 | イソマルトオリゴ糖 |
| クロロゲン酸 | 大豆オリゴ糖 |
| ガラクトオリゴ糖 | コーヒーオリゴ糖 |
| 乳果オリゴ糖 | シクロデキストリン |
| キシロオリゴ糖 | イヌリン |

ヤーコンといえば

Cinema

### 『アンデスの花嫁』

『アンデスの花嫁』（1966年）は、羽仁進監督の長編映画です。オール現地ロケで撮影されており、アンデス高地の景色がすばらしいですが、主要な登場人物２人以外は現地の人が起用されており、インディオの生活や文化も見どころです。

日本からアンデス高地に嫁いできた主人公のタミ子は、インカ帝国の古城に近いインディオの集落で新しい生活を始めます。夫はインカ帝国の遺跡に埋蔵されている財宝を発見することで財をなし、インディオを繁栄させようと考えていました。一方、タミ子は人々の暮らしを農業で安定させる地道な方法を模索します。やせた土地でも収穫量の多い作物の品種を求めて、日本からの開拓移民が住む集落を訪れるのでした。

ヤーコンはやせた土地でも育ちますが、収穫量を増やすためには品種の選抜や改良、栽培方法の最適化が必要で、日本でも専門家が成功するのに何年もかかったそうです。主人公がなぜそんな難題にとり組もうとしたのか、その理由を知るために、一度アンデス高地を訪れてみたいと思いました。

歴史

## アンデス高地が原産

ヤーコンはひまわりに似た小さな花を咲かせるキク科の多年草で、塊根《かいこん》[※1]は根菜として食用に、乾燥した葉はヤーコン茶として飲用に利用されています。ヤーコンの原産はじゃが芋と同じ南米のアンデス高地ですし、塊根の形や大きさはさつま芋に非常に似ています。これらの特徴から、ヤーコンはいわゆる芋類の一種ですが、果物のように生食される点やその食感が芋類とは異なります。

生のヤーコンはジューシーでほんのりした甘味と渋味のバランスがよいだけでなく、梨やれんこんのようなしゃきしゃきした歯ごたえが特徴です。ほかの芋類と同じように加熱調理して食べられることもありますが、長時間煮ても煮くずれしにくく、ほどよい歯ごたえが残るため、満足感が高いようです。

アンデス高地におけるヤーコンの歴史は古く、地上絵でも有名なナスカ文化の遺跡から出土した織物などに描写されていることから、紀元前にはすでに栽培が始まっていたと考えられています。また、アンデス文明を継承したインカ帝国でも主要な栽培作物だったことが、スペインの書物に記録されています。このようにアンデス高地ではその他の根菜類とともに伝統的に栽培されてきたようです。

ヤーコンはアンデス高地のやせた土地でも栽培可能で、適応性が高く、栽培に手がかからないという特徴があります。しかし、最近まで南アメリカ以外に広まっていませんでした。１９８０年代になって、ニュージーランドや日本に持ち込まれましたが、日本では茨城大学農学部や四国農業試験場[※2]の研究チームが栽培に成功し、現在では日

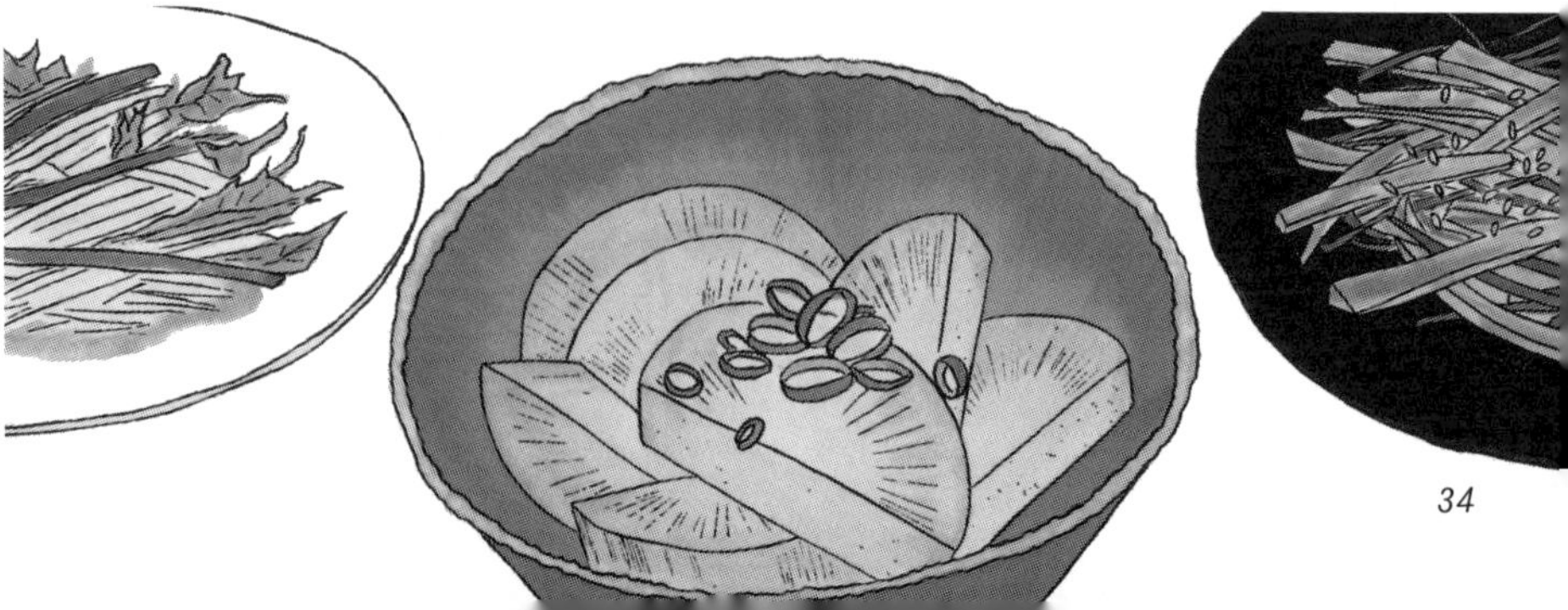

本全国だけでなく、東アジア地域への普及も進んでいます。

南米特有の作物であるヤーコンに注目が集まるきっかけとなったのは、全米研究評議会の『失われたインカの作物』という書籍です。その中で、栄養価の高さや栽培の容易さから、ヤーコンがインカ帝国を代表する作物の一つとして紹介されました。さらに、ヤーコンに含まれる特徴的な成分やその機能性が明らかにされてきたことが健康によいイメージを高めており、インカ帝国の神秘性とあいまって、ヤーコンの認知度が上昇してきたようです。

## 栄養成分

### 代表的な芋類と比べてみると…

ヤーコンの栄養成分の特徴を、じゃが芋やさつま芋と比較してみました。これらの中でカロリーはヤーコンが最も低く、さつま芋の約半分の値でした。この理由として、さつま芋は炭水化物の含量が最も多いのに対して、ヤーコンは炭水化物含量が比較的少なく、水分含量が最も多いことがあげられます。炭水化物の組成も特徴的で、じゃが芋やさつま芋にはでんぷんが多く含まれるのに対し、ヤーコンのでんぷんは食品成分表では未測定となっていますが、ほとんど含まれていないようです。また、ヤーコンは食物繊維も少なく、みずみずしいことが果物のように生食しやすい理由なのかもしれません。

**ヤーコンの栄養価**（100gあたり）
**じゃが芋やさつま芋との比較**

| | ヤーコン 塊根 生 | じゃがいも 塊茎 皮なし・生 | さつまいも 塊茎 皮なし・生 |
|---|---|---|---|
| エネルギー | 52 kcal | 59 kcal | 126 kcal |
| 利用可能炭水化物<br>でん粉 | 11.3 g<br>– | 8.5 g<br>14.7 g | 28.3 g<br>24.5 g |
| 食物繊維総量 | 1.1 g | 8.9 g※ | 2.2 g |
| たんぱく質 | 0.6 g | 1.3 g | 1.0 g |
| 脂質 | 0.3 g | 微量 | 0.1 g |
| 灰分 | 0.4 g | 1.0 g | 1.0 g |
| カリウム | 240 mg | 410 mg | 480 mg |
| カルシウム | 11 mg | 4 mg | 36 mg |
| β-カロテン | 22 μg | 2 μg | 28 μg |
| ビタミンC | 3 mg | 28 mg | 29 mg |
| 水分 | 86.3 g | 79.8 g | 65.6 g |

出典：「日本食品標準成分表2020年版（八訂）」（文部科学省）
※分析法：AOAC.2011.25法

※1さつま芋のように栄養や水分を貯蔵するために肥大した根の一種。
※2現農業・食品産業技術総合研究機構　西日本農業研究センター。

the Secret of Functional ingredients

# ヤーコンの機能性成分 フラクトオリゴ糖

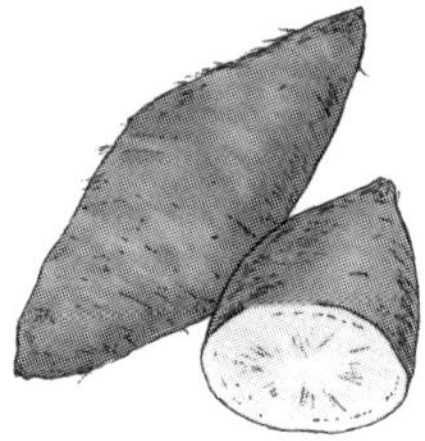

ヤーコンはじゃが芋やさつま芋とは異なり、でんぷんだけでなく、食物繊維の含量も比較的少ないです。その代わりにフラクトオリゴ糖という糖質が主要な炭水化物として含まれています。その他にも、クロロゲン酸などのポリフェノールも比較的豊富に含まれていますが、今回は整腸作用などの健康機能から注目されるフラクトオリゴ糖に焦点を当てます。

## オリゴ糖の構造と種類

オリゴ糖は、これ以上分解できない糖の基本単位であるブドウ糖（グルコース）などの単糖が2個から10個結合したものです。「オリゴ」はギリシャ語の「少ない」を意味する単語に由来するので、少糖とも呼ばれています。私たちの生活にもなじみ深いショ糖（スクロース）や乳糖（ラクトース）、麦芽糖（マルトース）などの二糖類も分類上オリゴ糖に含まれますが、一般的には3個以上結合したものをオリゴ糖ということが多いようです。

二糖類は小腸で消化されるものが多く、栄養素としての役割が大きいですが、三糖以上のオリゴ糖は難消化性のものが多く、栄養素以外の機能に注目が集まっています。オリゴ糖が発見されたのは約60年前ですが、最初はヒトの母乳中から見つかりました。それらは難消化性で乳児の栄養には適していませんでしたが、腸内細菌の栄養成分として機能することも明らかになりました。このような背景から、オリゴ糖というと難消化性のものを特に指すことが多くなったようです。

天然には多種多様なオリゴ糖が存在していますが、構成する単糖や由来の違いで分類されています。食品に含まれるオリゴ糖の中で、構成糖が特徴的なものには、今回とり上げる果糖（フルクトース）が特徴のフラクトオリゴ糖をはじめ、ガラクトースを複数含むガラクトオリゴ糖、乳糖に果糖が結合した乳果オリゴ糖、キシロースを含むキシロオリゴ糖、ブドウ糖の結合位置だけが麦芽糖と異なるイソマルトースが特徴的なイソマルトオリゴ糖などが知られています。由来植物の名前がついたものでは、スタキオースやラフィノースというオリゴ糖が主要な大豆オリゴ糖や、おもな構成糖のマンノースが特徴的なコーヒーオリゴ糖などがあります。ちなみに、香料や色素の安定化剤などに使われるシクロデキストリンもブドウ糖が6～8個環状に結合したオリゴ糖です。

## オリゴ糖に共通した働き

オリゴ糖に共通した働きは、糖質としての甘味の呈示や吸湿・保湿などの役割に加えて、ヒトの消化酵素によって分解されにくい性質（難消化性）に基づく働きと、オリゴ糖が栄養になる微生物とならない微生物がいることに基づく働きに分けられます。前者としては、オリゴ糖自体が消化されにくいため、低カロリーであるだけでなく、血糖値を上昇させにくい性質があります。でんぷんやショ糖の消化を邪魔して遅延する場合もありますが、オリゴ糖を過剰に摂取したさいの下痢などの副作用の原因にもなります。一方、後者の機能には、プレバイオティクスとしてビフィズス菌の栄養となり、整腸作用やミネラルの吸収を促進する作用があります。オリゴ糖が大腸に届くのは、難消化性で小腸では消化されないためですので、前者の機能にも影響を受けているといえるでしょう。

その他、虫歯と密接に関連するミュータンス菌はオリゴ糖を栄養として利用できないため、抗う蝕作用も期待されています。

## フラクトオリゴ糖の化学

フラクトオリゴ糖の構造はいわゆる砂糖の主成分であるショ糖が核になっています。ショ糖はブドウ糖と果糖が1つずつ結合した二糖ですが、フラクトオリゴ糖はショ糖に果糖がさらに1つ以上結合した構造をしています。つまり果糖（フルクトース）が複数含まれているので、フラクトオリゴ糖と名づけられました。ショ糖に果糖が1つ結合したもの（果糖は合計2つ）はケストース、ショ糖に果糖が2つ結合したもの（果糖は合計3つ）はニストースとも呼ばれます。これらがフラクトオリゴ糖の主要な成分ですが、天然には果糖がさらに多く結合したものとの混合物で存在しています。

フラクトオリゴ糖はさまざまな植物に幅広く含まれていますが、食品ではごぼう（3.6g／100g）や玉ねぎ（2.8g／100g）に比較的多く含まれており、その他、にんにく、ライ麦、バナナにも含まれています。[※3] ヤーコンにはごぼうよりも多く含まれており、総重量の10%近くになるともいわれています。また、他の糖質も少ないことから、純度の高いフラクトオリゴ糖の供給源としても注目されています。一方、フラクトオリゴ糖は工業的にも生産されており、黒麹《こうじ》菌などを用いた酵素合成法が確立されています。さまざまな加工食品には、野菜類から抽出したものではなく、酵素合成されたものが利用されています。

フラクトオリゴ糖は複数連結した果糖のおかげで消化されにくいだけでなく、甘味の強いショ糖を構造の一部に持つため、ショ糖ほどではありませんが、甘味を呈します。さらに、吸湿性や保湿

※3　日高秀昌ほか、日本農芸化学会誌、61、915-923、1987年。

性、熱や酸化に対する安定性も比較的高く、ショ糖よりも着色しにくいなどの加工特性も魅力です。

## フラクトオリゴ糖の健康機能

フラクトオリゴ糖にも前述のような難消化性とプレバイオティクスの作用が認められています。特に、おなかの調子を整える作用とカルシウムの吸収を促進する作用についてはヒトでの有効性が認められており、フラクトオリゴ糖を3～8g（1日の摂取目安量）含む食品には保健用途表示が可能となっています。フラクトオリゴ糖がヒトの腸内でビフィズス菌量を増加させることも複数の研究で証明されています。フラクトオリゴ糖がカルシウムの吸収を促進させるメカニズムはまだ完全には理解されていませんが、腸内細菌叢による短鎖脂肪酸の生成が寄与することが示唆されています。

しかし、フラクトオリゴ糖に期待されるその他の機能性、たとえば血糖値の上昇抑制作用や血中コレステロール低下作用、カルシウム以外のミネラルの吸収促進作用、骨粗鬆症《こつそしょうしょう》の予防作用などについては、ヒトでの有効性に関する根拠がまだ充分ではありません。

一方、ヤーコンはシロップなどに加工され、フラクトオリゴ糖の供給源として利用されつつあります。血糖値の抑制作用や抗肥満作用を示す可能性が明らかにされてきており、臨床試験を含めた今後の研究の進展が期待されます。

### 同じキク科のきく芋はイヌリンが豊富

きく芋はキク科ヒマワリ属の多年草で菊に似た花を咲かせますが、この植物の地下茎も食用になります。同じキク科なので、ヤーコンと混同されることが多いようですが、まったく違う植物であり（ヤーコンはキク科スマランサス属）、異なる特徴を持つ根菜です。きく芋は原産地が北アメリカ北東部といわれていますし、食用にする部分は塊根ではなく、じゃがいもと同じ塊茎です。でんぷんがほとんど含まれないのはヤーコンと同じですが、きく芋にはイヌリンという食物繊維が多く含まれています。イヌリンはブドウ糖に果糖が最大100個以上も結合した多糖で、プレバイオティクスとしての効果が期待されています。

かいつまみ Column

# 発酵食品は体によい？

コレなに？

## 一般的な発酵とは微生物が関与する代謝

発酵食品の歴史は長く、新石器時代に始まったワインの醸造や畜乳の保存中に偶然できたヨーグルトが始まりではないかと考えられています。また、中国の約3000年前の文献には、塩漬けしたさまざまな食材を保存する過程で生まれた「醤《ジャン》」が登場しますが、これがみそやしょうゆ、魚醤の祖先だと考えられています。

「発酵」の学術的定義は元来、生物が糖などを分解してエネルギーを得る過程（代謝）で、酸素を利用しないもの（嫌気性代謝）でした。酵母がエタノールを作るアルコール発酵や乳酸菌が乳酸を作る乳酸発酵がこの例です。一方、一般的な「発酵」の定義は、生物の中でも特に微生物が関与する代謝で、ヒトにとって有用な物質を生産する場合を指すことが多いようです。この定義では酸素を使わない嫌気性代謝も、酸素を使う好気性代謝もどちらも含まれますが、好気性代謝の例としては、エタノールを酸化して酢酸を作る酢酸菌の酢酸発酵などがあります。有用物質にはエタノールだけでなく、有機酸やアミノ酸、核酸や抗生物質、消化酵素などがあり、積極的に利用されています。

コレなに？

## 発酵食品に含まれる機能性成分

発酵食品に含まれる機能性成分は多岐にわたります（**表**）。たとえば、みそやしょうゆに含まれる大豆ペプチドやカツオ節を酵素消化して得られるカツオ節ペプチドには血圧調節作用が期待されています。ヨーグルトにも含まれるビフィズス菌や、漬物にも含まれる乳酸菌などは、菌体自体がプロバイオティクス※として機能することが知られてお

※適切な量を摂取したとき、宿主に健康上有益な作用をもたらす生きた微生物。

り、共通して整腸作用に対するヒトでの有効性が示唆されています。さらに、乳酸菌には血中コレステロール値の改善作用や免疫賦活作用などの整腸作用以外の機能も期待されており、世界じゅうで研究が進んでいます。

では、発酵食品を積極的に食べることは健康につながるのでしょうか。

まず、発酵食品全般においてですが、関与する微生物は多岐にわたっていますし、酵母といっても食品によって利用される種類が異なります。原材料も異なりますので、発酵食品に共通の機能性は期待できないでしょう。また、プロバイオティクスについても、特定保健用食品では製品ごとに有効性が評価されていますので、どんなビフィズス菌や乳酸菌でも同様の効果が期待できるわけではないことに注意が必要です。整腸作用についてはヒトでの有効性が示唆されていますが、その他の機能についてはまだ研究途上のものがほとんどです。整腸作用はある特定の疾病予防に重要だと考えられていますが、この点についても科学的根拠はまだ不充分です。さらに、酒類にはアルコールが、みそやしょうゆ、漬物には食塩が多く含まれていますので、機能性成分以外の成分にも気をつけないといけないものも多いです。

つまり、発酵食品は、健康増進よりもむしろ、過剰摂取に気をつけながらおいしさを楽しむことを第一の目的にするほうがよいと考えます。

| 分類 | 発酵食品 | 原料 | おもに関与する微生物 | おもな機能性成分 |
|---|---|---|---|---|
| 醸造酒 | ワイン | ぶどう | 酵母 | ポリフェノール |
| 大豆加工品 | 納豆 | 大豆 | 納豆菌（枯草菌） | イソフラボン、γ-ポリグルタミン酸 |
| | みそ | 大豆（＋大麦など） | 麹菌、乳酸菌、酵母 | 大豆ペプチド |
| | しょうゆ | 大豆（＋小麦） | 曲菌、酵母 | 大豆ペプチド |
| 魚介類加工品 | カツオ節 | カツオ | カワキコウジカビ | 鰹節ペプチド |
| 乳製品 | チーズ | 牛乳など | 乳酸菌、白カビ、青カビ | チーズペプチド |
| | ヨーグルト | 牛乳など | 乳酸菌、酵母等 | ビフィズス菌、GABA |
| 野菜加工品 | 漬物 | 野菜 | 乳酸菌 | 乳酸菌、GABA |
| | タバスコ（商品名） | とうがらし、酢、塩 | 乳酸菌 | カプサイシン |
| その他 | 醸造酢 | 穀類等 | 麹菌、酵母、酢酸菌 | 酢酸、有機酸 |
| | ナタデココ | ココナツ | 酢酸菌 | セルロース |
| | 紅茶 | 茶 | なし | テアフラビン |

多彩な機能性成分を含む

# 大豆
Soy

ビールの充《あ》てといえば、やはり枝豆ですよね。
枝豆を食べて、ジョッキを傾ける、この2つの動作が永久運動になるかたも多いと思います。
枝豆は莢《さや》に入ったままの青く若い大豆を枝つきでゆでたことが名前の由来。そして、大豆は枝豆だけでなく、さまざまな形で私たちの食卓を支えています。

**機能性成分**
**イソフラボン**ほか
弱い女性ホルモン様作用

**登場成分**

- イソフラボン
- 大豆オリゴ糖
- スタキオース
- ラフィノース
- グリシニン
- β-コングリシニン

**大豆といえば**

Cinema 『マザーウォーター』

「水は恐ろし　水は尊し」これは水を扱う人々の信仰を集める貴船神社の言葉ですが、全国の貴船神社の総本社は京都にあります。京都の中心には、鴨川や白川が流れ、湧(わ)き水も豊かです。そんな京都を舞台に、水にかかわる仕事を生業とする3人の女性たちの日常を描いた映画が『マザーウォーター』(2010年)です。ウイスキーしか置いていないバー、疏水沿いのコーヒー屋、そして、豆腐屋。すべて「水が命」の飲み物や食べ物です。

この映画を見ていると、どれも実際に味わってみたくなるのですが、実際のお豆腐屋さんを借りて撮影された豆腐屋のシーンは特にたまりません。登場人物たちは店先のベンチに座って、スプーンで豆腐を愛おしそうに食べます。

水分が90%近い豆腐は、水のおいしさもたいせつですが、「豆腐は旅をさせるな」とある漫画の主人公もいっていたように、でき上がりからどれだけ早く食べられるかもおいしさを左右します。水は食品成分の溶解や混合、やわらかさ・かたさや粘度、化学反応、微生物の成長などに大きな影響を与えます。特に水分含量が非常に多く、素材をそのまま味わう豆腐では、おいしさの成分—うま味のアミノ酸類やヘキサン酸、ヘキサノールなどのこく味を演出するフレーバー成分—が時間とともに徐々に減ると考えられます。そんな豆腐をじっくり味わい、その魅力を再認識してみませんか？

歴史

## 起源は複数かもしれない

大豆の原産は中国東北部だとされてきましたが、遺伝子の解析等から、起源は一つではなく東アジアの複数の箇所にあるのではないかと最近は考えられています。弥生時代の遺跡から大豆が出土したり、古事記にも記載があることから、かなり古くから日本でも利用されてきたことはまちがいないようです。中国では紀元前10世紀には栽培されていた記録があります。大豆は20世紀初めごろまでは日本や中国などの東アジアにほぼ限られた作物でしたが、油脂の原料や飼料として世界に生産が広まり、最近では小麦と並ぶ貿易取引量になっています。日本において大豆の利用が一般的になったのは、平安時代の遣唐使の交流で仏教文化とともに中国の醤《ひしお》や豆豉《とうち》の製法が伝わったからであり、これらが現在の醤油や味噌の起源となったと考えられています。さらに、鎌倉時代の禅宗の興隆により、精進料理が発展し、動物の肉の代わりに、たんぱく質を補うものとして大豆が利用され始めました。精進料理では、豆腐や湯葉、納豆などがおもに用いられるようになり、室町時代には町人にまで広がったと考えられています。

栄養成分

## 成熟するにつれて糖やビタミンCが減る

大豆は他の穀物と比べて、高栄養な食品素材であると認識されています。炭水化物は相対的に少ないので主食としては用いられません。乾燥大豆の重さの約30%がたん

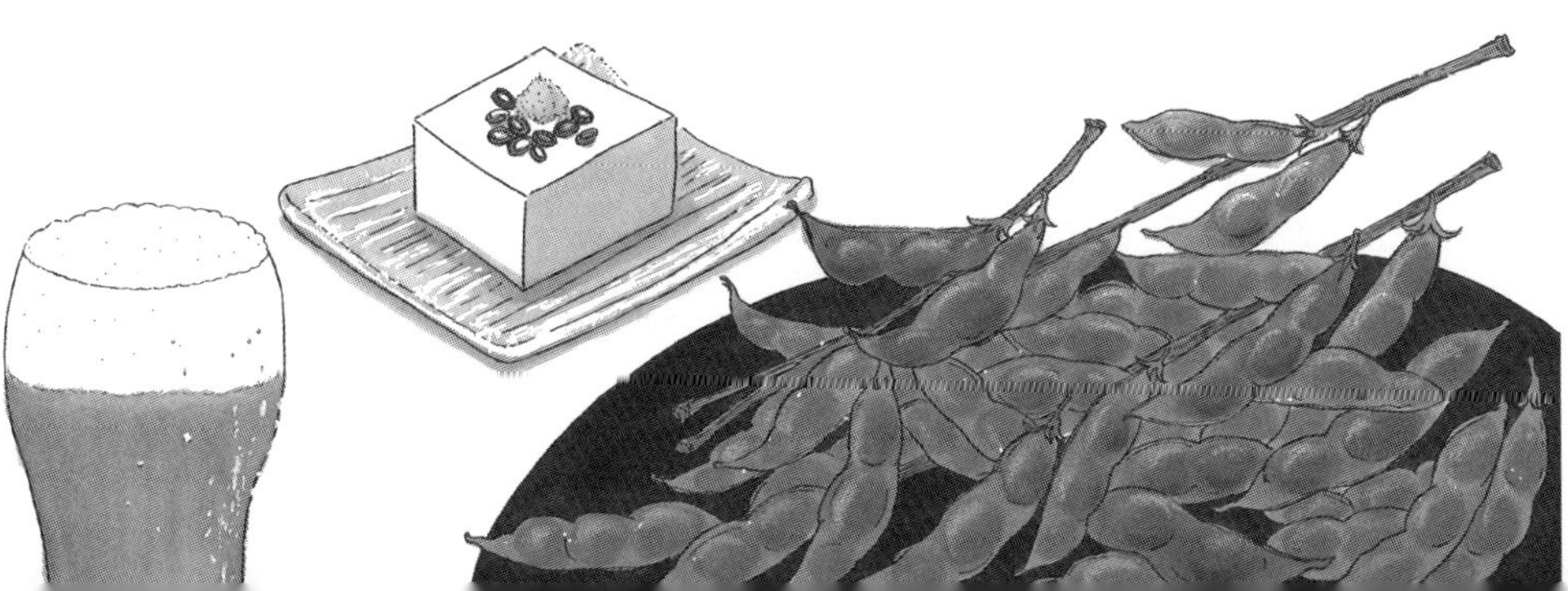

ぱく質、約20%が油脂分であり、このような組成の穀物はほかに見当たりません。

枝豆はまた異なる特徴があります。大豆を、完熟まで待たずに枝豆として未成熟なものを食べる意義は、うま味や甘味の成分、フレーバー成分、そしてビタミンCが未成熟のほうが多い（成熟するにつれて減少する）ことにあるでしょう。これが、枝豆が豆類ではなく野菜類として分類される理由でもあります。

たとえば、甘味を担う単糖類は同重量あたりでゆで大豆に比べて約3倍、豆腐の約5倍多いだけでなく、枝豆にはβ-カロテンやビタミンCも比較的多く含まれていますが、大豆や豆腐にはほとんど含まれていません。うま味のもととなる遊離アミノ酸も枝豆のほうが多いとされています。

**枝豆・大豆・豆腐の栄養価**（100gあたり）

| | えだまめ ゆで・可食部 | だいず ゆで・黄大豆 | 豆腐 絹ごし |
|---|---|---|---|
| エネルギー | 118 kcal | 163 kcal | 56 kcal |
| 利用可能炭水化物 | (4.3 g) | 1.5 g | 0.9 g |
| 食物繊維総量 | 4.6 g | 8.5 g※ | 0.9 g※ |
| 脂質 | 5.8 g | (9.2 g) | (3.2 g) |
| β-カロテン | 260 μg | 3 μg | 0 |
| ビタミンC | 15 mg | 微量 | 0 |
| 水分 | 72.1 g | 65.4 g | 88.5 g |

出典：「日本食品標準成分表2020年版（八訂）」（文部科学省）
※分析法：AOAC.2011.25法
（　）つきは推計値を示す。

the Secret of Functional ingredients

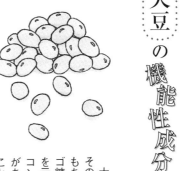

大豆の機能性成分

# イソフラボン 多彩な機能性成分

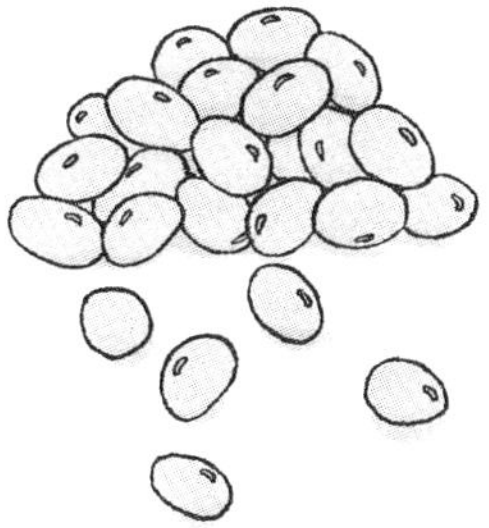

大豆に含まれる機能性成分は、機能、構造ともに多彩です。その生理作用が期待されるほか、加工するさいに役立つ成分もあります。おもな例を下の表にまとめましたが、大豆オリゴ糖は過剰に摂取すると消化不良の原因となり下痢等の症状を示すことがありますし、主要な構成たんぱく質であるβ-コングリシニンには大豆アレルゲンの一種が含まれる可能性があります。メリットとデメリットは表裏一体のものであることは覚えておきましょう。

## イソフラボン

弱い女性ホルモン様作用を示す。
エクオールに代謝できる人とできない人がいる。

### 基礎研究からは更年期障害の軽減が示唆

イソフラボンはエストロゲン受容体に結合して弱い女性ホルモン様作用を示すことから、女性ホルモンの作用を補う成分として期待されてきました。動物実験等の基礎的な研究からは、骨粗鬆症《こつそしょうしょう》の予防、更年期障害（のぼせ）の軽減のほかに、脂質代謝の改善や2型糖尿病への有効性が示唆されてきました。しか

**大豆の機能性成分いろいろ**

| 成分 | 機能 |
|---|---|
| イソフラボン | 骨の健康維持に役立つ（上記参照） |
| 大豆オリゴ糖<br>（スタキオース、ラフィノース） | おなかの調子を整える |
| グリシニン | 湯葉に引っ張り強度や弾力性を与える。血中コレステロール調節作用 |
| β-コングリシニン | 豆腐にやわらかさや結着性を与える。血中中性脂肪の調節作用 |

し、ヒトへの効果に関して、骨の健康維持以外では、信頼できる根拠が得られていないのが現状です。

大豆中にイソフラボンは配糖体（大豆イソフラボンアグリコンと糖が結合したもの）として存在します。糖質と結合することで水にとけやすくなり、植物体内の移動や蓄積が容易になります。しかしそのままヒトの体内に吸収されたり、作用したりするわけではありません。イソフラボン配糖体は腸内細菌叢の作用により糖部分が分解されたのち、アグリコンの形で消化管から吸収されます。

さらに、主要な大豆イソフラボンであるダイゼインは腸内細菌叢によって、エストロゲン様作用がより強いエクオールに代謝されますが、代謝できる腸内細菌叢を持つ人と持たない人がいます（日本人ではそれぞれ約50％）。ですので、機能性を期待して摂取する必要量も、安全性を鑑みて摂取する最大量も両者で異なるはずです。しかし、現在はまだ、自分がどちらであるかは研究用の特殊なキットを用いないと見分けられません。

## サプリメントは過剰摂取に注意

安全性については、食品からの摂取など、適切に摂取すれば問題ありませんが、アレルギー疾患を持つ人や妊婦・授乳婦がイソフラボンを大量に摂取することは避けたほうがよいとされています。

私たちは日常的に大豆を利用した食品に接する機会が多く、大豆に含まれる機能性成分を少なからず摂取していることになります。そのため、サプリメントのような濃縮物を利用する場合には過剰摂取になりやすく、特に注意が必要です。ですので、骨の健康を考える場合には、カルシウムやビタミンDなどの栄養素を考慮するほうがよいでしょう。

Column

## 大豆の加工食品と機能性成分

# 「畑の肉」と呼ばれるが肉以上に多彩な加工品 イソフラボンの含有量はさまざま

大豆食品は一つ一つが特徴的です。ここまで多様な食品を作り出せる作物はほかに見当たりません。一気にご紹介しましょう。

まずは大豆を暗所で発芽させたもやし。発芽させることによってビタミンCが生まれますし、イソフラボンもなくなってはいません。

保存の基本形である乾燥大豆は、煎《い》り豆、水煮などの調理を経て食されます。大豆を搾った大豆油、油を搾った残り粕《かす》は大豆たんぱく質が豊富なので醤油の原料や飼料にも用いられます。煎って粉にしたきな粉も大豆食品です。蒸した大豆を麹《こうじ》菌と酵母で発酵させた醤油・味噌、納豆菌で発酵させた納豆。これらには発酵によって独特のうま味やフレーバーのもととなるペプチドやアミノ酸、オリゴ糖や単糖（アラビノースやガラクトース）が生成されます。

大豆を水に浸漬し破砕・加熱したもの（呉）を搾った液体が豆乳、搾

### 枝豆と大豆の香りが違うのはなぜ？

フレーバー成分においても、大豆と枝豆には大きな違いがあり、青臭さの原因物質といわれる 1- ヘキサノールや 2- ヘキセナ　ル、2- ペンチルフランが大豆と枝豆に共通の成分であるのに対し、cis-3-ヘキセニル酢酸や cis- ジャスモン、リナロールなどが枝豆のみの成分として同定されています。これらの成分がさわやかで甘い枝豆特有のフレーバーを形成していると考えられています。

り粕がおからです。おからのほうが食物繊維が多いですが、イソフラボンはおからよりも豆乳に多く含まれます。豆乳を温めて液面に形成された膜が湯葉、膜になるのは、大豆たんぱく質の熱変性で、おもにグリシニンとβ-コングリシニンです。にがりでたんぱく質をかためたものが豆腐、豆腐を揚げると油揚げや厚揚げ、凍結乾燥したものが凍り（高野）豆腐です。

なお、イソフラボンの含有量はさまざまです。乾燥大豆やきな粉は非常に含有量が多く、醤油にはほとんど入っていません。また、同じ食品の中でもばらつきがあることにも注意しないといけません。

**大豆イソフラボンの量**※ (mg/100g)

| 食品名（検体数） | 含有量の最小値と最大値 | 平均含有量 |
|---|---|---|
| 大豆（11検体） | 88.3～207.7 | 140.4 |
| 煮大豆（3検体） | 69.0～74.7 | 72.1 |
| 揚げ大豆（1検体） | 200.7 | 200.7 |
| 黄粉（2検体） | 211.1～321.4 | 266.2 |
| 豆腐（4検体） | 17.1～24.3 | 20.3 |
| 凍り豆腐（1検体） | 88.5 | 88.5 |
| おから（1検体） | 10.5 | 10.5 |
| 油揚げ類（3検体） | 28.8～53.4 | 39.2 |
| 納豆（2検体） | 65.6～81.3 | 73.5 |
| 味噌（8検体） | 12.8～81.4 | 49.7 |
| 醤油（8検体） | 0.7～1.2 | 0.9 |
| 豆乳（3検体） | 7.6～59.4 | 24.8 |

※大豆イソフラボンアグリコンとして
出典：厚生科学研究（生活安全総合研究事業）
食品中の植物エストロゲンに関する調査研究（1998）

## 収穫したてでも生食できないのはなぜ？

大豆が生食できない理由は、多くのマメ科植物の種子と同様に、プロテアーゼやアミラーゼの阻害物質が含まれていて食べると消化不良を起こすためです。加熱してもそれだけでは阻害物質を完全に失活できないといわれているため、長い歴史の中で、発酵食品や豆腐にすることでさらに食べやすくしてきたのは、やはり大豆の持つ栄養価の高さゆえではないかと思います。

豆類・種実類

# 納豆

Natto

大豆の成分に加えて、納豆菌由来の成分も摂取！

不人気だといわれる関西でも、週に一度は食べる人の割合が約半数を占めるという情報も※。栄養素が豊富で健康にいいイメージを持つ人も多いです。

機能性成分

## イソフラボン、γ《ガンマ》-ポリグルタミン酸など

大豆と納豆菌に由来する機能性成分

**登場成分**

| | | |
|---|---|---|
| イソフラボン | ラフィノース | ナットウキナーゼ |
| γ-ポリグルタミン酸 | グリシニン | イヌリン |
| 大豆オリゴ糖 | β-コングリシニン | ジピコリン酸 |
| スタキオース | レバン | |

納豆といえば

Cinema 『男はつらいよ　望郷篇』

『男はつらいよ　望郷篇』（1970年）は、ご存じのとおり、車寅次郎が旅先で出会った人々との交流や故郷・葛飾柴又で起こす騒動を描いた人情喜劇映画、『男はつらいよ』のシリーズ第5作です。

朝ごはんの時間をとうに過ぎて起きてきた寅次郎ですが、おばちゃんに朝ごはんを催促します。すると、おばちゃんはもう冷えてしまったよと、ちゃぶ台に目をやります。そこで寅さんは、高級旅館で出される朝ごはんのような数々のおかずを並べ、それさえ出してくれりゃ、ほかになにもいらねぇ、と悪態をつきます。温かいみそ汁、お新香、海苔、タラコ、塩こんぶ、生卵。そして、納豆にはさらに注文をつけます。からしをきかせて、長ねぎを細かく刻んでたっぷり入れてくれ、と。

寅さんの名調子で語られる朝ごはんのおかずは、湯げの立ったごはんとともに目に浮かび、うっとりするほどです。それを聞いてあきれたおばちゃんは、みそ汁を温め直そうとするのをやめてしまいますが、全部一度に食べると塩分とりすぎだよ、とでも、今なら忠告したかもしれませんね。

※「納豆に関する調査」調査結果報告書（2019年、全国納豆協同組合連合会納豆PRセンター）

歴史

## 江戸時代に庶民に普及

納豆は蒸した大豆を納豆菌で発酵させた、日本特有の発酵食品です。後述のように納豆にはさまざまな種類がありますが、一般的には糸引き納豆を指します。納豆の旬は冬ですが、わらを用いた伝統的製法の納豆を旬に食べるチャンスはなかなかないので残念ですね。

では、いつごろから納豆を作り、食べてきたのでしょうか?

大豆は縄文時代に伝来していますし、稲作も弥生時代に行なわれ、わらを生活道具に利用していました。ですので、温度などの環境が整えば、弥生時代には納豆に近いものができていたのではないか、という説を唱える人もいますが、じつはよくわかっていません。

「納豆」という文字が歴史上最初に記された書物は、平安時代中期の『新猿楽記』で、その中の『貪飯愛酒の女』という、食べることも酒を飲むことも好きな女性のお話に納豆の文字が出てきます。ただし、これは糸引き納豆ではなく、塩辛納豆だという説が有力で、大豆を麴《こうじ》で発酵させ、乾燥した、中国の調味料「豆豉《とうち》」に近いものだったようです。寺納豆(浜納豆)も、塩辛納豆の製法が現代まで引き継がれたものです。また、甘納豆という菓子がありますが、大豆や発酵が使われていないので、いわゆる納豆とは関係はありません。一方、糸引き納豆が書物に描かれるのは室町時代中期です。

納豆にまつわる俗説に、納豆を最初に食べた人はだれか、というものがあります。前九年の役で東北に遠征した源義家が有名ですが、聖徳太子や加藤清正などの戦国武

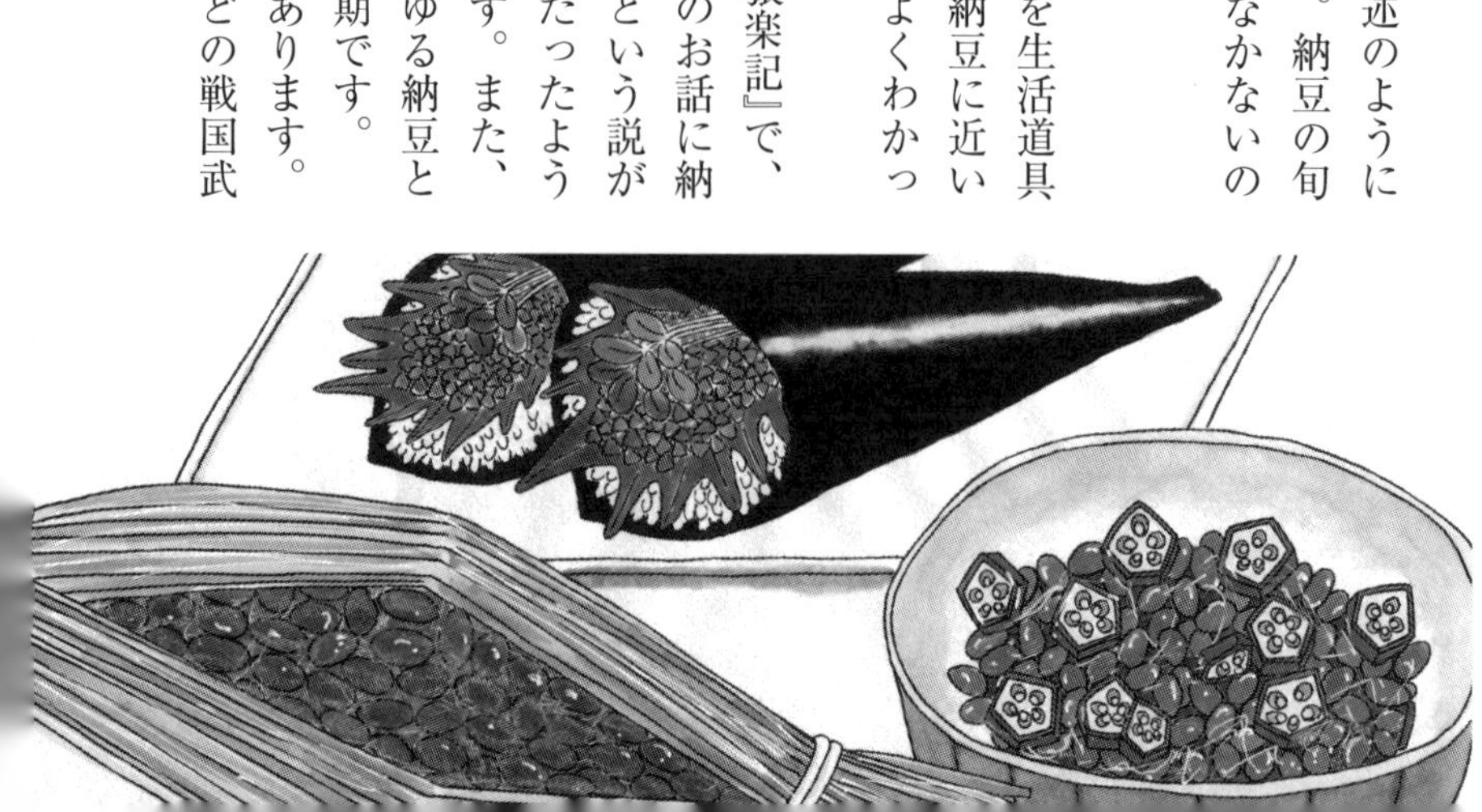

将という説もあります。昔の長い旅では、馬の餌として、煮た大豆を俵に詰めて運んでいました。そのさい、馬の体温で発酵した、さめる前に煮豆を包んだので発酵した、食べるものがなくて馬の餌を食べた、などの納豆誕生の言い伝えが残っています。江戸時代になって、納豆売りが繁盛するほど、庶民に普及したようですが、わらの上での発酵時間が短かったので、今ほど糸を引いていなかったのではないでしょうか。いずれにせよ、古くは他の雑菌の混入と安定しない生産が問題でした。大正時代末期にやっと、純粋培養した納豆菌を用いた、衛生的で安定した納豆の製造法が確立されました。つまり、私たちが毎日食卓でいただいているような納豆の成立はごく最近なのです。

## 栄養成分

### 大豆(ゆで)や豆腐と比べてみると…

納豆の栄養成分の特徴を、原料の大豆（黄大豆・ゆで）や豆腐（絹ごし）と比較してみました。納豆の主要な栄養素は大豆と若干の違いはありますが、基本的に大きく変わらず、水分含量の多い豆腐よりも豊富です。一方、ビタミン、ミネラルは納豆菌による発酵によって大豆より増える成分も多いようです。表には一例を示していますが、有名なビタミンK以外にも、葉酸などのビタミンB群、モリブデンなどの微量栄養素が大豆よりもはるかに豊富です。そのほかの栄養素についても興味のあるかたは、「食品成分表」をご確認ください。

**納豆の栄養価**（100gあたり）
**ゆで大豆や絹ごし豆腐との比較**

| | だいず 糸引き納豆 | だいず 黄大豆・ゆで | 豆腐 絹ごし |
|---|---|---|---|
| エネルギー | 190 kcal | 163 kcal | 56 kcal |
| 利用可能炭水化物 | 7.7 g | 1.5 g | 0.9 g |
| 食物繊維総量 | 6.7 g | 8.5 g※1 | 0.9 g※1 |
| たんぱく質 | 14.5 g | 14.1 g | 5.3 g |
| 脂質 | (9.7 g) | (9.2 g) | (3.2 g) |
| 灰分 | 1.9 g | 1.6 g | 0.7 g |
| 鉄 | 3.3 mg | 2.2 mg | 1.2 mg |
| モリブデン | 290 μg | 77 μg | 69 μg |
| ビタミンK | 600 μg※2 | 7 μg | 9 μg |
| ビタミン$B_2$ | 0.56 mg | 0.08 mg | 0.04 mg |
| 葉酸 | 120 μg | 41 μg | 12 μg |
| 水分 | 59.5 g | 65.4 g | 88.5 g |

出典：「日本食品標準成分表2020年版（八訂）」（文部科学省）
（　）つきは推計値を示す。
※1分析法：AOAC.2011.25法
※2 メナキノン-7を含む。

the Secret of Functional ingredients

# 納豆の機能性成分 イソフラボン γ-ポリグルタミン酸など

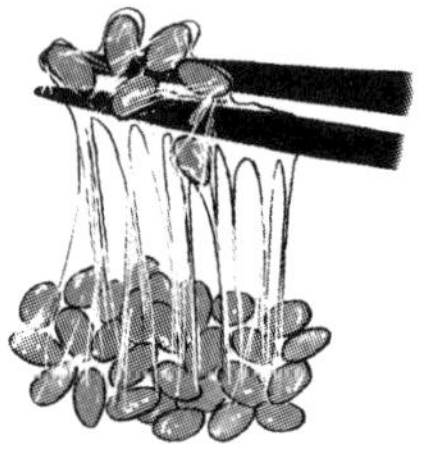

納豆には、もともと大豆自体に含まれる成分と、納豆菌自体や、発酵中に産生、分泌《ぶんぴつ》される成分が含まれています。前ページにあるように、納豆が豊富に含むビタミンKやミネラルは納豆菌による発酵で大きく増えますが、大豆に含まれるそのほかの栄養素も、発酵中に大きく変化することもなく、維持されています。したがって、納豆は、大豆の成分に加えて、納豆菌由来の成分も余すことなく摂取できる一石二鳥の食品だといえます。

## もともと大豆に含まれる機能性成分は大豆同様に含まれているのか？

大豆に含まれる機能性成分には、骨の健康維持に役立つイソフラボン、おなかの調子を整える大豆オリゴ糖（スタキオースとラフィノース）、主要な大豆たんぱく質で、血中コレステロール値の改善作用が期待されるグリシニンや血中中性脂肪の増加をおさえる作用が期待されるβ-コングリシニンなどがあります。では、納豆にはこれらの成分が大豆と同様に含まれているのでしょうか？

### イソフラボン（45ページ参照）

納豆にも豊富に含まれています。大豆そのものには少し及びませんが、大豆製品の豆乳や豆腐だけでなく、発酵食品でもあるみそやしょうゆよりも多く含まれています。

### 大豆オリゴ糖

納豆菌の発酵により分解されてしまい、ほとんど含まれないといわれています。しかし、同様の機能が期待される水溶性食物繊維の総量が大豆と納豆でほぼ同量ですので、納豆菌による発酵によって別の水溶性食物繊維が作られ、失われた分を補っているといえるでしょう。

### 大豆たんぱく質

主要な大豆たんぱく質のグリシニン、β-コングリシニンは納豆では大きく減少することが報告されており、その含量は豆腐や豆乳の10分の1程度になります。たんぱく質の分解は悪いことばかりでなく、大豆アレルギーの原因となるアレルゲンたんぱく質や消化不良を起こす原因の消化酵素阻害たんぱく質も、納豆菌による発酵で分解されます。ちなみに、納豆のアミノ酸スコア（食品中の必須アミノ酸の含有率を評価する数値）は大豆と同様100ですので、栄養素としてのたんぱく質は納豆と大豆で機能的に大きな違いはないといえるでしょう。

## 納豆菌が分泌する成分にはどんなものがあるのか？

納豆はよくかき混ぜるほど粘りけが出て、おいしくなるといわれますが、そのおいしさを支える粘性物質はおもに2種類の成分からなります。一つはγ-ポリグルタミン酸というポリペプチドで、もう一つはレバンという多糖です。また、納豆菌が分泌するたんぱく質分解酵素にはナットウキナーゼがあります。

## γ-ポリグルタミン酸（粘性物質）

グルタミン酸というアミノ酸だけが30個から5000個も鎖状にペプチド結合でつながった物質です。しかし、アミノ酸同士の結合位置がたんぱく質とは異なるので、たんぱく質ではありません。ですので、たんぱく質分解酵素による分解を受けないという特徴があります。

γ-ポリグルタミン酸の特徴はその保水性の高さと粘性、金属を脱着できる性質にあります。精製されたγ-ポリグルタミン酸は医療用基材や化粧品だけでなく、重金属除去の水質浄化用資材にも利用されています。また、食品には増粘安定剤として、さらには「カルシウムの吸収を助ける」保健用途の表示が認められる食品にも利用されています。この製品としての有効性は一定の評価を得ていますが、納豆の一成分としてのヒトでの有効性を議論するだけの情報は不充分です。ちなみに納豆にはうま味成分のグルタミン酸も豊富に含まれます。混ぜることで粘性成分の表面積が増え、グルタミン酸が舌に触れる頻度が増えるので、うま味を感じやすくなることもおいしさの秘密かもしれません。

## レバン（粘性物質）

果糖（フルクトース）のみを構成糖とした多糖（フルクタン）の一種です。ごぼうやきく芋に含まれ、近年その機能が注目されているイヌリンもフルクタンですが、レバンと構造が似ており、フルクトース同士の結合位置が1か所異なるだけです。レバンは純化がむずかしいため、なかなか日の目を見ずにいますが、基礎研究からはその高分子素材としての潜在能力が評価され、医薬品や化粧品、食品素材としての応用が期待されています。食品では、イヌリンと同様の機能である血中のコレステロールや中性脂肪の低下作用、そして整腸作用などの水溶性食物繊維としての健康効果が期待されています。

では、γ-ポリグルタミン酸やレバンは納豆にどの程度含まれているのでしょうか？　ある研究によりますと、市販の納豆100ｇにγ-ポリグルタミン酸は約200㎎～500㎎、レバンは約50㎎～250㎎程度含まれるようです。

## ナットウキナーゼ（たんぱく質分解酵素）

納豆菌の分泌物から、血液凝固や血栓形成にかかわる繊維状たんぱく質のフィブリンを分解する酵素が発見され、命名されたのがナットウキナーゼです。私たちの体は、血栓ができないようにフィブリンを分解するプラスミンという酵素をもともと持っています。試験管内の実験でナットウキナーゼにプラスミンよりも高い分解酵素活性が認められたことから、その強い効果に注目が集まりました。これまでの基礎研究から、抗血栓作用だけでなく、血圧降下作用、神経変性疾患の原因物質といわれるアミロイド繊維の分解作用を期待させる実験結果が報告されています。しかし、たんぱく質という大きな分子なので、経口摂取してもそのまま吸収されて血中に移行するとは考えられないことなど、ヒトでの有効性に関する情報が充分ではないのが現状です。

そのほか、納豆菌が発酵中にでんぷんを消化して利用するためのアミラーゼ（でんぷん分解酵素）や抗菌物質のジピコリン酸などがあります。この抗菌物質の存在が、納豆がその昔、下痢や腹痛の治療に用いられていた理由ではないかと考えられています。

### 納豆パラドックス～ナットウキナーゼとビタミンＫの矛盾～

ナットウキナーゼには血液凝固作用を阻害する作用が認められていますが、そもそも納豆にはビタミンＫが豊富に含まれ、出血時の血液凝固などに寄与していると考えられています。ビタミンＫは低分子の脂溶性ビタミンですので、腸管から吸収されやすいことも自明です。血栓塞栓《そくせん》症などの治療に用いられる医薬品のワルファリンはビタミンＫの代謝活性化を競合的に阻害して抗血栓作用を示します。ですので、これを服用する患者さんには、納豆だけでなくモロヘイヤや豆苗《とうみょう》、大根の葉などのビタミンＫを多く含む食品は摂取が禁止されています。つまり、薬の効き目を悪くする可能性が高いからです。ナットウキナーゼとビタミンＫの吸収効率を比較すると、納豆の機能としてビタミンＫのほうを優先して考慮に入れるべきだと思います。

豆類・種実類

## 古くから注目される多彩な機能性

# ごま

Sesame

中東の伝統料理のフムス、トルコの円形パンのシミット、チュニジアのタヒーナ（ソース）、中国料理甜点心の芝麻球《チーマーチュウ》。
ごまはこれらに共通する食材です。
さまざまな料理の材料として用いられています。

**機能性成分**

**ゴマペプチドほか**

血圧改善作用ほか

今後の研究が待たれる

**登場成分**

- ゴマペプチド
- γ《ガンマ》-トコフェロール
- ゴマリグナン類
- セサミン

ごまといえば

Book

### 『アリババと 40 人の盗賊』

「開けごま」は、ペルシャの物語『アリババと 40 人の盗賊』に出てくる有名な呪文です。世界的にも有名なフレーズで、これを唱えると岩の扉が開きます。新しい世界や知識の扉を開く、あるいは、なにかに新しく挑戦するという意味でも使われる表現で、有名なテレビ番組『セサミストリート』の題名にも、この思いがこめられているといいます。しかし、なぜ、ごまなのでしょうか？

たとえば、「ごまが熟して莢（さや）がはじける様子が扉の開くさまに似ているから」という説や「ごまが貴重で隠して保管していたことから宝物に見立てた」という説があります。ごまという言葉に霊的な意味があるという説（アラビア語のごま「シムシム」のシムが毒を意味していたり、ヘブライ語の神の名前であるという説）や、ごまの神秘性からきている説（古代バビロニアの魔術にごま油が使われた）もありますが、答えはいまだ見つかっていないようです。

私の個人的な意見としては、ごまの栄養価や機能性成分が、ほかの果実や種実と一線を画しているからだと思うのです。

歴史

## 健康食品の元祖？

ごまは食材や油製品の原料として古くから世界じゅうで利用されてきました。原産地はアフリカ大陸のサバンナ地帯だと考えられており、記録からインドやアフリカのナイル川流域では5000年以上前から栽培されていたと見られています。ごまが長年にわたって世界に幅広く伝播して利用されたのは、長期間貯蔵しても高い発芽率を保つからだとされます。体によいものと見なされてきたのも、その生命力の強さゆえかもしれません。

古代エジプトでは、ごま油が食用だけでなく、燈火用や薬用、防腐剤としても使われていたといわれています。一方、インドでは、伝統医学（アーユルヴェーダ）において、ごま油で煮た薬草を体に塗るなど、治療や予防に役立てられていたことが現代に伝わっています。中国にもインドとほぼ同時期に伝わったようですが、中国最古の薬物書『神農本草経《しんのうほんぞうきょう》』にもごまの効能が紹介されています。日本では縄文時代の遺跡から出土していたり、奈良時代には栽培が行なわれ、ごま油を食用や燈油として用いたりしていたことが記録として残っています。

近年、ごまの国内消費量は増え続けていますが、国内生産量は非常に少なく、99・9％は輸入に頼っています。ごまは成熟するとさく果（莢《さや》）が開いてごま粒が飛び散ってしまうこと、枯れ草などのごみをとり除く作業がたいへんなことなど、栽培と収穫に手間がかかるにもかかわらず、収益性が低いようです。そのため、日本ではごまの栽培に特化する農家が少なくなったと考えられています。

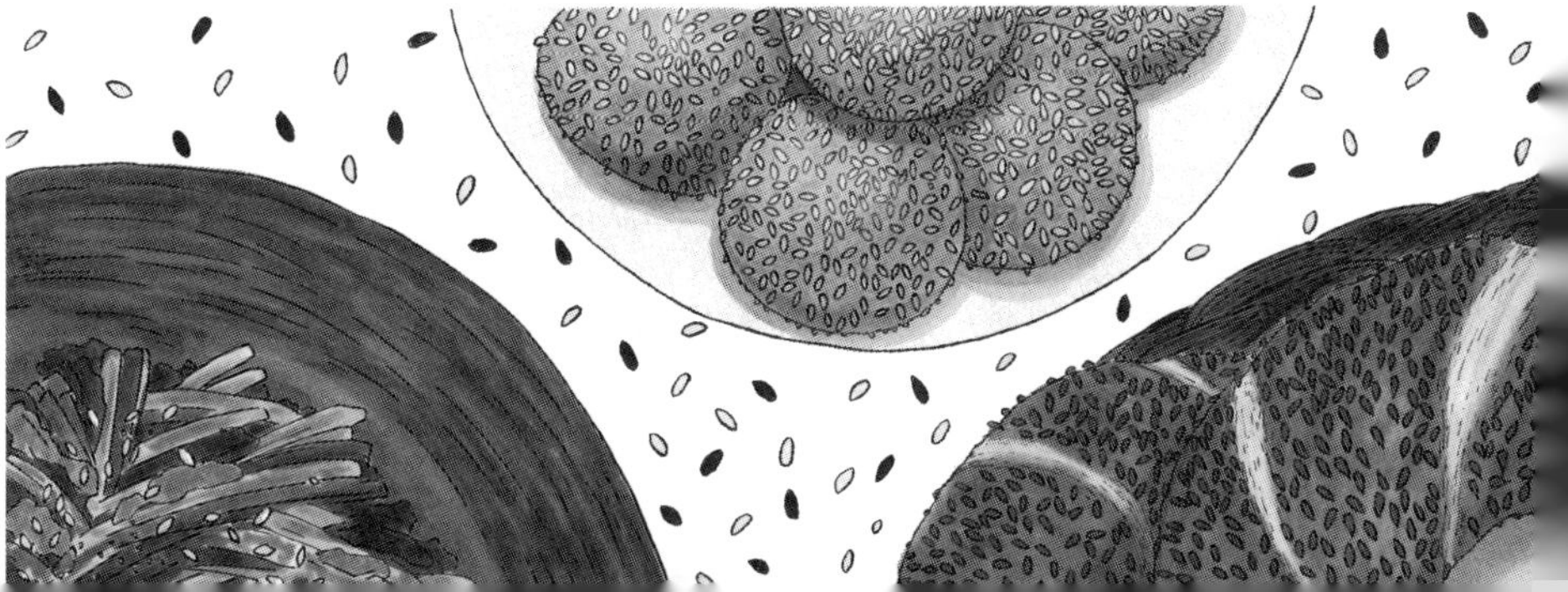

栄養成分

## 大豆や落花生と比べると…

ごまの栄養成分の特徴を大豆や落花生と比較してみると、両者よりも油脂が豊富に含まれ、たんぱく質は相対的に少なくなっています。脂溶性ビタミンであるビタミンEは、α-トコフェロールの量では両者に劣るものの、γ-トコフェロールを豊富に含んでいます。また、ミネラルでは、カルシウム、マグネシウムが両者より豊富に含まれています。

たんぱく質を構成するアミノ酸含量はここに示しませんでしたが、大豆のアミノ酸スコア（食品中の必須アミノ酸の含有比率を評価する数値）が100で動物性たんぱく質と比べても遜色ないのに対して、ごまのアミノ酸スコアは50と低い値です。これは、必須アミノ酸のリシンの量が相対的に少ないからです。

一方、油脂を構成する脂肪酸を比較すると、飽和脂肪酸の割合や不飽和度（脂肪酸中の炭素-炭素二重結合の数）には三者で大きな違いはありません。しかし、ごまには一価不飽和脂肪酸であるオレイン酸がリノール酸と同等に豊富です。そのため、ごま油は落花生油や大豆油よりもやや酸化しにくいのが特徴です。

**ごまの栄養価**（100gあたり。大豆、落花生との比較）

| | ごま 乾 | だいず 国産・黄・乾 | らっかせい 乾・大粒種 |
|---|---|---|---|
| エネルギー | 604 kcal | 372 kcal | 572 kcal |
| 利用可能炭水化物 | 7.0 g | 6.7 g | 10.0 g |
| 食物繊維総量 | 10.8 g | 21.5 g※ | 8.5 g※ |
| たんぱく質 | 19.3 g | 32.9 g | 24.0 g |
| 脂質 | 53.0 g | 18.6 g | 46.4 g |
| 脂肪酸総量 | 50.69 g | 17.78 g | 44.41 g |
| α-トコフェロール（ビタミンE） | 0.1 mg | 2.3 mg | 11.0 mg |
| γ-トコフェロール（ビタミンE） | 22.0 mg | 13.0 mg | 7.1 mg |
| カルシウム | 1,200 mg | 180 mg | 49 mg |
| マグネシウム | 370 mg | 220 mg | 170 mg |
| 水分 | 4.7 g | 12.4 g | 6.0 g |

出典：「日本食品標準成分表2020年版（八訂）」（文部科学省）
※分析法：AOAC.2011.25法

the Secret of Functional ingredients

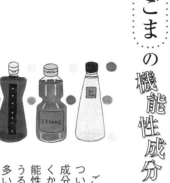

# ごまの機能性成分 ゴマペプチドほか

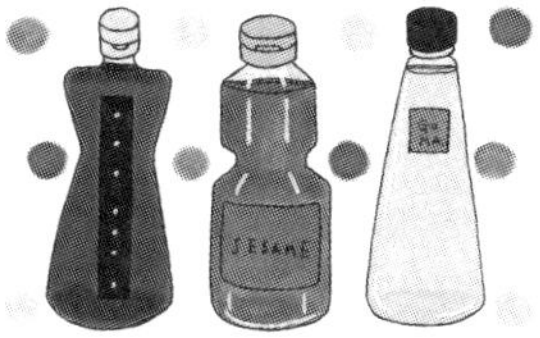


ごまの機能性成分を下表にまとめました。効果についてはまだ定かではありませんが、ごまに特有の成分が注目されています。ごまの多彩な機能性が古くから注目されてきたわりには、ごまに含まれる機能性成分はシンプルです。栄養成分としても機能しうるペプチドとγ－トコフェロール、そして含量の多いポリフェノールのリグナンです。

**ごまの機能性成分いろいろ**

| 成分 | 機能 |
|---|---|
| ゴマペプチド<br>（たんぱく質酵素分解物） | 血圧改善作用 |
| γ-トコフェロール | 抗酸化作用*<br>むくみ防止作用* |
| セサミン<br>（ゴマリグナン類） | 睡眠改善作用、<br>血中コレステロール低下作用*、<br>抗酸化作用* など |

*基礎研究（細胞実験、動物実験、小規模の臨床試験）によって確認された作用。

## ゴマペプチド

**血圧改善作用が期待されるが腎機能が低下している人は注意**

ゴマペプチドは、ごまに含まれるたんぱく質を消化酵素で分解したもの（ペプチド）の総称で、その中の一つ（LVY：ロイシン－バリン－チロシン）にアンジオテンシンⅡ変換酵素阻害作用が認められており、血管収縮抑制、血圧降下作用につながると考えられています。血圧が高めの人への特定保健用食品の成分として用いられていますが、副作用として、まれに空咳《からせき》や腎《じん》機能低下作用、催奇形性を示す可能性がありますので、腎機能が低下している人、妊娠中または妊娠の可能性のある人には注意が必要です。

## γ-トコフェロール

### 抗酸化成分として注目

γ-トコフェロールは抗酸化性を示す成分です。抗酸化作用とは、酸素が関与する化学反応（酸化反応）を抑制する作用ですが、狭義には酸化される物質（被酸化物質）と酸素（活性酸素種※やフリーラジカルなど）のみを試験管に入れて反応させる実験で、第3の物質がその反応を抑制する場合を指します。また、細胞や血液、各臓器の組織における酸化産物の増減を評価することで得られた、広義な生体内での抗酸化作用を意味する場合もあります。γ-トコフェロールは狭義の場合に優れた抗酸化作用を示す物質で、すなわち、ヒトに効いているのかどうかは明らかになっていません。

一方、栄養成分であるビタミンEとしての生物活性（欠乏すると不妊を引き起こす）もありますが、この作用を担っているのはおもにα-トコフェロールです。ごまにはこの類縁体であるγ-トコフェロールのほうが多く含まれます。α-トコフェロールと構造がほとんど同じにもかかわらず、ビタミンEとしての活性は約10分の1しかなく、代謝（分解）のされ方も異なります。そのため、γ-トコフェロールは、栄養成分としての重要性よりも、抗酸化作用を示す機能性成分としての役割のほうが注目されています。

## ゴマリグナン類

### 基礎研究からはさまざまな作用が明らかに

リグナンとはポリフェノール類の一種であり、フェニルアラニンなどの芳香族アミノ酸2分子か

※活性酸素とは、酸素分子がより反応性の高い物質に変化したものの概念・総称であり、個々の物質（分子種）を示す場合は「活性酸素種」という。活性酸素種の具体例として、過酸化水素や一重項酸素などがあげられる。

ら変換されたジベンジルブタン類（炭素3つの側鎖を持つベンゼンが2つ重合したもの）の構造を持つ物質の総称です。特に、ごま由来のリグナンをゴマリグナンと呼びます。最も著名なゴマリグナンがセサミンです。セサミンは未精製のごま油に高濃度で含まれており、その含量はごまの総重量の約1％にもなるという報告もあります。基礎研究からは血中コレステロール量の低下作用や肝機能改善作用、抗酸化作用などが明らかにされていますが、ヒトへの効果については信頼できる根拠はまだ得られていません。

じつは、セサミンは試験管内ではまったく抗酸化作用を示しません。セサミンは生体内で別の物質に変換されて抗酸化作用を示すようになるものと、基礎研究から考えられています。

今後の研究 ココに注目

## ごま油独特のフレーバーは焙煎だけでは説明できない!?

日本では白ごまを焙煎してから圧搾、加工した、茶褐色で独特の香りや風味を持つごま油が一般的で広く流通しています。色、香り、風味を活かすために濾過《ろか》以外の精製は行なわれないことが多いです。焙煎の有無、あるいは強弱でこれらの特徴が大きく変化しますので、加熱して調理するほうがいいのか、常温で調味料として用いるほうがいいのか、あるいは素材との相性などにより、利用法も異なります。中国料理や韓国料理に使われるごま油は、非常に高温（200度以上）で焙煎を行なったごまを搾油したものが主流です。

一方、太白油や生搾り油などと呼ばれる淡色のごま油はほとんど焙煎していないごまから抽出したもので、さらに脱臭や脱色などの工程を経ているものも多く、いわゆるごま自体の風味を楽しむものとされています。これらは、食用以外に、髪の毛や皮膚のケアに利用されてきました。採油の方法も伝統的な加圧による圧搾油が多いようです。

では、茶褐色のごま油独特の色や香りはどのように作られるのでしょうか。食品の加工や調理の過程において、色調が褐色に変化する現象を褐変《かっぺん》といいますが、その反応の一つに糖とアミノ酸が関与するメイラード反応があります。この反応はさまざまな食品で観察され、加熱によって短時間で進行しますが、複数の反応が同時に起こっているため、非常に複雑で生成物も多種多様です。

ですので、褐色物質だけでなく、無数の香りの成分も生成されますが、代表的なものとしてはトースト様香気と評されるロイシン由来の2-メチルブタナールやローストナッツ様香気のピラジン類、カラメル様香気の2-アセチルピロールが著名です。しかし、これらの主要成分は焙煎したコーヒーなどにも認められるため、ごま油の独特のフレーバーを説明するには至っていません。ヒトの体がにおいをどのように受容しているかという研究とともに今後の研究の進展が期待されます。

豆類・種実類

# くるみ＆アーモンド

健康や美容にもいいイメージ!?

Walnut & Almond

洋菓子の材料としてだけでなく、そのまま食べても独特の風味が楽しいナッツですが、中でもくるみとアーモンドに注目します。

機能性成分

## α-リノレン酸、α-トコフェロール

ナッツの健康機能を担う脂溶性成分

**登場成分**

- α-リノレン酸
- α-トコフェロール
- ドコサヘキサエン酸（DHA）
- （エ）イコサペンタエン酸（EPA）
- トコトリエノール

くるみ＆アーモンドといえば

Book 『くるみ割り人形とねずみの王様』

『くるみ割り人形とねずみの王様』（1816年）は、E・T・A・ホフマンの創作童話で、バレエ『くるみ割り人形』の原作としても有名です。主人公のマリーはクリスマスプレゼントの中にくるみ割り人形を見つけて、気に入ります。でも、兄のフリッツがくるみ割り人形のあごを壊してしまいます。かわいそうに思ったマリーはくるみ割り人形を手厚く看病しますが、その夜、ねずみの大群が現われ、戸棚に飾ってあった人形たちと戦争を始めます。マリーも人形側に加勢しますが、けがをして気を失ってしまいます。くるみ割り人形がじつは人形の国の王様だということを、この時点でマリーは知るよしもありませんでした。

ドイツの伝統工芸品であるくるみ割り人形には、王様や兵士、警官などの姿をしているものが多いそうです。庶民をたびたび苦しませてきた権力者に、かたいくるみを割るという重労働をさせて溜飲（りゅういん）を下げていたのでしょう。そのほか、子ども向けの童話でもくるみ割り人形は悪者や醜いものの象徴として描かれます。でも、くるみのように外見ではけっしてわからない滋味がその人の中にかならずあることを、この物語は伝えてくれているように思いました。

歴史

## 採取の歴史は古い

くるみやアーモンドなどのナッツ類は、植物の種子や果実（種実類）で、特にかたい皮や殻に包まれているものが多いです。穀物や豆類は基本的には含まれませんが、落花生（ピーナッツ）は脂質含量が多いため、種実類に分類されます。種実類にはこれら以外にも、麻、かぼちゃ、ひまわりなどの種、松、栗、カシューナッツ、マカデミアナッツなどの木の実が含まれています。

ナッツは皮や殻をとり除いて乾燥させた実や種をそのまま食用にするだけでなく、塩や砂糖などを用いて調味されたり、ペースト状に加工されたりして、菓子や料理に利用されます。また、アーモンドは、ココナッツと同じようにすりつぶしてミルク状にしたアーモンドミルクが、牛乳の代用として飲料や食材に利用されています。

くるみはクルミ属の落葉樹の果実の中心にある種子を加工したナッツの総称です。日本で消費されるくるみのほとんどはアメリカや中国などからの輸入品で、ペルシャグルミ（セイヨウグルミ）やその変種のテウチグルミという品種です。一方、日本で生産されるくるみにはペルシャグルミ系統のほかに、もともと自生しているオニグルミなどがあります。

アーモンドは桃や梅の近縁種であるサクラ属の落葉樹の種子を加工したナッツの名前です。日本のアーモンドはほぼアメリカ・カリフォルニア州からの輸入品です。アーモンドの品種は、食用に適したスイート種と苦くて適さないビター種に大きく分類されます。

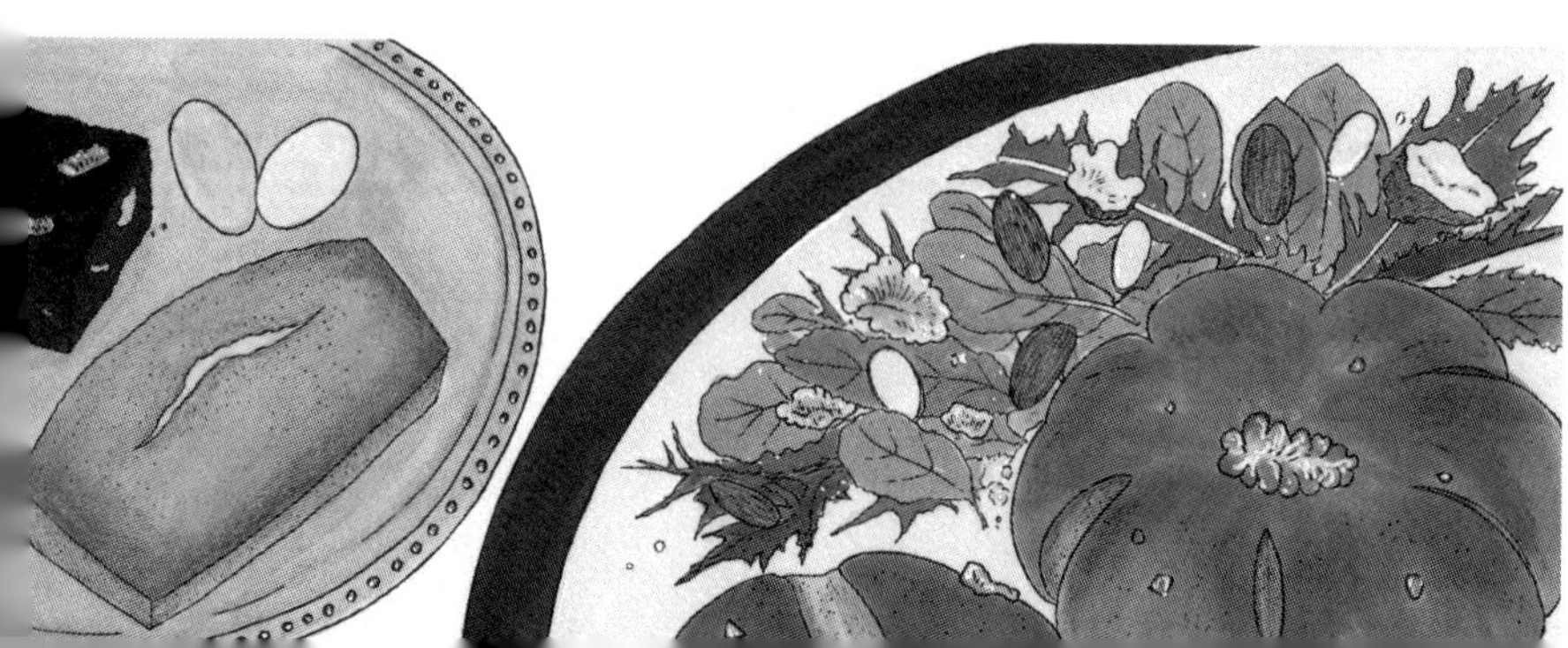

くるみやアーモンドの原産地はメソポタミア周辺の西アジアだという説が有力です。旧約聖書などの書物に登場することからも、古くから食用として重宝されてきたことはまちがいありません。その歴史は古く、狩猟や採集が中心の旧石器時代にはすでに、越冬するために秋に収穫する保存食としてナッツは重要な役割を担っていました。ナッツ自体が縄文時代の遺跡から多く出土していますし、新石器時代には栽培が始まっていたとも考えられています。くるみなどのかたい殻を割るために使われる石器も世界各地で出土していますし、日本でも縄文時代中期の遺跡からくるみがすっぽりとはまる凹型の石器が出土していますので、古くから食料として利用されていたことがうかがい知れます。

## 栄養成分

### 不飽和脂肪酸が多い

くるみとアーモンドの栄養成分の特徴を、ピーナッツと比較してみました。これらのナッツは脂質が約50％以上と多く、思いのほか高カロリーなのが共通した特徴です。脂肪酸組成ではくるみが特徴的で、α-リノレン酸を含む多価不飽和脂肪酸が総重量の約50％含まれています。一方、アーモンドはオレイン酸などの一価不飽和脂肪酸が豊富です。ミネラルではカルシウムがアーモンドに多く、鉄もアーモンドやくるみに豊富です。一方、ビタミンでは、葉酸はくるみに多く、ビタミンE（α-トコフェロール）はアーモンドに最も多く含まれています。

**くるみとアーモンドの栄養価**（100gあたり）らっかせいとの比較

| | くるみ いり | アーモンド いり・無塩 | らっかせい 大粒種・いり |
|---|---|---|---|
| エネルギー | 713 kcal | 608 kcal | 613 kcal |
| 利用可能炭水化物 | 2.6 g | (5.6 g) | 10.1 g |
| たんぱく質 | 13.4 g | (19.0 g) | 23.6 g |
| 脂質 | 70.5 g | (54.2 g) | 50.5 g |
| 脂肪酸総量 | 67.41 g | (51.86 g) | 48.36 g |
| 一価不飽和脂肪酸 | 10.26 g | (35.09 g) | 24.54 g |
| 多価不飽和脂肪酸 | 50.28 g | (12.65 g) | 14.83 g |
| 灰分 | 1.8 g | 3.1 g | 2.4 g |
| カルシウム | 85 mg | 260 mg | 50 mg |
| 鉄 | 2.6 mg | 3.7 mg | 1.7 mg |
| α-トコフェロール(ビタミンE) | 1.2 mg | 29.0 mg | 10.0 mg |
| 葉酸 | 91 μg | 48 μg | 58 μg |
| 水分 | 3.1 g | 1.8 g | 1.7 g |

出典：「日本食品標準成分表2020年版（八訂）」（文部科学省）
（　）つきは推計値を示す。

the Secret of Functional ingredients

# くるみ&アーモンドの機能性成分
# α-リノレン酸　α-トコフェロール

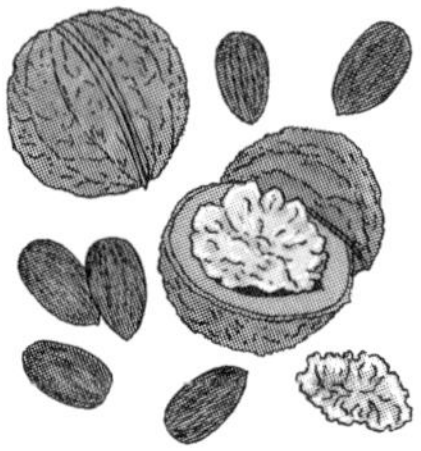

くるみやアーモンドなどのナッツには、油脂などの脂質が豊富です。そのため、それぞれに特徴的な脂溶性の機能性成分も豊富に含まれています。くるみは特に多価不飽和脂肪酸の含量が多いですが、中でも特にα-リノレン酸を多く含みます。一方、アーモンドはオレイン酸などの一価不飽和脂肪酸が多いだけでなく、ビタミンEのα-トコフェロールが豊富に含まれています。

## α-リノレン酸

くるみに特に多い多価不飽和脂肪酸

### α-リノレン酸の構造と特徴

α-リノレン酸は油脂の原料となる種子やその油脂に特に豊富です。その他、植物の葉緑体の膜にも比較的多く含まれています。えごま油やアマニ油に最も多く含まれていますが、それぞれの原料種子にも多いです。くるみには100g中9g含まれていますが、これはえごまやアマニ、チアシードに次ぐ多さです。ですので、くるみのα-リノレン酸量はナッツだけでなく、そのまま食べられる食材の中でかなり多いといえます。

α-リノレン酸は魚のドコサヘキサエン酸（DHA）や（エ）イコサペンタエン酸（EPA）と同じ、

n-3系多価不飽和脂肪酸に分類されますが、これらとは大きさや炭素-炭素二重結合の数が異なります。DHAは炭素数が22で炭素-炭素二重結合数が6、EPAは炭素数が20で炭素-炭素二重結合数が5ですが、α-リノレン酸は炭素数が18で炭素-炭素二重結合数は3です。α-リノレン酸のような多価不飽和脂肪酸は、飽和脂肪酸や一価不飽和脂肪酸と比べて熱に不安定で劣化しやすいので、加熱調理には向きません。

α-リノレン酸は体内で合成できない必須脂肪酸です。ヒトの健康を維持するうえで重要な役割の一つにDHAやEPAの合成原料という役割があります。また、リン脂質の構成脂肪酸として生体膜の流動性に関与することや、生理活性脂質の原料となることでも貢献しています。ただし、一部のα-リノレン酸しかDHAやEPAに変換されません。また、特定の脂肪酸だけを偏って多く摂取すると、期待する機能が充分に発揮されなかったり、ほかの重要な脂肪酸の機能を抑制したりすることがあるので、注意が必要です。

## 心臓血管系疾患の予防に期待

α-リノレン酸がDHAやEPAの原料になることから、アトピーやアレルギーなどの炎症関連疾患、高血圧、認知症などの予防など、さまざまな疾患や病態への影響について、数多くの基礎研究や疫学研究が行なわれてきました。特に、心血管疾患に対する効果が期待されており、α-リノレン酸の食事からの積極的な摂取と心筋梗塞《こうそく》や虚血性心疾患のリスク低減との間に相関を認める研究報告が多くなされています。

しかし、これらの研究ではその他の食品成分や食習慣全体の関与が否定できないことやサプリメントによる臨床試験では期待される効果が充分に得られないことが指摘されています。ですので、α-リノレン酸のヒトでの有効性が強く支持されるまでには至っていません。

## α-トコフェロール

### アーモンドに特に多いビタミンE

### ほかのビタミンEとの違い

ビタミンEは脂溶性ビタミンの一つですが、化合物としては天然に8種類の類縁物質が存在します。その中でも、ビタミンEとしての生理活性が最も高く、ヒトの体内に存在するビタミンEの90%以上を占めているのがα-トコフェロールです。トコフェロールは炭素数（メチル基の数）の違いで、α型以外にβ型、γ《ガンマ》型、δ《デルタ》型の4種が存在します。また、トコフェロールとは側鎖の構造だけが異なるトコトリエノールもα型、β型、γ型、δ型の4種あり、これらもビタミンEの一種です。

食品では、ひまわり油、サフラワー油、米ぬか油などの植物油に多い（100g中に20㎎以上）です。また、小麦胚芽や種実類にも含まれますが、特にアーモンドには100g中に29㎎と植物油並みに豊富です。ただし、1食あたりの摂取量を考えると、かぼちゃや赤ピーマン、葉野菜や魚類にも比較的豊富に含まれることは覚えておきたいですね。

ビタミンEとしての生理活性は消化・吸収されるさいのとり込まれやすさに依存しています。最もとり込まれやすいα-トコフェロールが最も活性が強く、β型ではα型の30%、γ型では6%、δ型で0.3%と弱くなります。また、トコトリエノールはトコフェロールよりも活性が大きく低下します。α-トコフェロールの欠乏症には不妊や溶血性貧血、神経や筋肉の障害などの症状があり、特に幼児で問題になるようです。しかし、α-トコフェロールは日常的に摂取する食品に普遍的に含まれていますので、ヒトでは欠乏症が起こりにくいとされています。

## ビタミン以外の機能

α-トコフェロールを含むビタミンEは強力な抗酸化物質なので、心血管疾患や神経変性疾患、炎症などのさまざまな疾患の予防だけでなく、老化防止にも貢献できるのではないかと考えられてきました。食事中に含まれるビタミンEが心血管疾患のリスク低減に寄与する可能性を示唆する研究報告もありますが、サプリメントとして、食事とは別に摂取する場合の臨床研究からはビタミンEの有効性を支持するまでには至っていません。

そのほかにも、脳機能の低下や皮膚の紫外線傷害などに対して、ビタミンE単独やビタミンCとの併用で有効性を示したという報告も一部あります。しかし、ビタミンEを積極的に摂取すべきだと結論づけるような研究結果が得られていないのが現状です。

安全性については、食事からの摂取であれば問題になることはありません。しかし、過剰摂取をくり返した場合に顕著な体調不良を引き起こすなどの有害事象が報告されています。ですので、「日本人の食事摂取基準」でもビタミンEには、1日あたりの耐容上限量※が設定されています。

### ナッツのおいしさはどこから？

くるみやアーモンドなどのナッツのおいしさは歯ごたえのよい食感、香ばしいフレーバー、グルタミン酸のうま味とタンニン類の渋味、脂質やたんぱく質によるこく、これらの絶妙なバランスだと感じます。ナッツ独特のフレーバーを構成するのは、ピラジン類やピリジン類という香気成分ですが、特に食品の焙煎《ばいせん》や焙《ばい》炒《しょう》によって生成量が増えることが知られています。うま味やこくと相まっておいしさを相乗的に増やしています。

その一方で、ナッツの人気の上昇とともにくるみやアーモンドによるアレルギーの報告も増えつつあります。ナッツによって交差抗原性（食べた他のナッツにもアレルギー反応を示すかどうか）が異なる場合も多いですので、専門家の正しい情報を確認するようにしたいですね。


※過剰摂取による健康障害を起こすことがないとみなされる習慣的な摂取量の上限。

野菜

# 竹の子

Bambooshoot

竹の子の健康機能は？

やわらかさの中にある心地よい歯ごたえがたまらない春の味覚。和食の煮物はもちろんのこと、中国料理のいため物などにも欠かせないオールラウンドな竹の子の魅力を紹介します。

機能性成分

ホモゲンチジン酸
アク成分

アミノ酸
多彩な呈味成分

登場成分

- ホモゲンチジン酸
- アミノ酸
- キシロオリゴ糖
- シュウ酸
- チロシン
- タンニン

竹の子といえば

Cinema

## 『かぐや姫の物語』

2013年に公開されたアニメーション映画ですが、原作が日本最古の物語といわれる「竹取物語」であり、かぐや姫を主人公にした童話も現代に語り継がれていることから、知らない人はいないと思います。竹取の翁（おきな）によって光る竹（この映画では光る竹の子）の中から見いだされ、育てられたかぐや姫にまつわるおとぎ話です。

この物語の神秘性は、かぐや姫が竹の子の中から生まれたことや約半年で少女にまで成長したこと、そして竹取の翁が光る竹から黄金や衣を授かり豊かになったことなどによって成立していますが、これらは竹の植物としての特徴である、茎に空洞があることや成長の早さによるところが大きいと思います。竹は畑の虫よけや不浄なものを清める風習に用いられてきました。また、竹の子の皮にも抗菌作用や消臭作用、抗酸化作用があり、おにぎりを包むのに古くから使われているように、暮らしに密着した存在であったことも、かぐや姫のお話が長く語り継がれてきた要因の一つかもしれませんね。

種類

## 代表は孟宗竹の竹の子

竹の子はイネ科タケ類の若い茎の総称です。稈《かん》(竹のように中空になっている茎)が皮に包まれていれば、地上に出て時間がたち、伸びたものでも竹の子と呼ばれますが、かたくなりすぎて、食用には適しません。食用の竹の子は、稈が地上に出る直前、直後のもののみを指します。竹の子は「筍」と書きますが、約10日間の期間を表わす単位の「旬」に由来するという説が有力で、約10日間で竹に成長してしまう(食用としての寿命が短い)からという解釈もなされています。そんなに成長が早いにもかかわらず、竹の寿命は60~120年と長く、最後に一度だけ花を咲かせて結実し、枯れるといわれていることも竹の持つ独特の神秘性を増しているように思います。

いわゆるタケ類にはさまざまな種類がありますが、食用の竹の子に利用されるものは数種類しかありません。最も代表的な竹の子は孟宗竹《もうそうちく》の竹の子です。三国時代の孟宗(母のために冬に竹の子を掘りにいった)にちなんだ孟宗竹ですが、日本に分布するタケ類の中で最も丈が高く、20mを超えるものもあります。中国の江南地方が原産で、日本にも古くに移入されました。平安時代に僧侶が唐や宋から持ち帰ったなどの説がありますが、現在のように全国へ広まったのは、江戸時代末期の薩摩藩による琉球からの移入が契機だと考えられています。孟宗竹の竹の子は大きくて厚みがあるだけでなく、やわらかくて色が白いのも特徴です。京都の乙訓《おとくに》地方では、粘土質で赤土の地表にわらを敷いて土を盛ることや日当たりを調整することで、えぐ味が少なくてほんのり甘く、歯ごたえはあるもののやわらかくなるように竹の子が育てられており、高

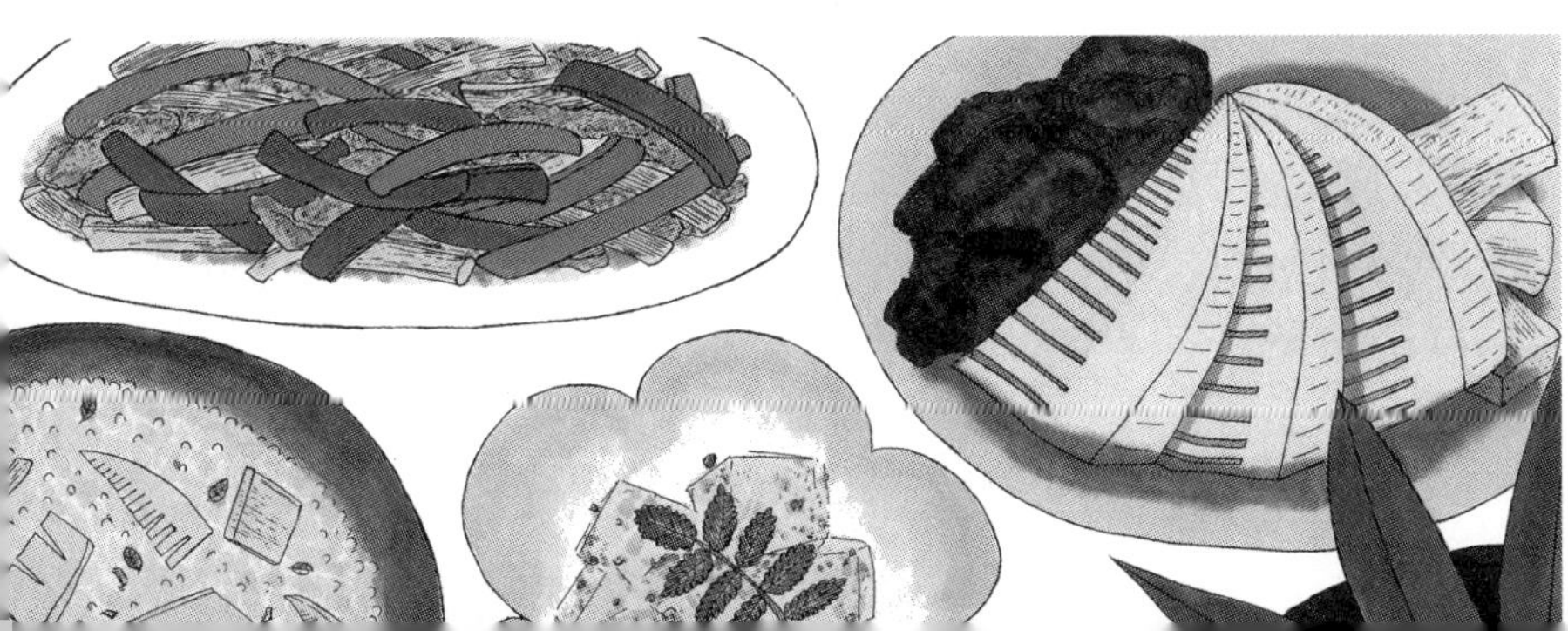

級品として重宝されています。

淡竹《はちく》はあまり市場に出まわりませんが、身は薄緑色であっさりしており、おいしい竹の子です。真竹《まだけ》は工芸品によく用いられる竹で、エジソンが白熱電球のフィラメントに使ったことも有名ですが、別名苦竹《にがたけ》とも呼ばれ、竹の子の身はややえぐ味が強いといわれています。東北などの北日本が主産地の小型で細い根曲竹《ねまがりだけ》（別名チシマザサ）の竹の子は、身が白く、歯ざわりのよさと独特の風味が特徴です。その他、ラーメンの具材に不可欠なメンマは、中国南部や台湾の麻竹《まちく》に塩漬けや発酵、乾燥などの加工を施した食品です。

**栄養成分**

## 筑前煮の具材で比べてみると…

竹の子の栄養成分の特徴を筑前煮の具材であるごぼうやきんとき（にんじん）と比較してみました。竹の子は最も低カロリーかつ低炭水化物。食物繊維の量もごぼうやきんときには及びません。しかし、単糖類の量がより多いことが、竹の子独特のほんのりした甘味につながっているのでしょう。竹の子はカリウム、亜鉛、マンガンなどの灰分やビタミンE、パントテン酸を比較的多く含んでいるのも特徴的です。たんぱく質、アミノ酸も比較的多く含み、このことが後述する味覚成分に影響を与えているようです。

**竹の子の栄養価**（100gあたり）
**ごぼうやきんときにんじんとの比較**

| | たけのこ 若茎・ゆで | ごぼう 根・ゆで | きんときにんじん 根・皮なし・ゆで |
|---|---|---|---|
| エネルギー | 31 kcal | 50 kcal | 40 kcal |
| 利用可能炭水化物<br>糖類 | 3.2 g<br>(1.4 g) | 8.2 g<br>(1.0 g) | 6.3 g<br>– |
| 食物繊維総量 | 3.3 g | 6.1 g | 4.1 g |
| たんぱく質<br>アミノ酸総量 | (2.4 g)<br>(2.8 g) | (0.9 g)<br>(1.0 g) | (1.4 g)<br>(1.6 g) |
| カリウム | 470 mg | 210 mg | 480 mg |
| 亜鉛 | 1.2 mg | 0.7 mg | 1.0 mg |
| マンガン | 0.55 mg | 0.16 mg | 0.12 mg |
| α-トコフェロール（ビタミンE） | 1.0 mg | 0.6 mg | 0.5 mg |
| パントテン酸 | 0.63 mg | 0.19 mg | 0.28 mg |
| 水分 | 89.9 g | 83.9 g | 87.1 g |

出典：「日本食品標準成分表2020年版（八訂）」（文部科学省）
「–」は未測定、（　）つきは推計値を示す。

the Secret of Functional ingredients

# 竹の子の機能性成分 ホモゲンチジン酸 アミノ酸

竹の子にはたんぱく質や遊離アミノ酸、そして食物繊維などの糖質が比較的豊富に含まれています。糖質の中では整腸作用に優れたキシロオリゴ糖が低カロリー甘味料素材として注目されつつあります。今回は「アク」と呈味物質に注目して、えぐ味物質のホモゲンチジン酸とアミノ酸をおもにご紹介します。

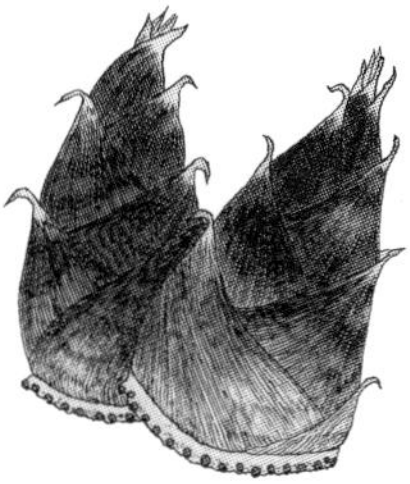

## ホモゲンチジン酸

**アク成分。えぐ味のもとであるが適度であればおいしさを構成する要素になる。**

### 「食品のアク」とその特徴

いわゆる「食品のアク」には明確な定義はありませんが、えぐ味、渋味、苦味などの不快な味、不快なにおいの原因になる調理上不要な成分の総称です。アクを構成する物質にはカルシウム、マグネシウム、カリウムなどのミネラル（無機物質）だけでなく、さまざまな有機化合物も含まれます。

植物性食品の場合は、食品自体に含まれていて調理や保存中にしみ出したり、増加するものが多く、栄養成分の消化吸収阻害物質、栄養成分分解酵素、草食動物による摂食を防ぐための毒性物質などを含んでいることもあります。

具体的には、ほうれん草などの青菜やふき、わらびなどの山菜に多いシュウ酸は無機塩とともにえぐ味をもたらすだけでなく、体内でのカルシウムや鉄の吸収を阻害します。そして、竹の子のアクにはシュウ酸に加えて、アミノ酸由来のホモゲンチジン酸（やその配糖体）というえぐ味物質が含まれています。

野菜や山菜のアクには、基本的には栄養的、嗜好《しこう》的に好ましくないものが含まれているため、できるだけとり除く、いわゆるアク抜きが必要です。しかし、完全にとり除くと素材独特の風味を失うことになると考えられており、えぐ味や渋味も適度であれば素材自体のおいしさを構成する味覚の一つになるものといえます。

## 竹の子のアク抜きの方法とホモゲンチジン酸

竹の子のアク抜きは、一般に、米ぬか、米のとぎ汁、重曹や鷹の爪（とうがらし）を入れた水でゆでることで行ないます。これは、竹の子のえぐ味物質であるシュウ酸やホモゲンチジン酸をアルカリ性の水に浸すことで水溶性を高め、ゆでることで流出を高め、加熱によってホモゲンチジン酸の産生酵素を失活させるほか、米ぬかでんぷんはえぐ味成分を直接吸着し、辛味はえぐ味を抑制するからだと考えられます。

このアク抜きの方法は、日もちをよくさせるともいわれていますが、充分に加熱しても酵素を完全に失活できないともいわれています。ゆでた竹の子も足が早く、水に浸して冷蔵保存する場合でも浸す水を毎日交換しないといけません。これは、ゆでた竹の子からも引き続きホモゲンチジン酸が生成したり、チロシンの非酵素的酸化分解物が腐敗臭や酸味をもたらしたりするからだと考えられています。竹の子の漢字が「筍」である理由はこのあたりにもあるのかもしれませんね。

## アミノ酸

**酸味のあるもの、うま味のあるもの、苦味のあるもの……多種類のアミノ酸が含まれる。**

### チロシン

**収穫するとホモゲンチジン酸へ変化する**

竹の子や里芋に多く含まれるえぐ味物質のホモゲンチジン酸はアミノ酸のチロシンから2段階の酵素反応によって生成します。竹の子には遊離した（たんぱく質に含まれない単独のアミノ酸としての）チロシンが非常に多く含まれ（生の竹の子100g中に180mg）、収穫するとすぐにそれがホモゲンチジン酸へと変化し始めることが竹の子の特徴です。

この反応は酵素に依存しているため、抑制するには加熱するのが最も効果的です（先述のように完全には止められないが生成速度を大きくおさえられる）。ですから、「湯を沸かしてから掘れ」といわれるように、アク抜きは収穫してからできるだけ早いほうがよいとされています。

一方、チロシン自体は水にとけにくいことから、竹の子の切断面や節の内部に白い結晶粉末として析出しているのを見ることがよくありますが、苦味を呈するアミノ酸ですので、できるだけとり除いたほうがよさそうです。しかし私たちの体はホモゲンチジン酸を作る酵素も分解する酵素（いわゆるチロシンを代謝する酵素群）も持っていますので、ホモゲンチジン酸を摂取してもいっさい問題はありません。

チロシン以外の遊離アミノ酸も豊富

## アスパラギン酸、アラニン、セリン…

竹の子にはチロシン以外にも遊離アミノ酸が単糖類以上に多く含まれています（生の竹の子100g中に2.9g、単糖類は1.1g）。ほとんどの遊離アミノ酸は栄養成分であるだけでなく、呈味成分でもあり、私たちが嗜好的に引きつけられるアミノ酸も含まれています。

たとえば、最も多いアミノ酸のアスパラギン酸（670mg）やグルタミン酸（300mg）はそのままでは酸性ですので酸味を呈しますが、中和してナトリウム塩になるとうま味を呈します。また、比較的含量の多いアラニン（170mg）、セリン（190mg）、トレオニン（110mg）、グリシン（110mg）は甘味を呈します。ただし、苦味を示すチロシン（180mg）やロイシン（160mg）、バリン（140mg）などのアミノ酸も含まれるので、これらも竹の子独自の味を形成する要素といえます。そのため、竹の子の味はアク抜きや下ごしらえによって大きく影響を受けるのでしょう。

### 竹の子の健康機能は？

竹の子のえぐ味や渋味の物質でもあるタンニンなどのポリフェノール類には、抗酸化作用や抗菌作用が期待されています。また、ビフィズス菌の増殖を促し、腸内環境を整える働きがあるキシロオリゴ糖は、竹の子にわずかですが含まれています。現在市場に出まわるキシロオリゴ糖はトウモロコシの食物繊維を酵素分解して調整されたものですが、竹の子は数少ない貴重な天然のキシロオリゴ糖供給源だと考えられています。しかし、竹の子由来の成分の健康機能については、基礎研究自体の数が少ない現状です。今後に期待したいと思います。

野菜

料理にこくを生み出す玉ねぎ成分は？

# 玉ねぎ

Onion

皮の色や厚さが薄く、みずみずしい新玉ねぎ。春に旬を迎える新玉ねぎはその風味をそのまま楽しむ生食に適していますが、水分が多く煮くずれしやすいので、さっと火を入れてまるごと味わいたいですね。

機能性成分

## イソアリインとその代謝物

玉ねぎ独特の風味の源

**登場成分**

| | | |
|---|---|---|
| イソアリイン | プロパンチアール　S-オキシド | ジスルフィド類 |
| イソアリシン | 1-プロペニルスルフェン酸 | トリスルフィド類 |
| ケルセチン | アリシン | |

**玉ねぎといえば**

Song 『大きな玉ねぎの下で～はるかなる想い』

1989年に発売された曲ですが、爆風スランプというバンドの代表曲で、ご存じのかたも多いでしょう。ペンフレンドと初めて会うことになり、あるコンサート会場に心躍らせてやってきた少年のその日の出来事と心情を歌った、甘くて、せつないバラードです。

このコンサート会場は、歌詞にも出てくる地名から想像できるように、武道の聖地、日本武道館です。題名の大きな玉ねぎとはこの建物の屋根のてっぺんにある金色の「擬宝珠(ぎぼし)」のことだといわれています。擬宝珠とは寺社の手すりや橋の欄干などの上にある装飾で、京都の三条大橋の欄干にもあります。ねぎの花に似ており、葱台(そうだい)とも呼ばれます。地蔵菩薩などが手に持つ如意宝珠に似せて作られたものですが、ねぎ類の香気成分が持つ忌避作用が魔よけにも用いられることにちなんだという説もあります。

この曲の作者がこのことを意識したかどうかわかりませんが、玉ねぎの甘くて、辛く、そして涙を誘う成分特有の特徴が多くの人の心に共有されているからこそ、この曲が今でも根強く支持されているのかもしれません。

歴史

## 玉ねぎの航海は西まわり

玉ねぎはネギ属（*Allium*）で、おもに鱗茎（球根）を食用にするだけでなく、葉（葉玉ねぎ）もねぎと同じように食べることができますが、いわゆるねぎとは種が異なります。学名の*cepa*はラテン語で「玉ねぎ」を意味するだけでなく、「頭」を意味するケルト語にも由来しているといわれています。かつて日本でも中国語が起源の「葱頭」と書いて玉ねぎと読んでいたようです。

玉ねぎは品種の起源となる野生種が見つかっていないため、原産地がはっきりわかっていません。一説によればイランを中心とする西アジアだとされていますが、それ以外にも、地中海東岸、アフガニスタンから北西インド、中央アジアからシルクロードの周辺地域など、さまざまな説があります。しかし、玉ねぎの栽培の歴史はかなり古く、すでに古代エジプトでは労働者への報酬として配られていたとされます。また不思議なことに、玉ねぎは原産地からシルクロードを通って東の中国や日本に伝えられることはなく、逆に西に伝わり、紀元前5世紀にはギリシャやイタリアで栽培されていたといわれています。この地中海沿岸地域では辛味の少ない甘い品種が、それより北の地域では辛い品種が栽培され、その両系統はその後アメリカに伝わり、そこで現在のようなさまざまな品種へと改良が行なわれました。

日本へ最初に伝来したのは、江戸時代の南蛮貿易だといわれていますが、明治以降になって定着しました。北海道の開拓のさいに、アメリカ産のかぼちゃやばれいしょなどとともに、玉ねぎ栽培を導入し、試作したのが始まりだとされており、現在でも

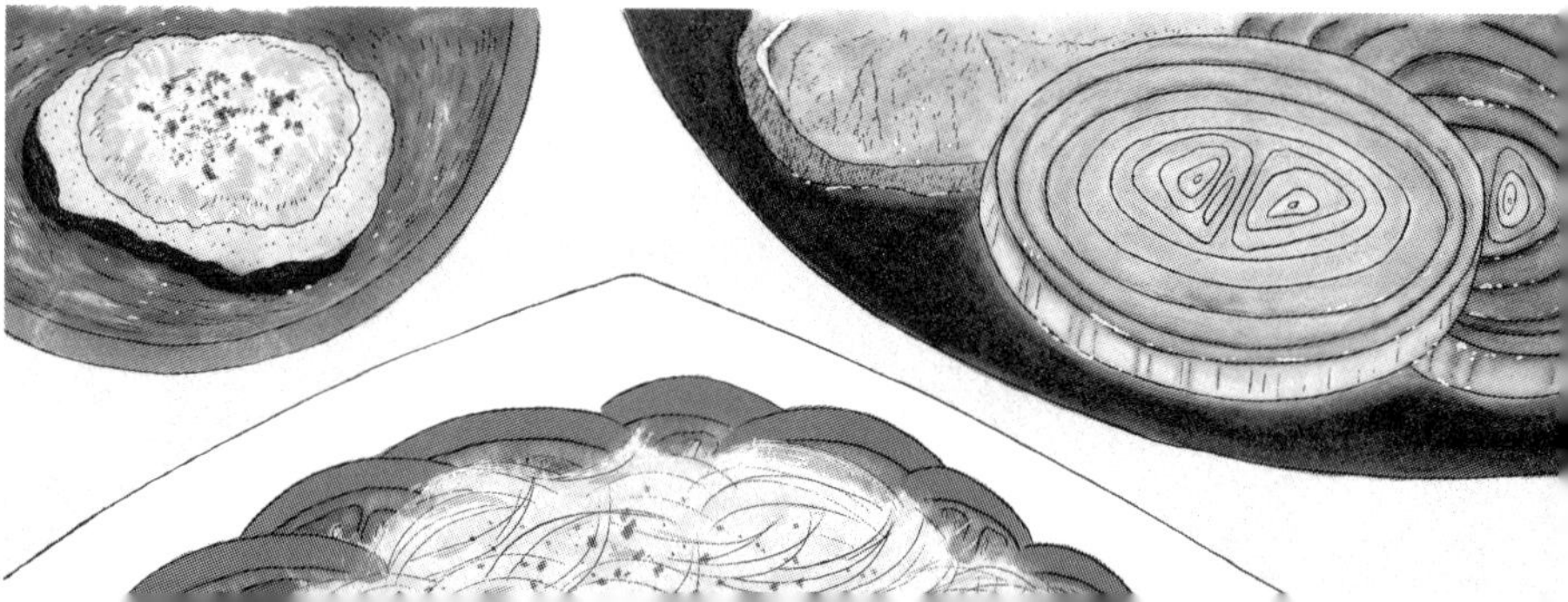

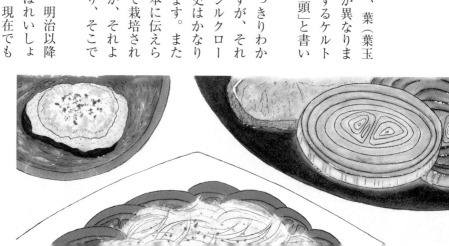

北海道は一大産地です。

玉ねぎは致命的な病気や害虫が少ないので、栽培が比較的容易な野菜だと考えられています。収穫が多いだけでなく、栄養価が比較的高く、常温での保存が可能ですので（新玉ねぎは適していません）、長期間の航海で船に載せる食材として適していました。また、さまざまな地域の料理にも応用されやすかったことから、世界各地に利用が広がったと考えられます。

## 栄養成分

### カレーの具材で比べてみると…

玉ねぎの栄養成分の特徴をカレーの具材であるじゃが芋やにんじんと比較してみると、カロリーはじゃが芋の約半分でにんじんとほぼ同程度です。これらの野菜や芋は脂質もたんぱく質も少ないので、このカロリーの差はでん粉の量の差です。でん粉はほとんど含みませんが、単糖の量が多いことから、加熱したさいの甘味の違いにつながっているのでしょう。ビタミンやミネラルはやや少なめですが、ビタミン$B_6$と葉酸を比較的多く含んでいます。ですので、これらの補助的な供給源といえますが、栄養学的特徴はあまりありません。データは示しませんが、葉玉ねぎには、ねぎ（葉ねぎ）と同等の栄養素が含まれているので、ビタミンなどの補給を考える場合の選択肢として覚えておきたいところです。

**玉ねぎの栄養価**（100gあたり）
**じゃが芋やにんじんとの比較**

| | たまねぎ りん茎・生 | じゃがいも 塊茎・皮なし・生 | にんじん 根・皮なし・生 |
|---|---|---|---|
| エネルギー | 33 kcal | 59 kcal | 30 kcal |
| でんぷん | 0.6 g | 14.7 g | 0.1 g |
| 食物繊維総量 | 1.5 g | 8.9 g※ | 2.4 g |
| たんぱく質 | 0.7 g | 1.3 g | 0.6 g |
| 脂質 | 微量 | 微量 | (0.1 g) |
| 灰分 | 0.4 g | 1.0 g | 0.7 g |
| ビタミン$B_6$ | 0.14 mg | 0.20 mg | 0.10 mg |
| ビタミンC | 7 mg | 28 mg | 6 mg |
| 葉酸 | 15 μg | 20 μg | 23 μg |
| 水分 | 90.1 g | 79.8 g | 89.7 g |

出典：「日本食品標準成分表2020年版（八訂）」（文部科学省）
※分析法：AOAC.2011.25法
（　）つきは推計値を示す。

*the Secret of Functional ingredients*

# 玉ねぎの機能性成分 イソアリインとその代謝物

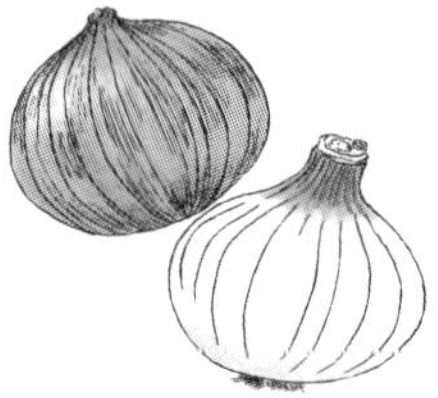

玉ねぎ独特の味や香り、刺激性は、おもに機能性成分によるものです。玉ねぎの外皮や薄皮部分に多く含まれ、抗酸化作用を示すフラボノイドのケルセチンも注目されつつありますが、玉ねぎの嗜好《しこう》的な成分として最も大きな役割を果たしているのがイソアリインという化合物です。イソアリインは、1-プロペニル-システイン スルフォキシドという名前でも呼ばれる含硫化合物（システイン誘導体）です。

## イソアリインとその関連含硫化合物群

玉ねぎの特徴を担う前駆物質とその代謝物

### イソアリインがイソアリシンになって辛くなる

加熱した玉ねぎを食べても鼻がツンとしたり辛味を感じたりはしませんが、生の玉ねぎには少なからず辛味を感じますし、中には胃が痛くなるので苦手なかたもおられることと思います。これは辛味成分が加熱した玉ねぎには存在せず、生の玉ねぎを切ったり、咀嚼《そしゃく》したりしたときに生成されるためです。イソアリインとその分解酵素であるアリイナーゼが、組織がこわれることにより混合されて反応することで、生玉ねぎの刺激的な香りのもとでもある辛味成分のイソアリシンが生成されるしくみです。

にんにくでも同じ酵素の反応が起こり、辛味成分であるアリシンが生成します。玉ねぎ由来のイソアリシンは水溶液中で不安定であるため、水にさらしておくことによって辛味を弱めることが可能ですし、充分に加熱した玉ねぎでは酵素が失活するので、反応が起こらず辛くありません。また、不安定なイソアリシンはたんぱく質などの生体成分と容易に反応するため、一度にたくさんとると胃壁を刺激したり、腸内細菌の生存に影響を与え、この刺激に対する個人差はありますが、胃痛を引き起こす可能性があります。イヌやネコ、家畜なども耐性がない、あるいはきわめて低いため、餌や飼料に入らないように気をつけなければなりません。

## イグノーベル賞獲得！ 催涙成分のひみつ

生の玉ねぎを包丁で切ると涙が出るのは、切った玉ねぎから催涙性の香気成分が発生しているからです。古くから「玉ねぎの催涙因子」として研究されてきました。この催涙因子も先述のイソアリインから酵素により生成する化合物で、プロパンチアール S-オキシドという名前です。イソアリインがアリイナーゼの作用を受けると1-プロペニルスルフェン酸という化合物ができますが、この化合物2分子が自然に（非酵素的に）脱水縮合したものが、辛味・刺激成分のイソアリシンになります。古くから催涙因子も1-プロペニルスルフェン酸から非酵素的にできるものと考えられてきました。

しかし近年、催涙因子の生成には酵素（催涙因子合成酵素、反応的には二重結合転移酵素）が関与することが日本の研究グループにより明らかにされました。この成果は著名な科学雑誌である『Ｎａｔｕｒｅ』に掲載されただけでなく、２０１３年のイグノーベル賞も獲得しており、学術的にきわめて高い評価を得ています。その後も催涙因子合成酵素の活性を低下させる基礎研究が続けられており、玉ねぎらしい香味を維持しながら催涙因子ができない玉ねぎが作出されたことも最近報告されました。切っても涙の出ない玉ねぎが我々の食卓に届く日もそう遠くないのかもしれません。

## 玉ねぎの香りは加熱により多様に変化、ツンとした香りがなくなり、香ばしくも

玉ねぎを加熱調理すると、化学変化によって生玉ねぎにはない香りや味の成分が生まれてきます。生玉ねぎのツンとした香りはイソアリシンですが、玉ねぎを加熱するとイソアリシンの熱分解や熱重合が起こり、ジスルフィド類やトリスルフィド類などのさまざまな含硫化合物へと変化します。これによって、揮発性は増しますが、刺激性が大きく減るので、生っぽさは減り、温玉ねぎの香りが増します。

さらにこれらの含硫化合物に加えて、加熱により起こる糖のカラメル化反応や糖とアミノ酸とのメイラード反応から生成する甘くて香ばしい香り（フルフラールやピラジン類など）が相乗的に作用することで、食欲を刺激する加熱調理した玉ねぎの香りが形成されます。玉ねぎを焦がしてはいけない理由も、高温で生じる焦げ臭いにおいが加わると香りのバランスがくずれ、おいしそうな香りがだいなしになるからだと考えられています。

## 「こく」をも生み出すイソアリインと玉ねぎ成分の仲間たち

玉ねぎを調理することで味覚を刺激する成分も存在が明確になります。加熱すると辛味成分が生

成しないため、玉ねぎ本来の糖の甘味を感じるようになるだけでなく、「こく」が増すことも科学的に理解されつつあります（数値として評価することが可能に）。いわゆる「こく」とは、食品に由来するおいしさの決定要因（味、香り、食感や温度など）そのものではなく、それらの刺激の濃厚感や複雑さを指します。つまり、感覚刺激の持続性や広がりを強めるものですので、「こく」もまたおいしさを変化させる要因だと考えられています。「こく」にも最適な量があり、強すぎるとかえっておいしく感じないことにもつながります。

じつは加熱した玉ねぎには料理全体にこの「こく」を付与できる成分が多く含まれています。玉ねぎのさまざまな機能性物質の原料であるイソアリインやそのグルタミン酸付加体は単独では強い呈味作用を示しませんが、グルタミン酸ナトリウムなどのうま味成分と共存すると味の持続性や深みを増すことが知られています。

香気成分も「こく」に寄与することが知られており、ピラジン類や玉ねぎ香気の濃縮物などに味や香りを持続させる効果が報告されています。玉ねぎが世界各地で愛される理由は、単に応用しやすいだけでなく、さまざまな料理のおいしさを持続させ、深める特徴があるからだと思いませんか？

## 玉ねぎの健康機能は？

玉ねぎに含まれる含硫化合物類の健康機能は、にんにくと同様に古くから注目され、「血中コレステロール低下作用」、「血圧降下作用」、「血小板凝集抑制作用」などが期待されていますが、ヒトでの有効性については信頼できるデータが充分ではありません。妊娠中・授乳中の安全性についても確かな情報が不足していますので、通常の食事以外や必要以上の生の摂取は避けたほうがよいでしょう。玉ねぎのイソアリインやその代謝物については今後の研究の進展が期待されます。

野菜

ねばねば成分が健康によい⁉

# オクラ

Okra

オクラは暑い季節にぴったりの粘りけのある野菜です。その歯ごたえや、くせが強くない味も特徴的ですね。断面が星形で見た目もおもしろく、食べやすいので子どもにも人気です。

機能性成分

## 糖たんぱく質、ペクチン

粘り成分はムチンではなかった！

**登場成分**

| | |
|---|---|
| 糖たんぱく質類 | プロテオグリカン |
| ペクチン | ガラクタン |
| ケルセチン | アラビナン |

**オクラといえば**

Cinema

### 『フォレスト・ガンプ／一期一会』

映画『フォレスト・ガンプ／一期一会』（1995年）でトム・ハンクスが演じるのが主人公のフォレスト。まっすぐな心の持ち主で誤解されることも多いですが、彼の純粋さに心動かされた周囲の人々に助けられながら、最終的には奇跡的な人生の大成功を収めます。この様子を50年代から80年代にかけてのアメリカの歴史的な出来事とともに描いた人間ドラマです。

フォレストは従軍したときに親友のバッバから将来の夢はエビ漁船の船長になることだという話を聞きます。その理由はエビがどんな料理にも使われるからだと、バッバは銃の手入れや床みがきをしながら、さまざまなエビ料理を例にあげてフォレストに説明します。その中に、シュリンプガンボが出てくるのですが、この「ガンボ」がオクラと関係深い料理なのです。ガンボとはアメリカ南部名物のシチューで、濃いだしとトロみが特徴です。この独特のとろみを出すために使われる食材の一つがオクラで、ガンボという料理の名前もアフリカの方言がなまったものといわれています。オクラで作った本場のガンボを一度は味わってみたいものです。

歴史

## アフリカからアメリカを経て日本へ

オクラは、アオイ科トロロアオイ属に属する植物で、その果実の呼び名でもあります。ハイビスカスと同じ科できれいな黄色い花を咲かせるので、古くは観賞用にも用いられていました。オクラの名前は英語の「okra」からきており、もともとは西アフリカの言葉でオクラを意味する「nkrama」に由来するといわれています。和名はアメリカネリで、陸蓮根《おかれんこん》と呼ばれる場合もあります。

オクラの原産はエチオピアを中心としたアフリカ北東部という説が有力で、エジプトでは紀元前から栽培されていたといわれています。オクラは近代まで熱帯でのみ栽培され、分布も限られていました。現在では温帯でも栽培されていますが、やはり寒さに弱いのが特徴で、温帯では冬を越せず一年草です（熱帯では多年草）。日本でも、現在の主要な産地は鹿児島県、沖縄県、高知県などの温暖な地域です。この特徴がオクラの伝播を限定的にした一つの要因かもしれません。

オクラはまずアメリカへ伝わります。これは17～18世紀に奴隷として移住させられた西アフリカの人々によると考えられており、19世紀には安定した栽培が行なわれ、現在でもアメリカ南部や西インド諸島、南アメリカ北部など、アフリカ系移民の多い地域でよく栽培されています。そして、日本にはアメリカから江戸時代末期に伝わったようですが、温かい地方でしか栽培できず、ほとんど広まりませんでした。オクラが現在のように出まわるようになったのは、さらに新しく、昭和30～40年代だといわれています。

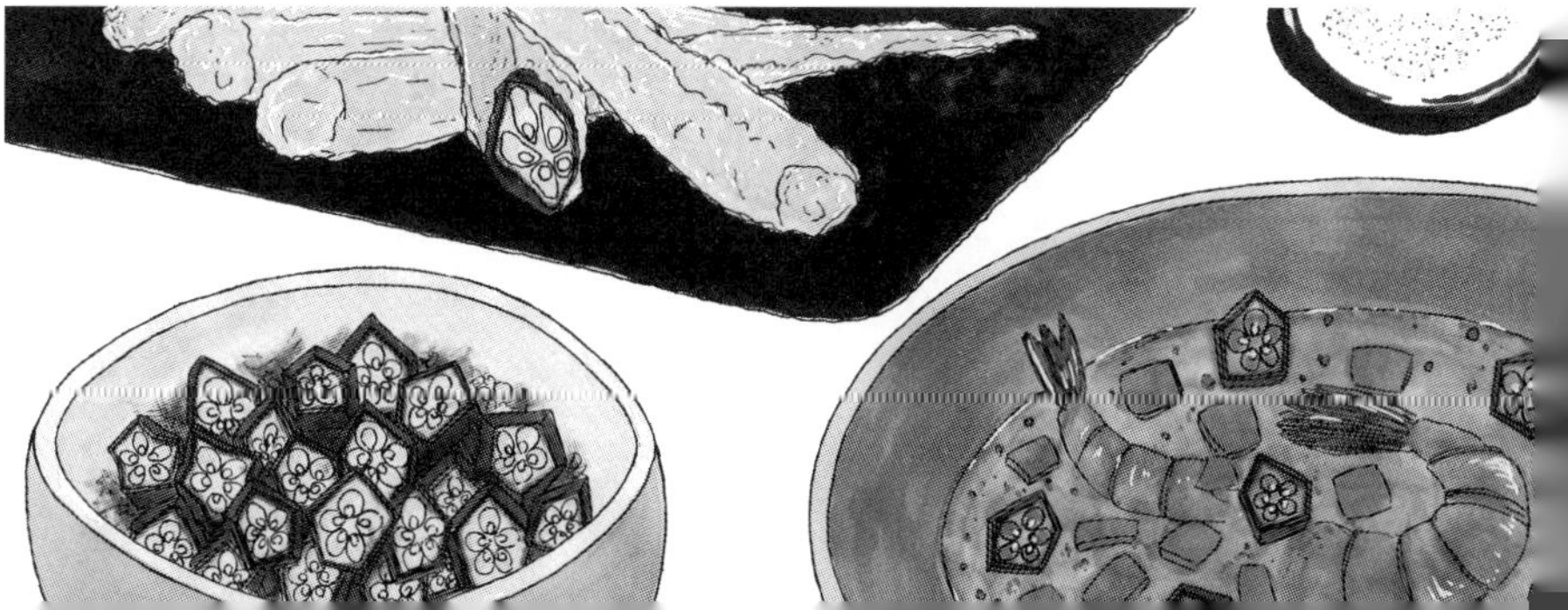

日本では、さっとゆでたりしてそのまま味わうことが多いですが、世界ではおもに煮込み料理の具材として用いられています。アメリカでは、北部よりも南部でよく食べられていて、ルイジアナ州の料理の一つであるガンボが有名です（84ページ cinema参照）。ガンボは蒸したお米が添えられたシチューですが、このとろみもオクラでつける場合が多いです。キリスト教徒の間ではイースターの時期に食べる習慣もあり、宗教や音楽と同じようにルイジアナの混合的文化の影響を色濃く受けていることがうかがい知れます。この料理のユニークさをアフリカから来たオクラが担っているのも興味深いですね。これがソウルフードと呼ばれるようになったゆえんの一つではないでしょうか。

### 栄養成分

## スナップえんどうやさやいんげんと比べてみると…

オクラの栄養成分を、同じような調理方法で食べるスナップえんどうやさやいんげんと比べてみました。スナップえんどうやさやいんげんは若ざやで、オクラは果実ですが、三大栄養素にそれほど違いはありませんし、すべて低カロリーです。一方、オクラはスナップえんどうやさやいんげんに比べて、カルシウムなどの灰分、β-カロテンや葉酸を比較的多く含んでいるのが特徴的です。オクラは単糖がやや少ないので甘味は強くありませんが、うま味のもととなるアミノ酸のグルタミン酸を多く含んでいるので、人気が高いのかもしれません。

**オクラの栄養価**（100gあたり）
**スナップえんどうやさやいんげんとの比較**

| | オクラ 果実・生 | スナップえんどう 若ざや・生 | さやいんげん 若ざや・生 |
|---|---|---|---|
| エネルギー | 26 kcal | 47 kcal | 23 kcal |
| 利用可能炭水化物 | 2.2 g | 8.7 g | 3.0 g |
| 食物繊維総量 | 5.0 g | 2.5 g | 2.4 g |
| たんぱく質 | 1.5 g | (1.6 g) | 1.3 g |
| カリウム | 260 mg | 160 mg | 260 mg |
| カルシウム | 92 mg | 32 mg | 48 mg |
| β-カロテン | 670 µg | 400 µg | 520 µg |
| 葉酸 | 110 µg | 53 µg | 50 µg |
| アミノ酸総量 | 1,700 mg | (1,900 mg) | 1,500 mg |
| グルタミン酸 | 340 mg | (200 mg) | 200 mg |
| 水分 | 90.2 g | 86.6 g | 92.2 g |
| 廃棄率 | 15 % | 5 % | 3 % |

出典：「日本食品標準成分表2020年版（八訂）」（文部科学省）
（　）つきは推計値を示す。

the Secret of Functional ingredients

# オクラの機能性成分 糖たんぱく質 ペクチン

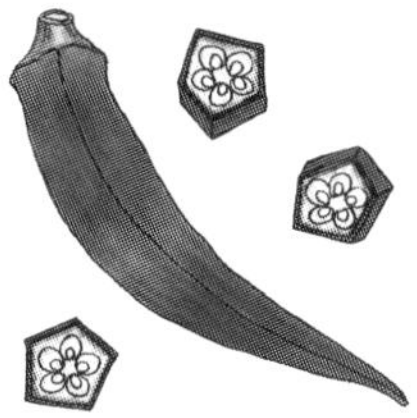

オクラはβ-カロテンやビタミンCを含むだけでなく、種子にはケルセチンなどのフラボノイドが比較的多く含まれており、抗酸化作用の強い野菜の一つとして知られています。しかし、やはりオクラといえばとろみやねばねばの成分に特徴があります。今回はオクラ特有の粘性物質に注目して、その機能性をご紹介します。

## オクラの粘性物質はムチンではない

オクラの粘性物質はムチンであると思われているかたも多いと思いますし、新聞や雑誌、インターネットにおいても、実際そのような情報を目にすることが多いです。しかし、オクラのねばねばのもとはムチンではありません。同様に、山芋やれんこんなどの根菜、モロヘイヤなどの葉野菜、なめこなどのきのこ類のねばねばもムチンではありません。では、なぜそのような誤解が生じたのでしょうか。

北里大学の丑田《うしだ》公規《きみのり》先生が解説されていますが※、明治から大正時代にかけて報告された論文に「山芋や長芋の粘性物質はムチンである」と記述されたことが発端だそうです。その後の昭和の初めに、それは誤りだという反証論文が提出されます。さらに、粘性物質が異なる別の物質であるという報告がいくつもなされた一方で、植物にムチンが存在することを支持する論文は現在までいっさ



※丑田公規、ムチン奇譚：我が国における誤った名称の起源、生物工学会誌、2019年、97（1）p 48-49。

い発表されていません。つまり、「植物由来の粘性物質はムチンではない」というのが正しいはずなのですが、なぜか戦後にまた「粘性物質がムチンである」という古い論文が引用されるようになり、ムチンの健康によさそうな語感のせいか、まちがった情報が流布され、現在に至っているようです。

## ではムチンはどんな物質？

ちなみにムチンとはどのような物質でしょうか。ムチンは植物ではなく、動物の粘膜を構成する粘液の主成分です。ムチン（mucin）の語源は、動物性粘液（mucus）で、植物性粘液（mucilage）ではありません。ムチンの構造は、スレオニン、セリン、プロリンを主要な構成アミノ酸とする核たんぱく質の側鎖に、多数のO結合型糖鎖（多糖）が付加した高分子の糖たんぱく質です。分子量も100万〜1000万と大きく、実際はさまざまな多糖と混合した状態で存在しています。保護成分や潤滑成分としての役割を担っていますが、食品成分では水溶性食物繊維に分類されます。

ムチンの糖鎖を構成する糖には、N-アセチルガラクトサミン、N-アセチルグルコサミン、シアル酸などのアミノ糖やガラクトース、フコースなどを含みますが、植物のO結合型糖鎖にはアミノ糖がほとんど含まれないので、植物にはムチンは存在しないことが化学成分的にも支持されています。

## ねばねば成分の正体

では、オクラの粘性物質はなんでしょうか。じつはこれも水溶性食物繊維ですが、単一ではない複雑な組成をしています。糖たんぱく質（アミノ酸残基に糖鎖が共有結合したたんぱく質）の一種であるプロテオグリカン(多糖を多数共有結合した糖たんぱく質)も含まれており、ペクチンやガラクタン(ガラクトースからなる多糖)、アラビナン(アラビノースからなる多糖)などの多糖とともに混在しているといわれています。

しかし、これらを構成するアミノ酸や糖は同定されているものの、現在でも構造のすべてが解明されたわけではありません。プロテオグリカンの構成多糖においても、動物にしか存在しないコンドロイチン硫酸やヒアルロン酸がオクラに存在するというまちがった情報が巷《ちまた》に流布されています。植物のプロテオグリカンにはアミノ糖がほとんど存在しませんので、これも誤りです。

## ペクチンと健康機能

オクラの粘性物質の中で、構造や機能について最も理解されているのが、オクラの重量の約1.5%を占めるペクチンで、これは水溶性食物繊維の一つです。オクラは野菜の中でもペクチン含量の多い作物ですが、ペクチンとは植物の細胞壁や中葉(隣接する細胞壁同士が接する間の層)に存在する酸性複合多糖で、植物の水分保持や組織のかたさを維持する機能を持っています。また、未熟な果実がかたく、熟すにつれてやわらかくなる現象も、果物のジャムがゲル化する現象もペクチンの作用です。

ペクチンは主鎖の構造から大きく3つのタイプに分類されます。1つ目がホモガラクツロナンで、ガラクツロン酸のみで主鎖が構成される、最も主要なペクチンです。2つ目はラムノガラクツロナン-Iで、ガラクツロン酸とラムノースのくり返し構造をしています。3つ目のラムノガラクツロナン-IIは、約30種類の糖からなる複雑な構造をしています。

さらにペクチンはガラクツロン酸がメチルエステルになるものがあり、その割合が高いものはペクチニン酸、低いものはペクチン酸と分類されます。

オクラのペクチンはこの中のラムノガラクツロナン-Iというタイプで、さらにあまりメチル化度が高くないペクチン酸が多いとされています。オクラの実の中では、ペクチンはカルシウムやマグネシウムと結合して存在するものが多いためゲル状になっており、オクラ独特の粘りけを担っていますが、このねばねばは透明で味にもくせがないため、さまざまな料理のとろみづけに利用されているのでしょう。

オクラだけでなく、野菜や果物に含まれるペクチンは水溶性食物繊維の一つですので、古くから整腸作用が期待されています。また、動物を用いた基礎研究からも血糖上昇抑制作用やコレステロール低下作用が報告されていますが、ペクチンに限っていえばヒトでの有効性に関する情報は充分に蓄積されていないのが現状です。しかし、水溶性食物繊維の機能は明らかですので、その種類にこだわらず豊富に摂取することがたいせつだといえるでしょう。

## 水溶性食物繊維の機能は？

水溶性食物繊維はさまざまな機能が知られています。たとえば、食物の胃での滞留時間を長くすることで、小腸での糖質の消化吸収速度をゆるやかにします。また、ヒトでは難消化性で、保水性が高いことから、便を膨潤させ、かさを増やしたり、老廃物や有害物を吸着したりします。また、腸内発酵を受けやすく、短鎖脂肪酸や有機酸の産生を増やし、腸運動の活性化を促すことも整腸作用につながっています。

野菜

# きゅうり

Cucumber

きゅうりのほとんどが水分!?

夏には露地物のきゅうりがお目見えします。輪切りにすると徳川家の家紋に似ているので、江戸時代は輪切りが不敬とされました。見た目は鮮やかな緑色ですが、淡色野菜に分類されるきゅうりに注目します。

機能性成分

## アスコルビン酸、ククルビタシン

栄養がないといわれるきゅうりの成分

**登場成分**

- アスコルビン酸
- デヒドロアスコルビン酸
- ククルビタシン
- モモルジシン

きゅうりといえば

Book 『水のかたち』

『水のかたち』(2012年)は、宮本輝の長編小説です。夫と3人の子どもとともに東京の下町でおだやかに暮らす主人公の、50歳の誕生日の2日前から物語は始まります。その日に、年代物の文机と手文庫、志野焼の抹茶茶わんを、閉店間近の喫茶店の店主から譲り受けます。期せずして手に入れたこの誕生日プレゼントが発端となって、まったく予想もしない出来事が起こり始め、新しい人生の扉が大きく開いていきます。

この物語には、きゅうりのサンドイッチが三度登場します。イギリスのアフタヌーンティーでも欠かせないといわれるこのサンドイッチ。塩もみしたきゅうりの水けを夫に力いっぱい絞ってもらい、一晩ねかせた後、マヨネーズを薄く塗ったトーストに分厚くはさむ、それが主人公の作り方です。旅の途中、大井川鐵道の車窓からのすばらしい景色とともに主人公たちは味わい、絶賛します。でも私は、どれだけおいしいのだろうかと想像するよりも、シンプルなだけに、塩加減がかなりむずかしいのではないかと思うほうが先でした。

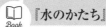

歴史

## シルクロードを経て伝来

きゅうりはウリ科キュウリ属のつる性植物です。消費量の多い人気野菜の一つで、世界では地域を問わず栽培されています。漢字の胡瓜の「胡」は中国から見た西方民族を指し、きゅうりがシルクロードを通って伝来したことがわかります。一方、きゅうりという読み方は別の当て字「黄瓜」に由来しますが、きゅうりは熟すと黄色くなり、古くはこの黄色い実を利用する習慣があったようです。

きゅうりはインドの北東に位置するヒマラヤ山麓地帯が原産と推定されています。紀元前3000年ごろまでにはメソポタミア地方ですでに栽培されていた記録が残っており、紀元前の間にはギリシャや北アフリカに伝播したとされています。低温にも高温にも弱い性質から伝播のスピードは遅いですが、6世紀には中国に、9世紀にはヨーロッパやロシアに伝わりました。日本にも奈良時代、あるいは平安時代には伝来していたことを示唆する記録がありますが、現在のように食べられるようになるのは、明治時代まで待たなければなりません。

完熟した黄色いきゅうりは苦味が非常に強く、水戸黄門で有名な徳川光圀も「まずいので食べるべからず」と酷評しており、人気はありませんでした。また、輪切りのきゅうりが徳川家の葵の御紋や京都の八坂神社の神紋に似ていることもあまり食べられなかった理由でした。しかし、苦味が少なく、歯ごたえのよい生食に適した品種の伝来や品種改良、栽培方法の改善によって、明治時代には庶民の間で普通に食べられるようになったようです。

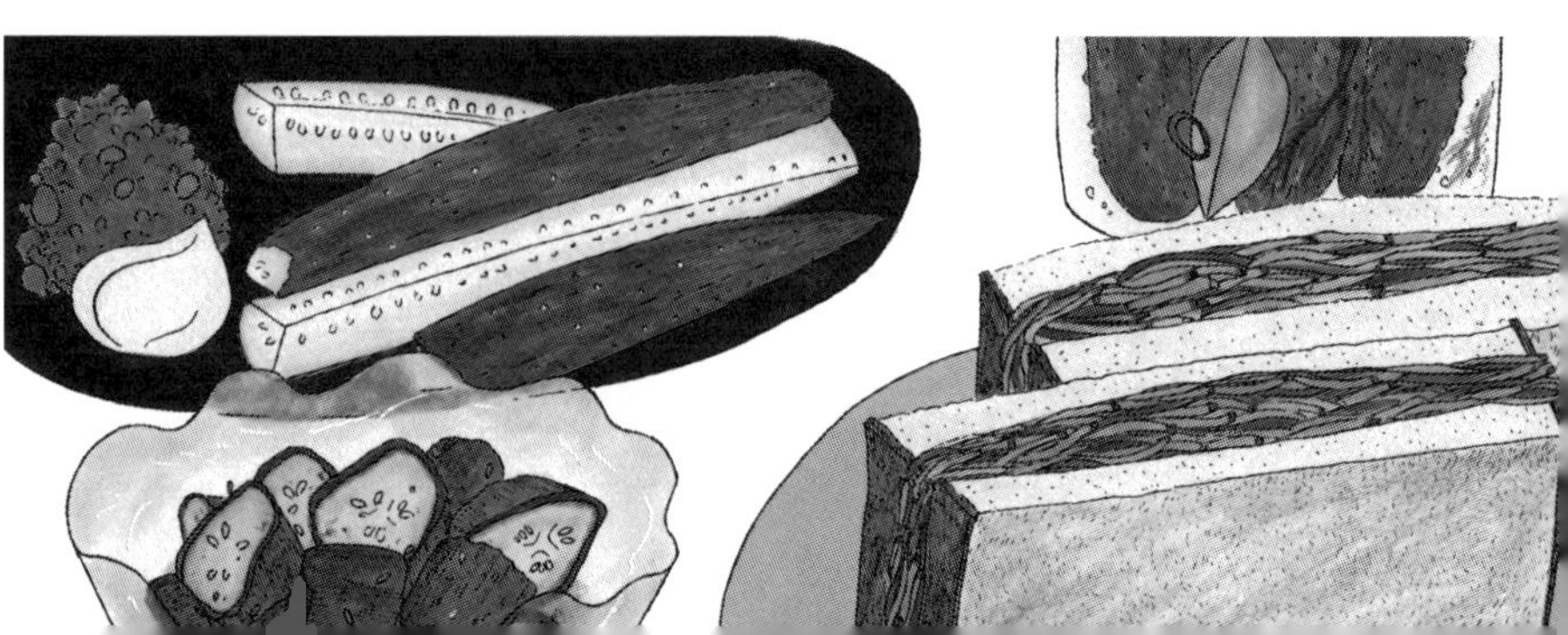

きゅうりの品種は多彩ですが、その理由はきゅうりを含むウリ科植物は自家受粉を嫌う、他家受粉性の虫媒花だからです。それゆえ、異なる品種とよく交雑し、遺伝子が変化しやすいといわれています。しかし、そのおかげで、各地の気候や風土、料理や加工に適したさまざまな品種が成立してきたといえます。日本のきゅうりには、中国から古くに伝来し、とげの先端が黒く（黒イボ）、苦味の出やすい華南型、地面にはわせて栽培され、イボが白く（白イボ）、苦味も弱い華北型、ロシア経由でヨーロッパから伝わった歯ごたえのよいピクルス型、それらを交配した品種などがあります。

## 栄養成分

### ズッキーニやなすと比べてみると…

きゅうりの栄養成分の特徴を、同じ夏野菜のズッキーニやなすと比べてみました。きゅうりはやはり水分が多く、栄養素がきわめて少ない印象ですが、ズッキーニやなすとそんなに大差はありません。きゅうりにはカリウムが多く、利尿作用があるといわれていますが、ズッキーニのほうが多く、なすとはほぼ同等です。一方、β-カロテンは最も豊富ですが、ビタミンCはズッキーニより少なく、なすよりは豊富です。

データは示しませんが、じつはきゅうりにはトマト並みにグルタミン酸が豊富に含まれることをつけ加えておきます。それが人気のひみつかもしれません。

**きゅうりの栄養価**（100gあたり）
**ズッキーニやなすとの比較**

| | きゅうり 果実・生 | ズッキーニ 果実・生 | なす 果実・生 |
|---|---|---|---|
| エネルギー | 13 kcal | 16 kcal | 18 kcal |
| 利用可能炭水化物 | 1.9 g | (2.3 g) | 2.6 g |
| 食物繊維総量 | 1.1 g | 1.3 g | 2.2 g |
| たんぱく質 | 0.7 g | (0.9 g) | 0.7 g |
| 脂質 | 微量 | (0.1 g) | 微量 |
| 灰分 | 0.5 g | 0.8 g | 0.5 g |
| カリウム | 200 mg | 320 mg | 220 mg |
| β-カロテン | 330 μg | 310 μg | 100 μg |
| ビタミンC | 14 mg | 20 mg | 4 mg |
| 水分 | 95.4 g | 94.9 g | 93.2 g |

出典：「日本食品標準成分表2020年版（八訂）」（文部科学省）
（　）つきは推計値を示す。

*the Secret of Functional ingredients*

# きゅうりの機能性成分

## アスコルビン酸
## ククルビタシン

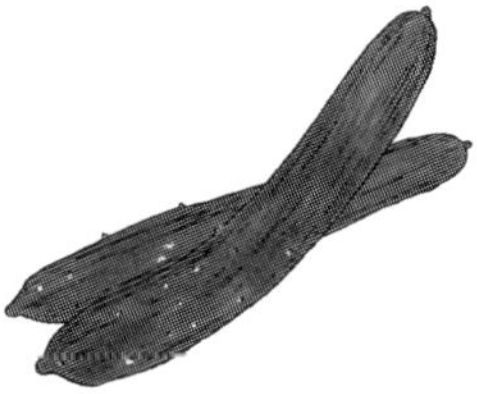

きゅうりは水分ばかりで栄養素がほとんど含まれておらず、野菜の中で最も栄養が乏しいという情報を見聞きしたことのあるかたもいるかもしれません。確かに水分は95％以上とみずみずしいのですが、栄養素も含まれます。また、きゅうりにはビタミンCをこわす酵素が含まれているという情報も出まわっており、栄養が少ない印象を強めているのかもしれませんが、これも正確ではありません。きゅうりのビタミンC（アスコルビン酸）、そして苦味成分について迫ります。

### きゅうりにはビタミンCをこわす酵素が含まれている？

**アスコルビン酸酸化酵素が含まれていますが、ビタミンCの機能には影響しません。**

もし、きゅうりがビタミンCをこわす酵素を持っているならば、きゅうりにはビタミンCがほとんど含まれないはずです。しかし、93ページにあるように、きゅうりにはビタミンCが含まれていますし、とても豊富というわけではありませんが、多くの葉野菜やトマトに比べてそれほど遜色《そんしょく》はありません。

では、なにが事実と違うのでしょうか？

まず、きゅうりには、ビタミンCをこわす分解酵素は含まれていません。実際存在するのは、アスコルビン酸（ビタミンCの化学的物質名称の一つで、還元型のビタミンCを指す）を酸化する酵素

（アスコルビン酸オキシダーゼ）です。この酵素はアスコルビン酸を酸化して、デヒドロアスコルビン酸という物質（酸化型ビタミンC）に変換するだけです。構造が異なるので、「やはりアスコルビン酸をこわしているじゃないか」というご指摘は、化学的にごもっともです。しかし、私たちはデヒドロアスコルビン酸を腸管から吸収できますし、さらに体の中でこれを還元してアスコルビン酸に変換できます。ですので、栄養学的には還元型でも酸化型でも、どちらを摂取しても意味は変わらず、ビタミンCとして同等であると扱われています。つまり、きゅうりから摂取したビタミンCでも、ほかの食物から摂取したビタミンCとまったく違いはありません。

古くに、この酸化酵素をアスコルビナーゼ（アスコルビン酸を分解する酵素を表わす）と呼ぶ研究者がいました。この酵素によってアスコルビン酸が減少するのでまちがいではないのですが、これがビタミンCをこわす、栄養素がなくなるととらえるのは、誤解です。

デヒドロアスコルビン酸は野菜などからとり出して、試験管内に水溶液として入れておくと、簡単にこわれてしまうのですが、この不安定な性質もビタミンCがあまり含まれないという誤解を助長しているのかもしれません。デヒドロアスコルビン酸はサプリメントなどにも用いられていますが、こわれないように安定性が考慮されています。植物中でも安定して存在し、アスコルビン酸に還元して利用しています。

## きゅうりの苦味はどんな成分？

**健康機能に関する研究が進められている一方、食中毒の原因にもなりうるククルビタシンです。**

苦味も舌の味細胞で感じる基本味の一つですが、甘味やうま味が栄養素の存在を知らせる味であるのに対し、苦味は体に有害な物質を避けるために備わった感覚です。しかし、複雑な組成のものを食べるときには、さまざまな味が混ざった状態で感じており、それぞれの味(覚)が影響し合っています。適度な苦味は食べ物の独特な味を構成するうえで嗜好《しこう》的に重要な役割を果たしています。それほど強くないきゅうりの苦味は、薬味やつけ合わせなど、ほかの食材のおいしさを広げるアクセントとしても重宝されています。

「昔のきゅうりはもっと青臭くて苦かった」「家庭菜園で作ったきゅうりの中にとても苦いものがある」などのお話を聞いたことがある人も多いのではないでしょうか。実際、江戸時代までに食されていた完熟したきゅうりはとても苦いですし、野生種のきゅうりも苦くて生食に適さないといわれています。また、乾燥や寒さなどの悪い栽培条件下でも苦味が出ることがあります。日本の地方の伝統品種のきゅうりにも苦味が特徴的なものがあり、漬物やいため物に利用されていますが、現在流通しているきゅうりのほとんどは、品種改良により苦味成分が非常に少ない品種です。では、きゅうりの苦味成分とはどのような物質なのでしょうか?

きゅうりの苦味成分はククルビタシンというコレステロールに似たステロイド構造を持つ脂質成分やその配糖体です。きゅうりだけでなく、メロンやすいか、ズッキーニなどにも含まれるウリ科植物特有の成分です。基本的には可食部には少なく、へたやその近くに多いといわれています。ククルビタシンには苦味だけでなく、さまざまな生理活性があることが基礎研究から明らかにされています。たとえば、抗がん作用や抗炎症作用、血糖値低下作用や抗肥満作用などを期待させる実験結果が得られています。

このように健康機能に関する研究も進んでいますが、その一方で、食中毒の原因物質にもなりうる事例も報告されており、注意が必要です。これまでにきゅうりで問題になったことはありませんが、家庭菜園や市販のへちま、ゆうがお、ズッキーニにとても苦味の強いものが混じることがあり、これを食べたところ、嘔吐や下痢などの症状が出たという事例が報告されました。また、それらの可食部から比較的高濃度のククルビタシンが検出されています。ですので、ククルビタシンの機能を期待するのに充分な科学的根拠があるとはいえず、安全性も充分に担保されているとはいえないでしょう。一方、苦味の強いウリ科植物ツルレイシ（ゴーヤー、苦うり）の主要な苦味成分は構造の異なるモモルジシンという物質で、これには有害事例は報告されていないので心配する必要はありません。

なお、古くからの習わしに、きゅうりのへたと実の切り口をこすり合わせると苦味や渋味が低減できるというのがありますが、これには苦味のククルビタシンではなく、渋味成分のギ酸がかかわっています。実際こすり合わせると実からギ酸がにじみ出て固化し、渋味がしなくなることが実験的に証明されています。つまり、科学的な根拠のある渋味を減らす下処理法といえるでしょう。

## きゅうりとトマトの組み合わせはよくない?

アスコルビン酸オキシダーゼ活性を持つ野菜には、きゅうりのほかに、かぼちゃ、にんじん、しょうが、もやしや貝割れ大根などがあります。一方、トマトやピーマン、大根、じゃが芋には活性がほとんどありません。では、トマトときゅうりを切って混ぜたサラダではトマトのアスコルビン酸の酸化は進むのでしょうか？

答えはNOです。切断面から漏れ出てくる酵素やアスコルビン酸も少ないですし、接触面も小さいので、アスコルビン酸はほとんど酸化しません。しかし、それをすりつぶして水でうすめて混ぜると、アスコルビン酸が酸化することを実験的に観察できます。食酢やクエン酸を加えたり加熱したりすると、アスコルビン酸オキシダーゼ活性が低下しアスコルビン酸は酸化しにくくなりますが、酸化してもしなくてもビタミンCの摂取量に変わりはないといえます（94ページ参照）。

野菜

# トマト

Tomato

血中コレステロールの改善に役立つ!?

通年市場に出まわるトマトですが、露地栽培物は夏に旬を迎えます。夏野菜の代表ですが、高温に弱いので、夏の真っ盛りよりも、夏の初めのほうがおいしいとされています。苦手な人も多い野菜の一つですが、健康によいイメージから人気も高まっています。

機能性成分

## リコピン

トマトの赤色と健康機能を支える

**登場成分**

- リコピン
- β-カロテン
- γ《ガンマ》-アミノ酪酸
- ポリフェノール類
- ルテイン
- β-クリプトキサンチン
- シスリコピン

オクラといえば

Book

### 『トマトの先生』

『トマトの先生』(2014年)は、石田祥の恋愛小説です。アパートの大家である祖母の代わりに、家賃のとり立てに行った主人公の早苗が、裏庭でトマトを栽培する大学農学部の講師と部屋で出会います。そのトマトの鮮やかでつやめく赤色に心を奪われ、今すぐ食べたい衝動にかられます。講師からもらったトマトをまるごと、欲望にまかせてむしゃぶりついたところ、まるで禁断の果実を口にしたかのようなおいしさに衝撃を受けます。これをきっかけに、きまじめな主人公が、知性的だけれどワイルドなこの講師に振りまわされていきます。

この講師は、野生種の持つ高い環境適応能力とおいしさをあわせ持つトマト品種について研究をしています。ですので、この小説には、トマトの原産地や品種、機能性成分に関するさまざまな情報が出てきます。「科学研究費補助金」といった大学の研究者ならではの言葉も。機能性研究のやり方がファンタジーすぎるところは気になりましたが、酸味と甘味のバランスがトマトのおいしさであるように、野性味とやさしさをあわせ持つこの講師に引きつけられました。

歴史

## アンデス地方が原産

トマトはナス科ナス属の植物で、その果実の名前でもあります。トマトという名称は「ふくらむ果実」や「ほおずきの実」を意味するメキシコ・ナワトル語の「トマトゥル」が語源だとされています。一方、ヨーロッパではイタリア語のポモドーロ（古語で黄金のりんごの意味）のように「りんご」にちなんだ名前がつけられました。果物の総称としてのりんごだったようですが、りんごと同様にその栄養の豊富さから「赤くなると医者が青くなる」ということわざにもつながったのでしょう。

トマトはペルーやエクアドルを中心としたアンデス高地地帯が原産と考えられており、現在でも原種に近い野生種が、メキシコからチリにかけて自生しています。トマトの栽培を始めたのは中世メキシコのアステカ人で、16世紀ごろまでには複数の栽培品種が存在したことや、アステカ帝国を征服したスペイン人の侯爵がヨーロッパに種を持ち帰って栽培を始めたという記録が残っています。さまざまな誤解から当初は毒があると信じられ、栽培の目的は観賞用でした。その後、イタリアの貧困層が食料難から口にするようになったというエピソードはご存じのかたも多いでしょう。日本にも江戸時代には観賞用として伝えられ、明治時代の洋食の普及からケチャップなどのトマト加工品の利用が始まりました。現在のように生で食べられるようになるのは、戦後まで待たなければなりません。

トマトの品種は非常に多彩ですが、大まかに色と大きさ（重さ）で分類されています。日本でおもに生食用として利用されているのが桃色系トマトで、皮が薄く、透明に近

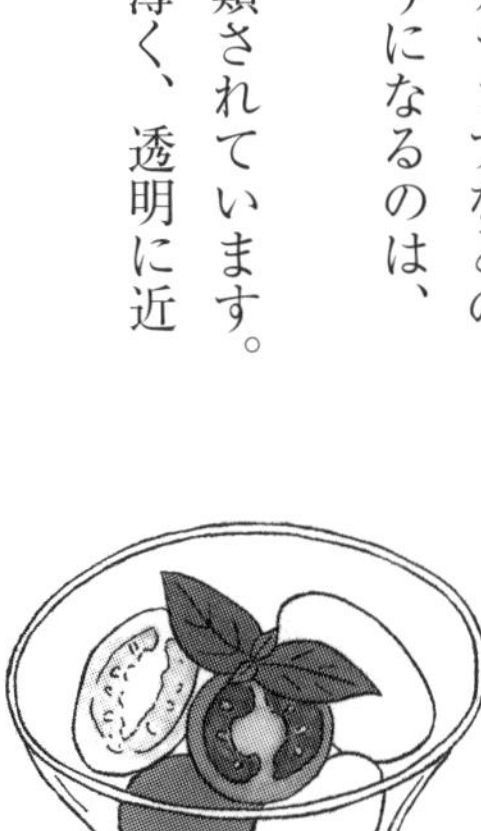

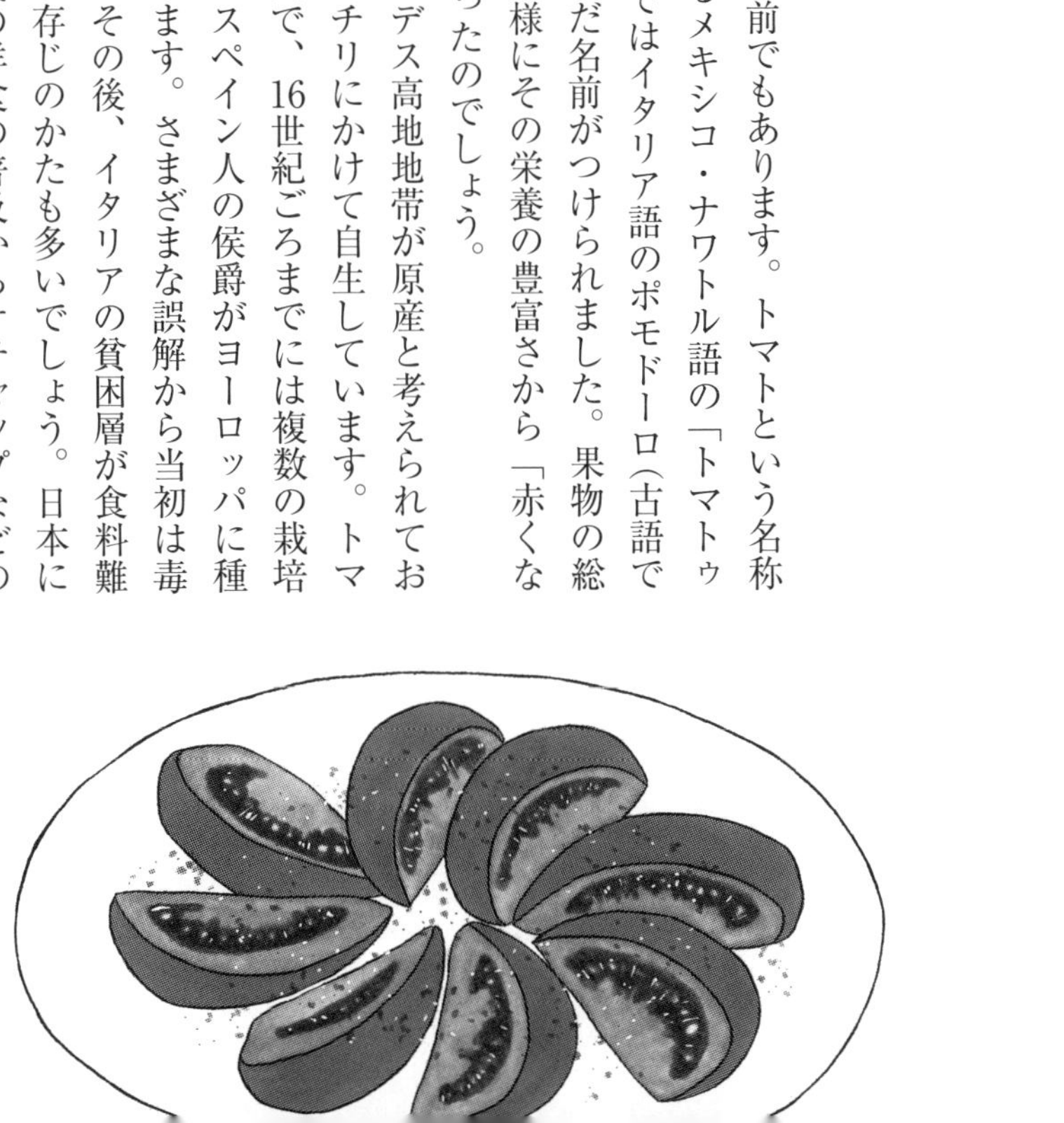

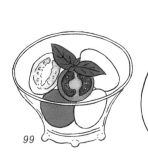

いため、果肉の桃色がそのまま見えています。一方、世界的に主要なのは赤色系トマトで、皮が厚く黄色いため、濃い赤色（朱色）に見えます。おもに加熱調理や加工用として使われていますが、味が濃く、栄養成分も豊富なため生食用品種も開発されています。その他の色には、黄、橙《だいだい》、黒、紫、緑や白などもあります。大きさでは200g以上になる大玉、20gから40gのミニトマト、これらの中間で、糖度の高いフルーツトマトが多い中玉がありますが、栽培条件によっても重さが変わるので、品種での厳密な区別はありません。

**栄養成分**

## 黄色トマトやミニトマトと比べてみると…

生食用の桃色系トマト（赤色トマト）の栄養成分の特徴を、黄色トマトや赤色ミニトマトと比べてみました。赤色トマトと黄色トマトはミニトマトと比べて水分が多く、カロリーが少ないです。一方、ミニトマトは炭水化物、特に単糖の量が多いことが、甘味が強く、若干カロリーが高い理由でしょう。利尿作用があるカリウムなど、灰分はほぼ同等に豊富ですが、ビタミンではβ-カロテンはミニトマトが最も豊富で、ビタミンCや葉酸は黄色トマトやミニトマトが優れています。ちなみに、うま味成分のグルタミン酸も、黄色トマトやミニトマトのほうが豊富に含まれるようですので、それが最近の人気の秘密かもしれません。

**赤色トマトの栄養価**（100gあたり）
**黄色トマトや赤色ミニトマトとの比較**

| | 赤色トマト 果実・生 | 黄色トマト 果実・生 | 赤色ミニトマト 果実・生 |
|---|---|---|---|
| エネルギー | 20 kcal | 18 kcal | 30 kcal |
| 利用可能炭水化物 | 3.5 g | 2.2 g | 5.6 g |
| 食物繊維総量 | 1.0 g | 1.3 g※ | 1.4 g |
| たんぱく質 | 0.5 g | (0.8 g) | (0.8 g) |
| 灰分 | 0.5 g | 0.7 g | 0.6 g |
| カリウム | 210 mg | 310 mg | 290 mg |
| β-カロテン | 540 μg | 110 μg | 960 μg |
| ビタミンC | 15 mg | 28 mg | 32 mg |
| 葉酸 | 22 μg | 29 μg | 35 μg |
| グルタミン酸 | 240 mg | (380 mg) | (380 mg) |
| 水分 | 94.0 g | 94.7 g | 91.0 g |

出典：「日本食品標準成分表2020年版（八訂）」（文部科学省）
（　）つきは推計値を示す。
※分析法：AOAC.2011.25法

the Secret of Functional ingredients

# トマトの機能性成分 リコピン

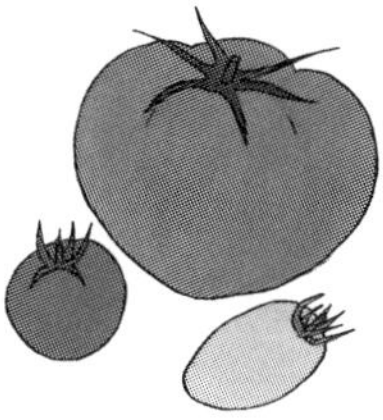

トマトにはカリウムやビタミンC、β－カロテン以外にも、機能性成分として、うま味のグルタミン酸や酸味を担うクエン酸、血圧調節作用に注目が集まるγ－アミノ酪酸、抗酸化作用のポリフェノール類などが、野菜の中でも比較的多く含まれています。これらに加えて、トマト特有成分の代名詞的存在なのがリコピンです。リコピンはカロテノイドの一種で、トマトの赤色素成分です。

## β－カロテンと異なる構造

トマトのβ－カロテン含量は果菜（果実を利用する野菜）の中でも有数です。しかし、それ以上にリコピンという赤色のカロテノイドを多く含んでいます。トマトのリコピン含量は品種によってばらつきがありますが、色の濃い赤色系トマトに多く（5～10mg／100g）、生食用の桃色系トマトはやや少ない傾向（3～5mg／100g）にあります。最近ではリコピンの多い赤色系トマトの生食用品種も開発されています。リコピンは、加熱調理で細胞壁などの組織構造が破壊されると煮汁中に分散しやすくなります。また、熱には安定でこわれにくい性質もあります。さらに、トマトペーストやトマトピュレ、トマトケチャップなどの加工品では生よりリコピンが濃縮されるので、重量あたりの含有量がより多くなります。

リコピンは植物でβ－カロテンが合成される過程の前駆体で、β－カロテンと同様に炭素と水素だけからなるカロテノイドの一つです。しかし、β-カロテンとは構造が大きく異なります。β-カロテンは左右に環構造を持ちますが、リコピンは環が開いた直鎖状の構造を持ちます。ですので、リコピンにはプロビタミンA活性はありません。

リコピンは、β-カロテンやルテイン、β-クリプトキサンチンと並んで、ヒトの血中から検出される主要な6つのカロテノイドの一つです。カロテノイド共通に期待される作用には、抗酸化作用があります。特に、紫外線による皮膚の傷害にかかわる活性酸素種の一種(一重項酸素)を消去する能力は、リコピンが主要なカロテノイドの中で最も強いことがわかっています。このような背景から、健康機能についての研究がカロテノイドの中でもより進んでいます。

## 血中コレステロール値の改善に役立つ機能に期待

これまでの基礎研究から、リコピンの多彩な生理活性が報告されています。これまでに抗がん作用や血圧調節作用、抗動脈硬化作用や抗炎症作用、さらに美白作用(メラニン生成抑制作用)や抗老化作用などが報告されています。また、いくつかの疫学的研究からも、前立腺《せん》がんや高血圧の発症リスクは血中リコピン濃度に反比例することが明らかにされています。この結果は、リコピンの摂取量と疾病予防に関係がある可能性を示しただけですので、これらの直接的な因果関係についてはさらなる研究が必要といえるでしょう。

リコピンの強力な抗酸化作用が生体内でも発揮されることは古くから推定されてきました。実際に、リコピンは低密度リポたんぱく質(LDL)コレステロールの酸化変性をおさえる効果が高いことも報告されています。さらに、リコピンの摂取が血中のLDLコレステロール量を低下させ、逆に高密度リポたんぱく質（ＨＤＬ）の量を増やすことも、複数のヒト介入研究で確認されています。

これらを根拠として、血中コレステロール値の改善に役立つ機能性を表示するための届け出が消費者庁に提出されました。現在、このリコピンを関与成分として機能性を表示したトマトジュース等の加工食品や生鮮食品のトマトが市場に出まわりつつあります。

これまでの食経験から、日常的にトマトや加工食品を通常の食事で摂取する範囲であれば安全性に問題はありません。しかし、サプリメントなどの濃縮物として摂取する場合に関しては、信頼できる情報が不足していることに注意が必要です。また、リコピンが医薬品の代謝に影響する可能性が指摘されていますので、医薬品との併用にも注意が必要です。

さらに、ヒトでの有効性についても、どんな人にでもその効果が期待できるのか、どのような形で摂取するべきか、などに関する科学的根拠が、現時点ではまだ充分ではないと考えます。

## 吸収のよいシスリコピン

カロテノイドに共通した構造的特徴として、炭素-炭素二重結合が9～11個連続（共役）することがあげられます。これはカロテノイドの橙～赤色の色調に重要な役割を果たしています。

天然に存在するカロテノイドの多くは、数ある二重結合がすべて同じ形（トランス型※）で、分子全体は直線的な構造になっています。リコピンも例に漏れず、この直線的な構造をしています。しかし、ヒトの血中に存在するリコピンの半分以上はシスリコピンという、シス型※の二重結合を1つ持つ、「く」の字に折れ曲がった構造で存在しています。

その理由として、調理加工や消化吸収の過程で一部のリコピンがシスリコピンに変化することが



※トランス型とシス型：二重結合の2つの炭素にそれぞれある置換基が異なる側にある構造がトランス型。同じ側にあるのがシス型。

わかっています。また、シスリコピンのほうがリコピンよりも腸管からの吸収がとても優れていることや、抗酸化作用もより強いことが明らかにされています。

ですので、リコピンの健康機能性を体内で効果的に発揮させるためには、シスリコピンを摂取するほうがより効率的だといえるかもしれません。この観点から、シスリコピンを増やす方策を探る研究が進んでいます。たとえば、電子レンジなどの加熱や光照射、酸処理でシスリコピン量が増えることが明らかになっています。さらに最近、玉ねぎやにんにく、大根などとともに加熱調理することが、単なる加熱処理よりもシスリコピンを増やすのに有効だと報告されました。特に、香気成分のジスルフィドやイソチオシアネートがシスリコピンを増やす活性成分であることも確認されています。

一方、赤色系トマトにはもともとシスリコピン（シス型二重結合を2つ持つ、別名プロリコピン）が少量含まれていることや、橙色系や黄色系トマトの含量はより多いことも知られています。近年、シスリコピンを高含有するトマト品種の開発も盛んです。シスリコピン自体の健康機能に関する研究は始まったばかりですが、今後の展開が期待されます。

## GABA高含有のトマトにも注目

γ-アミノ酪酸は、GABA《ギャバ》という略称でも知られるアミノ酸の一つです。といっても、α-アミノ酸ではなく、γ-アミノ酸でたんぱく質には含まれません。おもにグルタミン酸の酵素的分解によって合成されます。これまでに、乳酸菌飲料などのGABAを含む食品が、血圧が高めの人への保健用途の表示ができる特定保健用食品として認可されています。GABAは特に発酵食品に多く含まれますが、生鮮食品ではトマトに比較的多く含まれています。これを利用して、GABAを多く含むトマトジュースや生鮮食品のトマトにも、血圧の改善に役立つ機能性を表示するための届け出が消費者庁に提出されています。さらに、ゲノム編集技術を利用した新しいGABA高含有トマトの開発と実用化研究が進んでおり、今後の動向に注目が集まっています。

野菜

# ケール Kale

苦味やえぐ味が健康によい？

青汁やスムージーの材料としてよく利用されるケール。栄養素が豊富な印象がある一方で、苦味やえぐ味が強いイメージもあります。ケールはどの葉野菜の仲間なのでしょうか、そのなぞに迫ります。

機能性成分

## スルフォラファン、ルテイン

青汁の材料として有名な葉野菜

**登場成分**

- スルフォラファン
- ルテイン
- イソチオシアネート類
- グルコシノレート類
- β-カロテン
- ゼアキサンチン

ケールといえば

Cinema 『駄菓子屋小春』

『駄菓子屋小春』（2018 年）は、岡山出身の俳優、八名信夫が監督・脚本・主演を務めた自主制作映画の第２作です。熊本地震で崩れかかった建物で老婦人が営む駄菓子屋を、立ち退きを迫る地上げ屋から守ろうと、まわりの人々が協力し闘うストーリー。実際に被災した住民や子どもたちが迫真の演技で登場します。八名さんは熊本地震の被災者と交流する中で、映画による支援を思い立ち、被害が大きかった熊本市や益城町などで撮影することに。その後、被災地などでこの映画の無料上映会を開いたり、DVD の収益の一部を被災地支援に役立てたりされています。

八名さんといえば、青汁のテレビ CM です。「まずい」のあとに続く、「もう一杯！」とおかわりを頼むセリフは本人のアドリブだといわれています。一見とっつきにくい外見の八名さんから発せられるやさしいフォローのセリフが、ケールの独特な風味とその裏にある豊富な滋味とのバランスを想像させ、これが多くの人の支持を得たのではないでしょうか？

分類

## キャベツやブロッコリーの仲間

ケールはアブラナ科アブラナ属の野菜で、リョクヨウカンラン（緑葉甘藍）やハゴロモカンラン（羽衣甘藍）という和名があります。ケールは、大根やなずな、わさびなどとは異なるアブラナ属に属していて、学名（属名＋種小名）が*Brassica oleracea*で表わされる植物の一つです。同じ学名を持つ植物にはケールのほかに、カリフラワー、キャベツ、芽キャベツ、ブロッコリー、葉ボタンなどがあります。これらすべてが、原種のヤセイカンランから派生したと考えられていますが、形態的特徴としてはケールが最もヤセイカンランに似ています。では、なぜこのように同じ学名にさまざまな品種が存在するのでしょうか？

その理由は、アブラナ属植物の多くが自家不和合性（自家受粉しない性質）であるため、種間交雑が生じやすいからです。そのため、見た目も大きく違うさまざまな亜種や栽培品種が誕生したのですが、私たちが利用するうえでより好ましい特徴を持つように、品種改良がしやすい植物だともいえます。

ケールはキャベツなどと同じようにヨーロッパの地中海沿岸が原産とされていて、これはもともと地中海沿岸に原種のヤセイカンランが自生していたからだと考えられています。紀元前の間にはギリシアで胃腸薬用や食用として栽培されており、6世紀ごろにはイベリア半島からケルト人によってヨーロッパ全体に伝えられました。なお、このころはキャベツもケールのように結球しない、葉が広がった形でした。ちなみに結球したキャベツは13世紀ごろにイタリアやドイツで品種改良により誕生したという

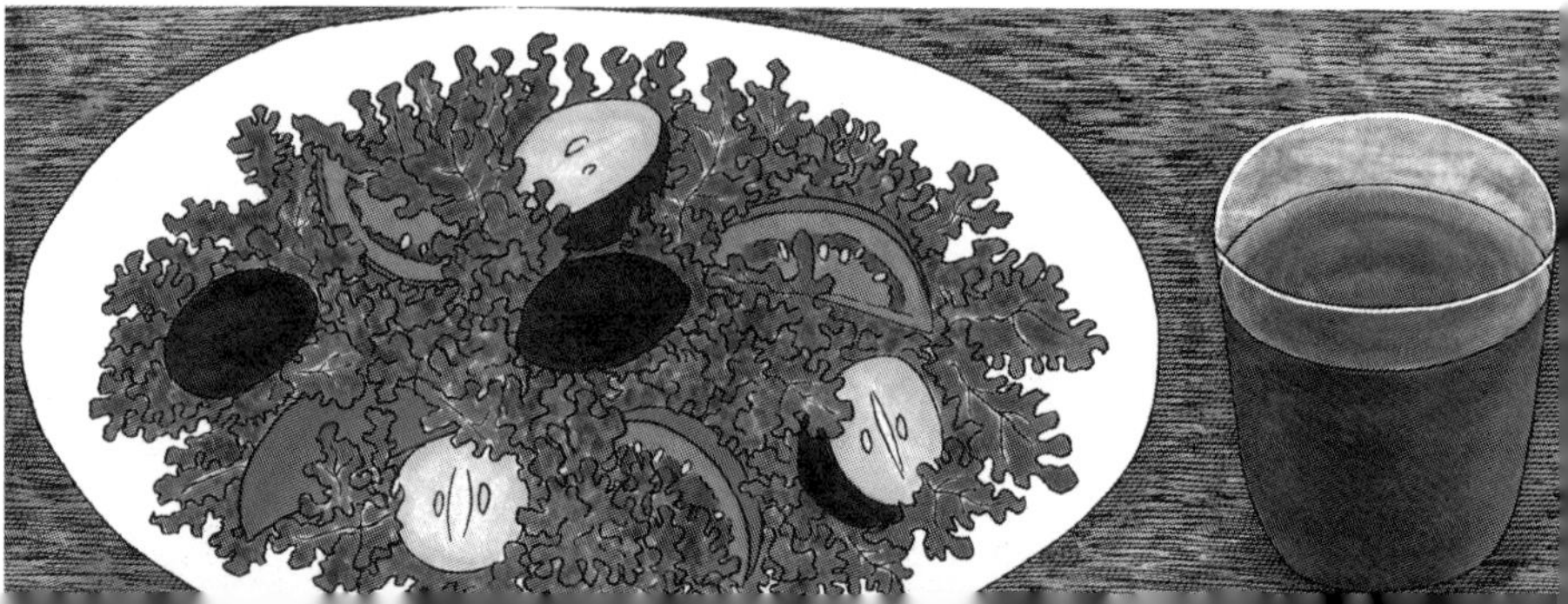

説があります。

日本には江戸時代にはケールが伝来していたことを示唆する記録がありますが、当初は食用ではなく、観賞用が中心で、その後の品種改良で葉ボタンを生むことになります。キャベツは明治時代の北海道開拓使により栽培が始まりますが、ケールが注目されるようになったのは、青汁の原料としてで、本当にごく最近です。ケールは苦味やえぐ味が強い特徴から、食用としては敬遠され、品種改良用の遺伝子資源として重宝されてきたようです。しかし、ごく最近アメリカでの高いスムージー人気から再び注目されました。品種改良により、高い栄養価を維持しながら、食べにくさを改善するなど、サラダとして生食しやすい品種も数多く開発されており、市場での今後の展開が期待されています。

## 栄養成分

### キャベツや小松菜と比べてみると…

ケールの栄養成分の特徴を、同じ学名のキャベツや、アブラナ属の小松菜と比べてみました。ケールは栄養素がほかの葉野菜に比べて多い印象ですが、実際に水分が最も少なく、三大栄養素やカルシウム、マンガンなどの灰分がキャベツや小松菜よりも多く含まれています。食物繊維量はこれらの約2倍多く、また、ビタミンではβ-カロテンがキャベツの50倍以上で小松菜に匹敵するほど含まれ、ビタミンE、ビタミンCも最も豊富です。

印象どおり、ケールは栄養価がたいへん高い野菜といえます。

**ケールの栄養価**（100gあたり）**キャベツや小松菜との比較**

| | ケール 葉・生 | キャベツ 結球葉・生 | こまつな 葉・生 |
|---|---|---|---|
| エネルギー | 26 kcal | 21 kcal | 13 kcal |
| 利用可能炭水化物 | 2.7 g | 3.5 g | 0.8 g |
| 食物繊維総量 | 3.7 g | 1.8 g | 1.9 g |
| 脂質 | 0.1 g | 0.1 g | 0.1 g |
| たんぱく質 | (1.6 g) | 0.9 g | 1.3 g |
| 灰分 | 1.5 g | 0.5 g | 1.3 g |
| カルシウム | 220 mg | 43 mg | 170 mg |
| マンガン | 0.55 mg | 0.16 mg | 0.13 mg |
| β-カロテン | 2,900 μg | 49 μg | 3,100 μg |
| α-トコフェロール（ビタミンE） | 2.4 mg | 0.1 mg | 0.9 mg |
| ビタミンC | 81 mg | 41 mg | 39 mg |
| 水分 | 90.2 g | 92.7 g | 94.1 g |

出典：「日本食品標準成分表2020年版（八訂）」（文部科学省）
（　）つきは推計値を示す。

# ケールの機能性成分 スルフォラファン ルテイン

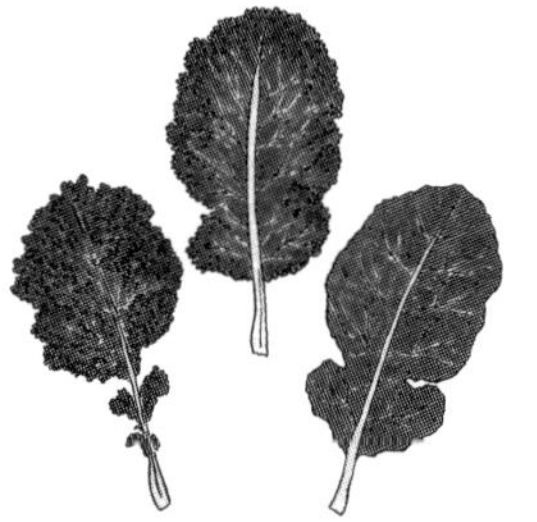

前ページに示したように、ケールはアブラナ属野菜の中でも水分含量が少ないため、相対的に各栄養素が多く含まれますが、呈味成分などの栄養素以外の成分も豊富であることがうかがえます。つまり、これがケールに高い健康機能を期待させる一方で、野菜特有の食べにくさにつながっていると考えられます。ケールの呈味成分の一つであるスルフォラファンと、眼の健康に貢献するカロテノイドでケールに豊富なルテインに焦点を当てます。

## スルフォラファン

ケールのえぐ味を担う成分？

### 独特の風味を担うイソチオシアネート類

ケールには、スルフォラファンが含まれていることをご存じのかたもいるかもしれません。スルフォラファンはイソチオシアネート類の一つで、わさびや大根の辛味成分と構造が似ており、えぐ味（苦味と渋味が混ざったような不快な味）を呈すると考えられています。植物中では前駆体のグルコシノレートの形で存在しますが、咀嚼《そしゃく》などによって細胞がこわれ、分解反応が進むと、スルフォラファンが生成します。したがって、ケールの独特の風味と健康機能を担う成分はスルフォラファンだと結論づけたくなりますが、はたしてそうでしょうか？

結論からいいますと、ごく一部はスルフォラファンで説明できるかもしれませんが、正確ではありません。ケールにはスルフォラファン前駆体以外に、構造の異なるグルコシノレートが種類も量も多く含まれていること、実際にヒトが不快な味として感知しているのはそれらの分解物であることが報告されています。ケールの味にイソチオシアネート類が関与することはまちがいなさそうですが、スルフォラファン以外の成分が大きく貢献しているといえるでしょう。ちなみに、グルコシノレートは分解時に硫黄を含む揮発性物質も同時に生成するため、青臭さにも影響するようです。

## サプリメントを摂取した場合の情報は不足

スルフォラファンの健康機能について、アルコールなどの肝臓での解毒代謝の亢進《こうしん》、抗炎症作用やピロリ菌に対する抗菌作用などの効果が基礎研究から明らかになっています。しかし、どの効果に関しても、ヒトでの有効性を支持する根拠は充分には得られていないのが現状です。また、安全性に関しても、通常の食事から摂取できる量では問題ないと考えられますが、濃縮物などをサプリメントとして摂取した場合に関する情報が不足しています。健康機能を期待して、スルフォラファンを豊富に含む食品を積極的に摂取するのは時期尚早だといえるでしょう。

スルフォラファンはケールだけでなく、ブロッコリーやカリフラワーなどのアブラナ属の野菜に普遍的に含まれます。ケールに含まれるグルコシノレートの総量も、ブロッコリーやカリフラワーとほぼ同等ですので、グルコシノレートの摂取源として飛び抜けて優れているわけではありません。また、ケールに含まれるスルフォラファン含量は、栽培品種や収穫地で大きく異なり、中にはスルフォラファンの含量がきわめて少ない品種もあることに注意が必要です。

## ルテイン

### 眼の健康に貢献するカロテノイド

ケールにはβ-カロテンが比較的多く含まれており、ビタミンAの摂取源としても優れていますが、別のカロテノイドであるルテインも多く、その量は野菜や果物の中でも有数です。ルテインはキサントフィル(酸素原子を含むカロテノイド)の一つで、プロビタミンA活性はまったくありません。

ルテインが特徴的なのは、私たちの体内では代謝されずに(構造を変えずに)、たんぱく質に結合した状態で存在することです。特に、眼球内部の黄斑(網膜の中心部で黄色の部分)や水晶体、皮膚などに多いといわれています。

黄斑という名前も黄色色素のルテインや、構造や性質が似ているゼアキサンチンが存在することに由来しますが、この黄斑色素が加齢などにより減少すると、視野の不調や視力低下など、さまざまな眼の機能低下を招きます。ヒトはカロテノイドを合成できないだけでなく、別のカロテノイド、たとえばβ-カロテンからルテインやゼアキサンチンを作ることもできないため、黄斑の色素の維持にはこれらを食事から継続的に摂取する必要があると考えられています。

ルテインの黄斑での役割は、過剰な光を吸収することで、強い光によるストレスを軽減することや、抗酸化作用により活性酸素種を消去し、酸化ストレスから防御することが知られており、おもにこの2つの作用によって網膜の視細胞を保護することです。

## サプリメントの信頼性は限定的

以上のような背景から、ルテインの積極的な摂取は、目の調子を整えたり、眼精疲労を回復したりする効果に加えて、加齢黄斑変性症や白内障などの疾患の予防効果が期待されてきました。そのほかにも、ほかのカロテノイドと同様に抗酸化作用への期待から、冠動脈疾患や神経変性疾患などへの効果も研究対象になっています。

複数の臨床研究結果の再解析（メタ解析）から、ルテインとゼアキサンチンの積極的な摂取により、加齢黄斑変性症患者だけでなく、健康な人においても、黄斑色素濃度の上昇が期待できることが示唆されています。しかし、視力の改善や眼の疾病予防については、対象の年齢など、実験条件が異なると効果にばらつきが観察されるなど、まだこの効果の再現性が確実ではないという状況です。特に健康な人を対象にした臨床研究では、ルテインのサプリメントであっても信頼性はかなり限定的である、つまり、ルテインを摂取したからといって、だれでもその効果がいつも期待できるわけではないと評価されています。ですので、さらなる研究の進展に期待しましょう。

最後に、ケールのルテイン含量は、スルフォラファンと同様に、栽培品種や収穫地で大きく異なることをつけ加えておきます。

### 野菜が苦手な原因成分

ある特定の野菜が子どもに嫌われてしまうことがよくありますが、独特の苦味がある、食感が苦手、においが強い、青臭い、見た目が苦手、などが、アンケートでよく見られる理由です。このほかにも、味を理由にすることが多いようで、酸味、渋味、辛味などもあげられるようです。アブラナ科野菜もその独特な苦味やえぐ味、青臭さからくる「アクの強さ」で嫌われることも多いです。

野菜のえぐ味成分としては、竹の子のホモゲンチジン酸やごぼうなどのタンニンとともに、シュウ酸がよく知られています。シュウ酸はほうれん草に特に多いことが有名ですが、キャベツやブロッコリーにも比較的多く含まれています。しかし、同じアブラナ属の野菜でも、小松菜やケールの含量は少ないので、これらのえぐ味へのシュウ酸の影響は低いことを、尿路結石が気になる場合は覚えておきたいですね。

野菜

# 大根

Radish

沢庵が黄色なのは機能性成分のおかげ?

冬のおでんといえば、大根です。一口ほお張ればだしが溢れ、その甘味とうま味がたまりません。一方で、「あたらない(食中毒にならない)食べ物」だからと、「役者」や「バッター(野球)」の比喩にも使われています。

機能性成分

グルコシノレート

イソチオシアネート

沢庵や黄色色素のもととなる

**登場成分**

- グルコシノレート
- イソチオシアネート
- グルコラファサチン

大根といえば

Poem 『春の七草』

芹(せり) なずな 御形(ごぎょう)
はこべら 仏の座 すずな すずしろ
これぞ七草

古歌に詠まれたとされる、春の七草を覚えるために作られたような歌です。せりはセリ、なずなはナズナ、御形はハハコグサ、はこべらはコハコベ、仏の座はコオニタビラコ、すずなはカブ、そして、すずしろは大根を指します。もともと、中国で節句(1月7日)の朝に、家畜の肉ではなく、「七種菜羹」(しちしゅさいこう)という7種類の野菜を入れたかゆを食べる風習があり、これが日本に伝来して、雪の下から出た若芽を摘む「若菜摘み」などの風習と相まって生まれたものと考えられています。

この7種の野菜を前日の夜にまな板にのせ、豊作を祈って囃し歌を歌いながら包丁でたたき、当日の朝にかゆに入れ、邪気と万病を除く願いをこめて食べます。このような民族儀礼的な意味だけではなく、三が日で疲れた胃腸を休めたり、野菜の摂取が不足がちなこの時期に栄養素を補ったりする意味も大きかったと思われます。

七草がゆ以外にも、京都のいくつかのお寺では毎年12月に大根焚(だ)きが行なわれ、食べると中風よけのご利益があるとされています。この時期に大根を食べるのは、古くから消化不良の解消や解毒の薬草として用いられ、そういう効能を示す機能性成分の存在が期待されてきたからではないでしょうか。

歴史

## 多様な品種が独自に発達

大根は品種が多く、形状や色彩も多様ですが、日本では白い品種が多く、「すずしろ（清白）」という別名もこの特徴からきています。アブラナ科ダイコン属に属し、赤い二十日大根（ラディッシュ）と同じ学名ですが、海外でも「Daikon」と呼ばれるほど、日本を代表する野菜となっています。

いわゆる日本の大根は世界の生産量・消費量のほとんどを日本が占めています。原産地は諸説ありますが、ほかのアブラナ科野菜の原産地や二年草の性質（秋に発芽し翌春開花、結実して発芽後1年未満で枯れる）を根拠として、地中海沿岸が原産で、エジプトから東方に伝わり、中国で栽培品種へと改良されたとする説を支持する研究者が多いです。一方、日本では弥生時代には伝来していたとされ、『古事記』に「おほね（大根）」と書かれていたり、延喜式には「中国から渡来したもの」と説明されていたりすることから、遅くとも奈良時代には中国、朝鮮半島などを経由して入ってきたと考えられています。

日本の大根の品種の数は数百以上といわれ、各地域の風土に適応した品種が栽培されています。その多彩な品種を例にあげると、最も小さく赤い二十日大根をはじめ、最も目にする機会が多い青首大根、丸形の聖護院大根、長さが1m以上にもなる世界最長の守口大根、重さが20kgにもなり世界最重量の桜島大根まで、同一の学名とは思えないほどバラエティに富んでいます。日本でこのように大根の品種が多様化したのは、中国等から新しい品種が伝来したり、日本の食文化に合わせて品種改良されてき

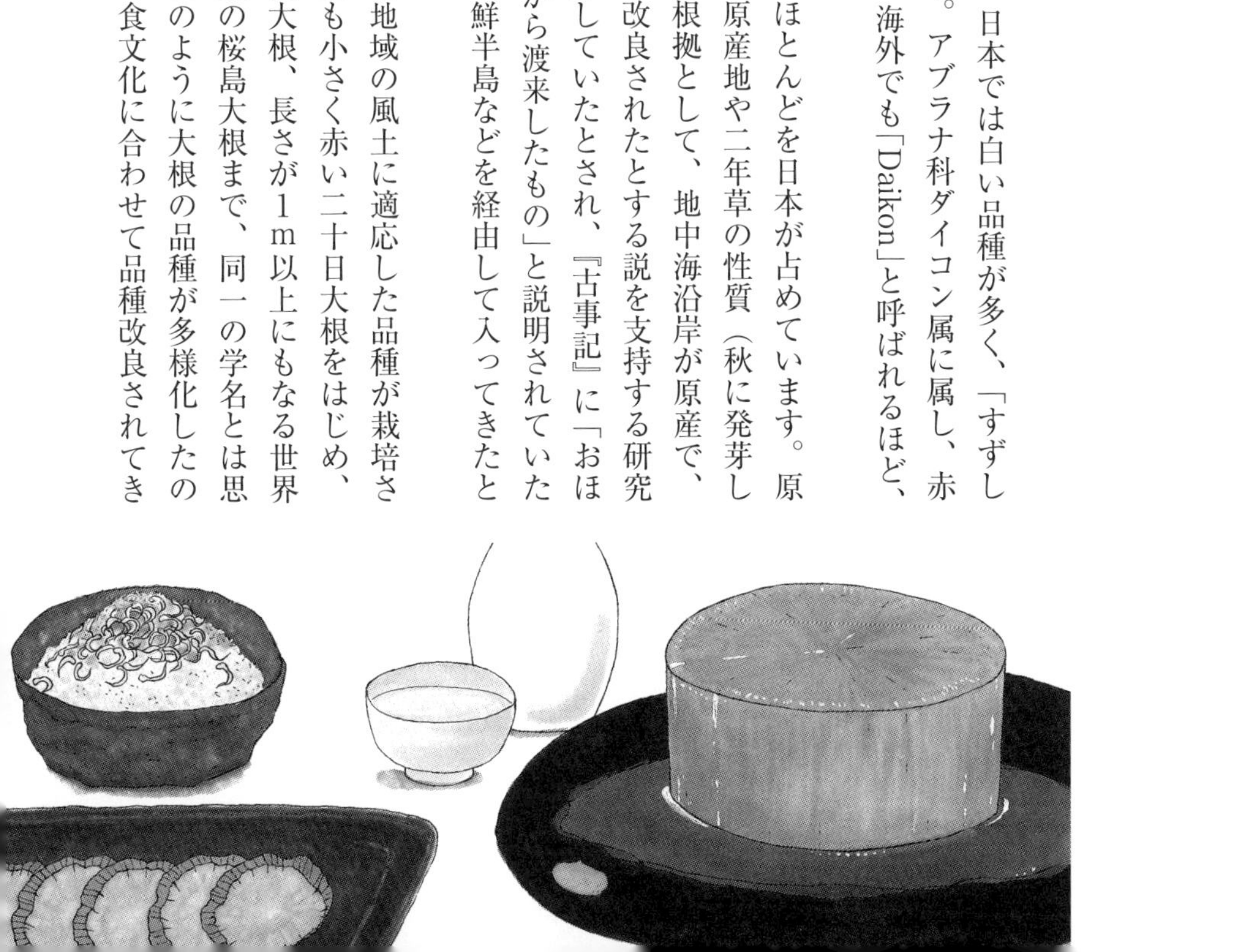

たりしたためですが、大根の育種上における特徴の自家不和合性（被子植物が自家受精を防ぐことで近親交配を避ける性質）が大きく影響しています。この性質は、大根が雑種性を維持しながら、環境に適応して生存してきた巧みな手段です。古くから日本国内でも自然交雑が起こり、独自に進化してきたものと考えられます。また、現在の栽培用大根の主流は一代雑種品種※ですが、これも自家不和合性をうまく利用したもので、品種の均一性を保ちながら、異なる優れた特徴をあわせ持つ品種（たとえば、耐病性と高収量など）を作ることができることから重宝されています。

**栄養成分**

## 根には特筆すべき栄養素はない

大根は水分含量が約95％と多く、その他の主要な成分として、単糖類を含んでおり、ほんのりした甘さを出しています。また、ビタミンCと葉酸、カリウムも含んでいるため、これらの補助的な供給源になりますが、似たアブラナ科の根菜であるかぶとほぼ同様の組成ですし、栄養素的特徴があまり強くないともいえます。一方、大根の葉や貝割れ大根はβ-カロテンが多く含まれます。食物繊維やビタミンC、カルシウムなどのミネラル類も大根やかぶより多く含まれていることもつけ加えておきます。

**大根・大根の葉・貝割れ大根・かぶの栄養価**（100gあたり）

| | だいこん 根・皮つき・生 | だいこん 葉・生 | かいわれだいこん 芽ばえ・生 | かぶ 根・皮つき・生 |
|---|---|---|---|---|
| エネルギー | 15 kcal | 23 kcal | 21 kcal | 18 kcal |
| 利用可能炭水化物 | 2.6 g | 1.6 g | 2.0 g | 3.0 g |
| 食物繊維総量 | 1.4 g | 4.0 g | 1.9 g | 1.5 g |
| β-カロテン | 0 μg | 3,900 μg | 1,900 μg | 0 μg |
| ビタミンC | 12 mg | 53 mg | 47 mg | 19 mg |
| 葉酸 | 34 μg | 140 μg | 96 μg | 48 μg |
| カリウム | 230 mg | 400 mg | 99 mg | 280 mg |
| ナトリウム | 19 mg | 48 mg | 5 mg | 5 mg |
| 水分 | 94.6 g | 90.6 g | 93.4 g | 93.9 g |

出典：「日本食品標準成分表2020年版（八訂）」（文部科学省）

※異なった遺伝子の組み合わせを持つ両親の交雑により生じた第1世代目の子孫のこと。F1。

the Secret of Functional ingredients

# 大根の機能性成分 グルコシノレート イソチオシアネート

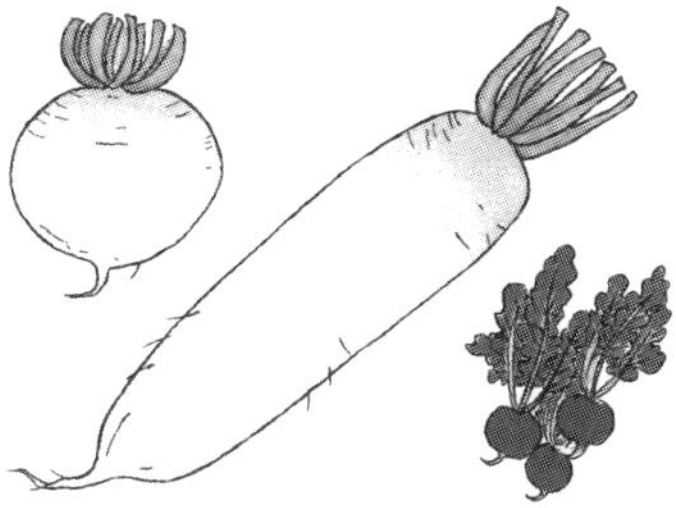

## 感覚機能を刺激する成分

大根は日本人に最も食べられている野菜（1日の平均摂取量あたり）ですが、その人気の一端を機能性成分が担っていると思われます。機能性成分として大きな役割を果たしているのがグルコシノレートです。グルコシノレートは植物がグルコースとアミノ酸から作る物質で、硫黄と窒素を含むのが特徴です。原料となるアミノ酸の種類によって側鎖の構造が異なるため多様で、野菜によって含まれる種類や含量は異なります。大根に含まれるグルコシノレートの80％以上は4-メチルチオ-3-ブテニルグルコシノレート（グルコラファサチン）です。ダイコン属に特異的な成分で、これ自体が機能性を示すのではなく、代謝されて生成した物質が機能性を持ちます。

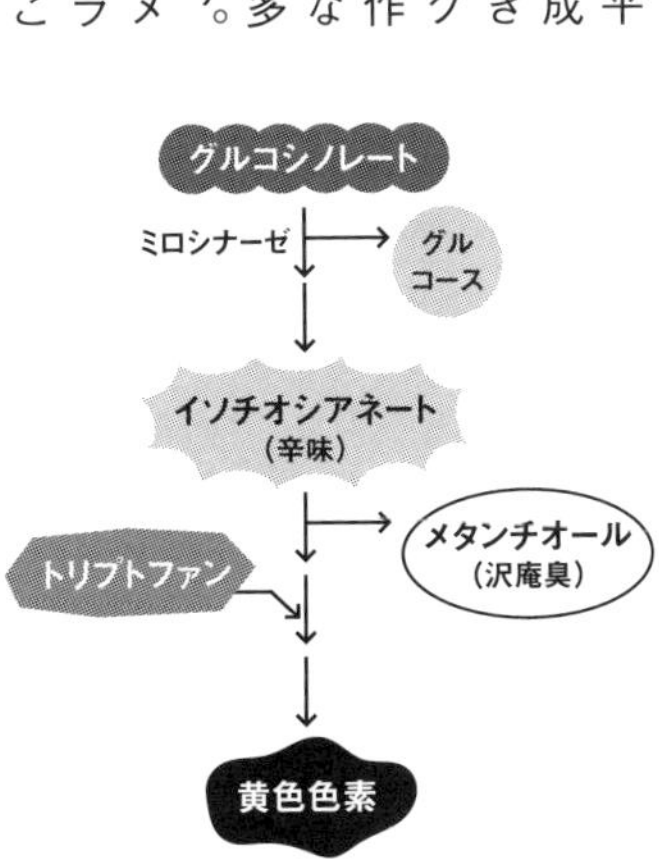


## 味覚機能を刺激する辛味

煮た大根を食べても辛味は感じませんが、生の大根や大根おろしには辛味を少なからず感じることと思います。これは辛味成分が煮た大根には存在せず、生の大根を咀嚼《そしゃく》したり、すりおろすことで、辛味成分が生成することを意味しています。グルコラファサチンとその分解酵素であるミロシナーゼ（チオグルコース分解酵素）は大根中では別々の組織に存在しますが、組織や細胞がこわれることにより混合されて反応が進み、辛味成分であるイソチオシアネートが生成されます。この反応は、わさびやマスタードの辛味の発生と同じメカニズムです。イソチオシアネートは揮発しやすく、水溶液中で不安定であるため、すりおろしたらできるだけ早く食べないと辛味が弱くなったり、風味が変化したりします。煮た大根では分解酵素が失活するので、反応が起こらず辛くありません。

## 大根の辛味はグルコシノレートしだい

季節や部位による大根の辛さの違いは、大根にはミロシナーゼが十二分に存在するので、グルコシノレートの含量に依存します。グルコシノレートは根の先端部分ほど多く、生長するにしたがって減少するといわれています。また、グルコシノレートは冬大根より夏大根のほうが多く、辛いといわれています。

## 嗅覚機能を刺激する大根臭や沢庵臭

漬物の沢庵《たくあん》は、納豆やくさやと並んで強烈なにおいがする日本独自の食品の一つです。また、剥皮や切断した大根、大根おろしも保存期間が長くなると、同様のにおいが増え、他の食品ににおいが移ることもあり、食品加工において問題になることもあります。一方で、この沢庵のにおい（沢庵臭）※がたまらなく好きと感じる人もおられると思います。このにおいをおもに担う物質はグルコラファサチン由来のイソチオシアネートから分解してできたメタンチオール（メチルメルカプタ

※沢庵臭には、発酵微生物に由来する果物様エステル臭など、他の香気成分も含まれる。

ン）やジメチルジスルフィド（メタンチオールの二量体）などの揮発性含硫化合物です。特にグルコラファサチンは他のグルコシノレートに比べて、これらのにおい物質を生成しやすいことがわかってきています。

## 視覚機能を刺激する黄色色素

収穫された大根の半分以上は加工して用いられます。加工や貯蔵の過程で黄色に変色することが観察されますが、これは沢庵などの貯蔵期間の長い大根漬けに特徴的で、好きな人にとっては食欲を刺激する色合いであると思います。この原因となる黄色色素もグルコラファサチンが出発原料であり、イソチオシアネートが分解してメタンチオールを放出したのち、アミノ酸のトリプトファンと重合し、さらに環化などの反応を経て生成します。

## 白くてにおいのしない沢庵？

大根を長期間貯蔵すると、沢庵臭と黄変が同時に起こることは本文から想像できると思います。これらの反応は、低温でも徐々に進行するため、冷凍や冷蔵で完全に止めることはできないといわれています。そこで最近、グルコラファサチンを作らない品種が注目されており、品種改良により育種しようという研究が進んでいます。この品種の大根は長期保存してもメタンチオールや黄色色素を生成しないことが明らかになっています。近年黄色の漬物の消費量が徐々に減少していますが、これは大根の保存中に生まれる自然の黄色も着色料とまちがわれて敬遠されているのかもしれません。白くてにおいのしない沢庵が出まわる日も来るかもしれませんね。

## 健康機能を有する…？

アブラナ科野菜由来のグルコシノレートやその代謝物であるイソチオシアネートの健康機能は古くから注目され、幅広く研究されていますし、すでに一部は商品化されているものもあります。しかし、特に大根のグルコラファサチンやその代謝物については、たとえばブロッコリーのスルフォラファンと比べて、まだ基礎研究が進んでいませんし、ヒトへの効果については信頼できる根拠は得られていません。今後の研究が期待されます。

## グルコシノレートの意義は…

なぜ、アブラナ科野菜がグルコシノレートを作るのか、まだわかっていません。植物が硫黄の貯蔵形態として利用している可能性のほか、代謝物のイソチオシアネートは抗菌作用、害虫の忌避作用、益虫の誘引作用を示すことが近年わかってきています。また、気孔（葉の表皮に存在する小さな穴で蒸散や呼吸のための気体交換を行なう。微生物などの植物病原体の侵入口にもなる）を閉口させるといった植物ホルモン様作用を示すことも最近発見されており、植物が自分の身を守るための防御手段として利用しているのではないかと基礎研究から考えられています。

## わさびの辛味もイソチオシアネート類！

## わさびとセイヨウワサビの違いは？

わさびはアブラナ科植物の多年草で、和名ワサビの植物やその根茎の名前です。学名（*Eutrema japonicum*）にも表わされているように、日本原産で、静岡市や長野県安曇野市、島根県益田市などが有名な産地です。フルーティで刺激性のある辛味や香りが特徴的で、根茎や茎、葉が食用とされています。チューブ入りなどの加工品でおもに使われるセイヨウワサビと差別化するために本わさびと呼ばれる場合もあります。ちなみにセイヨウワサビは北海道では山わさびと呼ばれるアブラナ科植物で、原産地は諸説ありますが、北欧や東欧という説が有力です。

すしや刺し身の薬味として用いられるわさびですが、その辛味や香りに大きな役割を果たしているのはイソチオシアネートです。セイヨウワサビの辛味の本体も大根と同様イソチオシアネートですが、これらの風味や辛味が異なるのは、その他の香気成分や呈味成分だけでなく、イソチオシアネートも質や量が異なることが原因です。共通に含まれる成分には、揮発しやすいアリルイソチオシアネートがありますが、わさびよりもセイヨウワサビのほうが多いため、つんとした辛味をより強く感じる人が多いようです。わさびに特有の6-メチルチオヘキシルイソチオシアネートは、わさびらしいさわやかさとフルーティな香味に寄与しています。一方、セイヨウワサビ特有の成分にはフェネチルイソチオシアネートという大根やかぶに近い香気成分が含まれており、これがホースラディッシュという英名の由来の一つかもしれません。

わさびの健康機能については、基礎研究から血液の流動性改善作用や抗酸化作用、胃潰瘍《かいよう》や胃がんと関係が深いヘリコバクター・ピロリに対する抗菌作用などが明らかになっていますが、ヒトを対象とした臨床研究例が少なく、科学的根拠は不充分といえるでしょう。安全性についてもわさびとして摂取する場合には安全ですが、わさびに対してアレルギーを発症する場合があることも報告されていますので、サプリメントなどで濃縮物を摂取する場合は注意が必要です。

気になる!

# 機能性表示食品とは？

機能性表示食品制度は2015年に施行された最も新しい機能性食品のカテゴリーです。食品の三次機能による健康維持や疾病のリスク低減に関する健康強調表示が、法律（食品表示法および食品表示基準内閣府令第10号）によって認められるものを「保健機能食品」と呼びますが、これはさらに、「栄養機能食品」、「特定保健用食品（トクホ）」、「機能性表示食品」の3つに分けられます。これらは販売会社が自由に名乗れるものではなく、おのおのに個別の基準や手続きが決められています。さらに、消費者に誤解を与えず、正確な情報が伝わるような厳密な表示のルールも決められていますし、それぞれの保健機能食品は目的や対象が異なります。

まず「栄養機能食品」は、栄養素を充分に補給できない場合に補給・補完することが目的です。より正確に摂取量を把握できるだけでなく、過剰に摂取しないようにくふうされています。表示が認められている栄養素はミネラル6種、ビタミン13種とn-3系不飽和脂肪酸です。この栄養機能食品は国の審査や許可が必要ではなく、特定の栄養素が定められた基準範囲内で含まれていれば表示できる「規格基準型」です。

一方、「トクホ」は体の調子を整え、病気を未然に防ぐことを目的としています。ですので、病気に罹患《りかん》している人は対象ではなく、健康ではあるものの、体の調子に不安がある人を対象にしています。表示できる機能の例としては、健康診断や自分で測定可能な体調の指標の維持・改善に役立つ、たとえば、血圧や血糖値、中性脂肪などを正常に保つ機能があげられます。しかし、高血圧（症）や糖尿病などは病気を意味するため、これらの言葉を表示することはできません。また、身体機能の維持または改善に役立つ、たとえば、便通の改善、骨や歯の健康に寄与する機能という表示はだいじょうぶですが、脂質代謝の促進作用という表現は明らかに疾病の改善に関係するため、表示は認められていません。基本的には、トクホは製品ごとに、ヒトでの有効性に関する科学的根拠（臨床試験での証明とそのデータの学術論文への掲載）をはじめ、機能性に関与する成分の性質や摂取目安量、全体的な安全性の確認に関して国の審査を受け、消費者庁長官により許可、承認を受けた場合にのみ、機能性表示が認められています（個別許可型）。

「機能性表示食品」の目的は健康の維持と増進ですので、トクホよりも健康が中心になっており、対象も病気に罹患していない人とより幅広くなっています。機能性を表示するという点ではトクホに似ていますが、個別許可型でも規格基準型でもなく、販売60日前までの届出制であり、一定の用件を満たせば事業者の責任で表示、販売ができるという制度です。ですので、機能性の科学的根拠についても扱いが異なります。製品別の臨床試験結果に基づいた科学的根拠があれば問題ありませんが、これがなくても、機能性関与成分やそれを含有する食品に関する科学的根拠がシステマティックレビュー※で担保される場合でも条件を満たすとされています。実際、現在登録されている機能性表示食品のほとんどがこの方法で科学的根拠を支持しています。しかし、この方法では、その食品（製品）自体の機能性を直接支持していないことに注意が必要です。一方、機能性表示食品は国の審査がなく、臨床試験も必須ではないので、時間や経費負担が少ないことから、登録数が著しく増えています。会社による販売後のアフターフォローが必須になっているとはいえ、トクホやその他のいわゆる健康食品との違いについて誤解を招きやすいことやチェック体制の甘さなど、課題も多いようです。まだ歴史は浅い制度ですので、今後の動向を注視していきたいと思います。

※学術論文データベースのキーワード検索で関連論文を抽出し、
絞り込んだうえで疫学的データを統計学的手法で解析し、有効性を考察する手法。

果実類

# 目の健康によい？ブルーベリー

Blueberry

鮮やかな青紫色とバランスのよい甘ずっぱさが特徴のブルーベリーですが、最近は洋菓子よりも健康食品の材料としての認知度が高いように感じます。アントシアニンが豊富なので眼の健康によいといわれていますが、実際のところはどうなのでしょうか。

## 機能性成分 アントシアニン

その種類が色を決める

**登場成分**

- アントシアニン類
- ペラルゴニジン
- シアニジン
- デルフィニジン
- ペオニジン
- ペチュニジン
- マルビジン

**ブルーベリーといえば**

Book 『赤毛のアン』

『赤毛のアン』の舞台であるプリンスエドワード島はカナダの東海岸、セントローレンス湾に浮かぶ島です。じゃが芋やロブスター等の海産物の産地として有名ですが、ブルーベリーをはじめ、ラズベリーやいちご等の果物も豊富にとれることから、それらのジャムやジュース、ワインのお土産も有名です。『赤毛のアン』の有名なエピソードに「いちご水」があります。マリラからダイアナを呼んでお茶会をしてもいいといわれたアンは、いちご水とまちがえてワインをダイアナに飲ませてしまい、大騒動になるというお話です。この「いちご水」は、いわゆるいちごではなく、木いちご（ブルーベリーではなくラズベリー）で、そのジュース「raspberry cordial」でした。

このお茶会ではケーキも準備されていました。酔ったダイアナは食べずに帰りましたが、ブルーベリーパイか、乾燥ブルーベリーが入ったパウンドケーキがあったのではないかと想像されます。アンもしきりにすすめていたので、マリラの自信作だったはずです。アントシアニンを豊富に含み、機能性成分的にも本当に多彩なお茶会だと思います。

歴史

## 古くから保存食としても利用

フルーツタルトは飽きのこない最高の洋菓子の一つです。中でもブルーベリーはさわやかな酸味が立ち、クリームの甘さを引き立てタルトに適しています。ブルーベリーはかなり古くから北米や北欧において野生の果物として食されたほか、加工品としても利用されてきたと考えられています。特に北米ではその手軽さから重宝され、ヨーロッパからの初期の移住者が冬の寒さや飢えをしのげたのは、野生のブルーベリーを乾燥果実にしたり、シロップを作ったりできたからだと信じられています。自給自足を基本とするアーミッシュ（厳格な戒律を守るドイツ系移民のキリスト教コミュニティ）の市場でも、ブルーベリーの加工品をよく目にします。このように、保存食としての利用が商品価値を高め、商業的な取引も古くから行なわれていましたが、現在のような栽培品種に関しては歴史が浅く、20世紀になって初めてアメリカで栽培に成功したことが報告されています（１９０８年）。

日本では戦後になって農林省（現在の農林水産省）北海道農業試験場がアメリカの品種を栽培し始めたのが最初で、現在では100種以上の品種が各地で栽培されています。健康効果が注目され始めた90年代半ば以降、人気の高まりから作付面積や出荷量が５～６倍に増えました。現在では年間約３０００トンが収穫され、消費量も増えつつありますが、世界に比べてまだまだ少ないのが現状です。また、加工用の冷凍果実は輸入に頼っています。

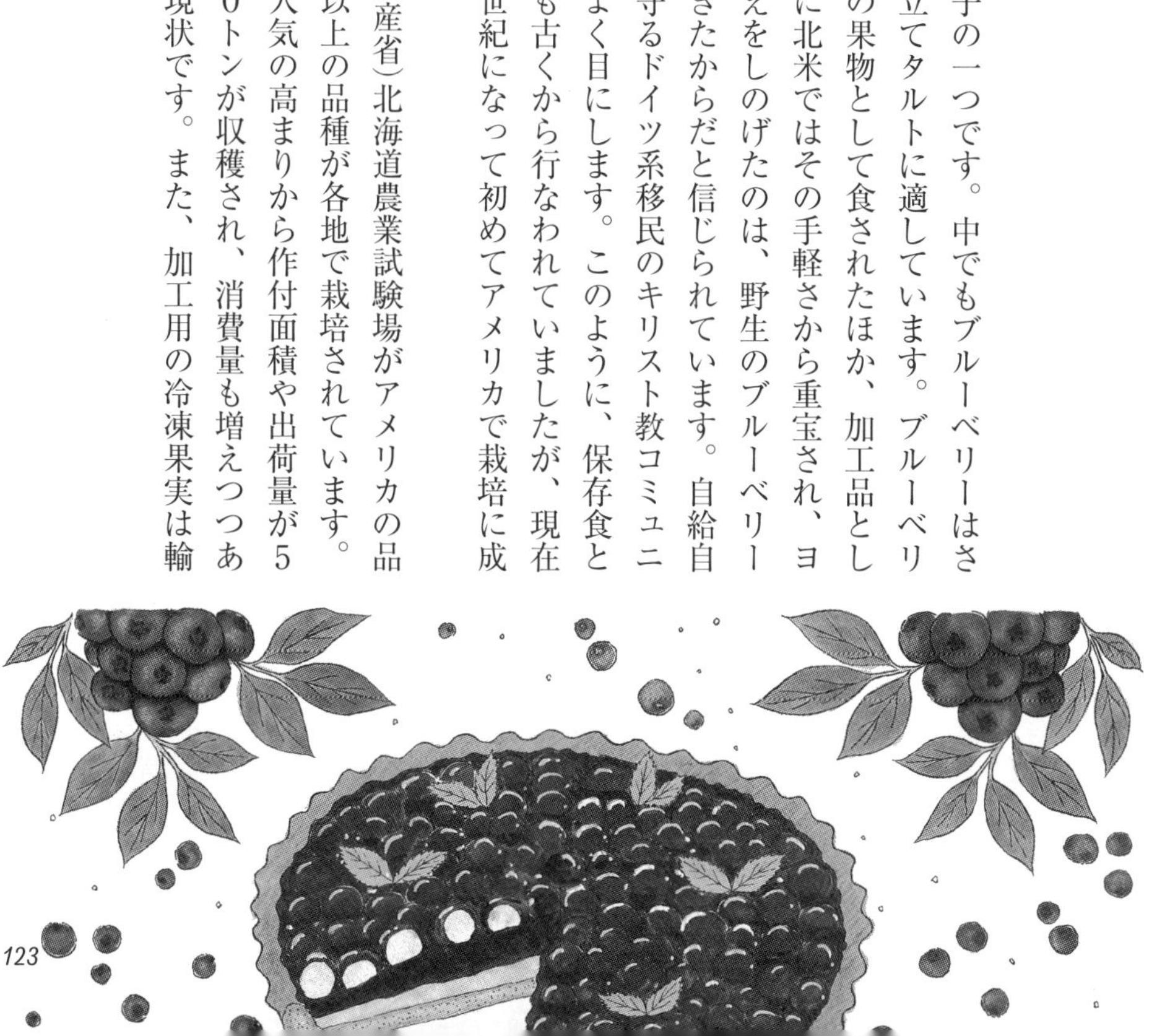

品質

## サプリメントに用いられる品種は野生種

ブルーベリーはツツジ科スノキ属に属し、大きく栽培種と野生種の2種類に分類されます。栽培種にはハイブッシュ系ブルーベリーとラビットアイ系ブルーベリーの2系統があり、おもに生食に用いられ、野生種は北欧のビルベリーや北米のローブッシュ系ブルーベリーがあり、おもに加工に用いられます。加工品としては、おもにジャムやジュース、ワイン、サプリメントに利用されています。

サプリメントの原料として用いられるブルーベリーの品種は、おもに北欧のビルベリーや北米のローブッシュ系品種です。その理由は、後述するように機能性成分の含有量が大きく異なるためです。おもに生食用で食べられているブルーベリーには機能性成分が少ないといえますが、少ないからこそ、えぐ味が少なく、酸味と甘味のバランスが抜群なのです。

栄養成分

## β-カロテンが多い

ベリー類で比較すると特徴が見えてきます。ブルーベリーは特に炭水化物、β-カロテンが多いのが特徴的ですが、ビタミンCやカリウムの供給源としてはいちごには及びません。

**ブルーベリーの栄養価**（100gあたり）
**ラズベリーやいちごとの比較**

| | ブルーベリー 生 | ラズベリー 生 | いちご 生 |
|---|---|---|---|
| エネルギー | 48 kcal | 36 kcal | 31 kcal |
| 利用可能炭水化物 | 9.8 g | (5.6 g) | ( 5.9 g) |
| 食物繊維総量 | 3.3 g | 4.7 g | 1.4 g |
| β-カロテン | 55 μg | 10 μg | 17 μg |
| ビタミンC | 9 mg | 22 mg | 62 mg |
| カリウム | 70 mg | 150 mg | 170 mg |
| 水分 | 86.4 g | 88.2 g | 90.0 g |

出典：「日本食品標準成分表2020年版（八訂）」（文部科学省）
（　）つきは推計値を示す。

the Secret of Functional ingredients

# ブルーベリーの機能性成分 アントシアニン

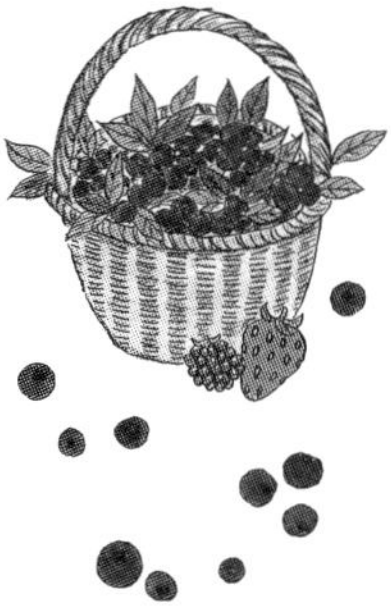

ブルーベリーはその特徴的な色が印象的ですが、β-カロテンやルテインなどのカロテノイドや、ブルーベリーの代名詞になりつつあるアントシアニンといった色素成分が含まれています。

色素成分とは、私たちの視覚を刺激する成分のことで、もともとはその食品（果実）が食べられるかどうか（熟しているかどうかなど）、おいしいかどうかを見た目で判断するさいに役立ってきました。最近では食卓の彩りを豊かにするだけでなく、健康効果にも注目が集まりつつあります。

## アントシアニン

**青みのもとデルフィニジンに赤みのシアニジンとペオニジンが組み合わさってブルーベリーの藍色を作り出す。**

### 色素成分としてのアントシアニン

アントシアニンとは、高等植物に広く存在する色素で、果実や花の赤、青、紫を示す水溶性（配糖体）成分の総称です。アントシアニンに結合している糖を除いた部分（アントシアニジン）はA、B、Cの3つの六員環（6つの原子が正六角形を作る）構造からなり、B環の置換基─炭化水素の水素と置きかわって結合している官能基─の数により、6種類に分類されます。ペラルゴニジン（水酸基＝-OHが1つ）、シアニジン（水酸基が2つ）、デルフィニジン（水酸基が3つ）、ペオニジン

（水酸基とメトキシル基＝-OCH$_3$が1つずつ）、ペチュニジン（水酸基が2つとメトキシル基が1つ）、マルビジン（水酸基が1つとメトキシル基が2つ）です。

それぞれ異なる色調を示しますが、水酸基の数が多いほど青みを増す傾向にあり、水酸基が1つのペラルゴニジンは橙赤色《とうせき》、2つのシアニジンは赤紫色、3つのデルフィニジンは青紫色を示します。B環の水酸基がメトキシル基に置きかわると赤みを帯びます。結合している糖や有機酸もアントシアニンの色調に大きく影響します。さらに、アントシアニンはpHに加えて、金属イオンや別のアントシアニン、ほかの色素との共存でも色調が変化します。

このように、アントシアニンと一口にいってもその色みは多彩で、アントシアニン＝藍色というわけではありません。ブルーベリーには、青みのもととなるデルフィニジンと赤みのシアニジン、ペオニジンがバランスよく含まれている一方、ラズベリーはほぼ赤みのシアニジンのみ、いちごは橙赤色のペラルゴニジンのみ含まれていることから、それぞれの果物の色はアントシアニンの種類で説明できます。黄～赤色色素のカロテノイドも含まれますが、含有量がきわめて少ないので、色調に影響は与えていないと考えられます。

栽培種のブルーベリーの果肉はぶどうのような薄緑～薄青色ですが、野生種のビルベリーの果肉は青紫色をしています。実際、アントシアニンの含有量も栽培種よりも3～5倍と多いことから、えぐ味が強く、サプリメント等の加工用に適しているといえます。

食品化学からの検証

Column

## アントシアニンに目によい健康効果はあるのか

ブルーベリーに含まれる成分が目によいということが注目されたのは、第二次世界大戦中のイギリス空軍のあるパイロットの好物がブルーベリージャムで、その彼が夕暮れでも物がはっきりと見えたという逸話から始まっているとされています。この逸話はイギリスが戦時中に流したデマで、じつはレーダーの性能向上をドイツに知られないようにするためのプロパガンダだったといわれています。

当時、夜目に効果があるとされていたのはβ-カロテンであり、ブルーベリー（のアントシアニン）ではありませんでした。アントシアニンにもカロテノイドと同様に活性酸素を消去できる作用があることから、この逸話と相まって、目の健康効果への期待が高かったものと思われます。

ただ、国立健康・栄養研究所によると、「俗に、『視力回復によい』

### フレーバーを作っているのは…？

ブルーベリーにはリンゴ酸、クエン酸などの酸味成分、リナロール、シクロヘキサノールなどの香気成分も含みます。リンゴ酸は刺激的で持続性がある酸味、リナロールはラベンダーやベルガモットに似た芳香です。これらがブルーベリーの爽快感のあるフレーバーを形作っているといえます。

『動脈硬化や老化を防ぐ』『炎症をおさえる』などといわれているが、ヒトでの有効性・安全性については、信頼できるデータが充分ではない（栄養疫学で有効と判断できるだけの証拠がない）」とされています。

食品化学からも説明できます。まず、アントシアニンはpHによって色調が変わるだけでなく、中性からアルカリ性では容易に分解します。また、アントシアニンは抗酸化作用を示すことをよく耳にしますが、これはアントシアニン自体が酸化・分解しやすいことを意味しています。また、水溶性であることから、私たちの体にはほとんど吸収されません（生体異物の場合、水溶性物質は胃や腸などの消化管の壁を通過できず吸収されない。水溶性であるアミノ酸や単糖類、ビタミン等が吸収されるのは消化管の壁を通過する特別なしくみをそれぞれ備えているから）。

つまり、食事から摂取したアントシアニンがそのまま目に届くことは考えがたいのです。一部は大腸の腸内細菌叢によって、より低分子のフェノール酸類へと分解されることも報告されています。このフェノール酸類がアントシアニンの健康効果を担う成分であるという仮説が近年提唱されていますが、まだ研究段階です。

## 白い粉も機能性成分？

収穫したての熟したブルーベリーの表面には白い粉が吹いているように見えますが、実際、白い粉をまとっています。この白い粉は「ブルーム」といい、さまざまな完熟新鮮果実によく見られます。体によさそうな成分にも見えますが、じつは、ろう（ワックス）です。果実を、過度の水分蒸発や病原体の攻撃から保護する役割を担っています。りんごをみがくとピカピカに光沢が出ますが、じつはそれもブルームに含まれる成分によるものです。

# 果実類

## アサイー
Acai

### スーパーフードと呼ばれる理由は？

アサイーはその高い栄養価から近年「スーパーフード」と呼ばれる食品の一つです。ブラジルのサーファーが日焼け対策や疲労回復にいいと広めたといわれています。アサイーとはどんなフルーツなのか、そのなぞに迫ります。

**機能性成分**

**アサイーポリフェノール**

研究例が増えてきている

**登場成分**

- アサイーポリフェノール
- β-シトステロール
- プロアントシアニジン類
- アントシアニン
- オリエンチン
- イソオリエンチン
- イソビテキシン

アサイーといえば

Cinema『50回目のファースト・キス』

『50回目のファースト・キス』（アメリカ2004年、日本リメイク版2018年）は、ハワイ・オアフ島を舞台にした映画です。交通事故以前の記憶は残ったままで、以降の記憶が一晩でリセットされる前向性健忘の女性と、その女性に毎日アプローチし続ける一途な男性との恋の行方を描いたラブストーリーです。毎日記憶がリセットされるので、毎日初対面の自己紹介から始まります。アプローチがうまくいく日もあればいかない日も。うまくいった日には2人は恋に落ちますが、女性にとっては毎回ファースト・キスになります。

2人が最初に出会うカフェも、ファースト・キスをするパイナップル畑も、2人で満天の星空を夜通しながめる丘も、女性が自分の壮絶な過去を知り涙するビーチも、観光客でにぎわうリゾート地ではない、地元の人々が日々過ごしているローカルな場所です……と、ここまで映画のことを述べてきましたが、じつはアサイーは登場しません。ただ筆者は、この映画を見ながらアサイーの脳機能改善効果に関する基礎研究の内容が頭をよぎり、アサイーボウルをテイクアウトして訪れたい素敵な場所ばかりだと思ったのでした。

歴史

## 原産はアマゾン川流域

アサイー（和名ニボンモドキ、学名*Euterpe oleracea*）はアサイヤシとも呼ばれるヤシ科の植物、またはその果実を指します。原産はブラジルのアマゾン川流域に広がる熱帯雨林です。アサイーの木は大きく、25m近くになるものもあります。2m近い大きな葉が風にゆったりとなびく様子が、ギリシャ神話の音楽を奏でる女神エウテルペーを連想させるので、この女神にちなんだ学名がつけられたといわれています。

アサイーの果実は、直径約1～1.2cmで、黒紫色をしています。果実の見た目から、アサイーベリーと呼ばれる場合もありますが、ブルーベリーなどのいわゆるベリー類（漿果）とは植物学的に近縁ではありません。果実だけでなく、新芽の芯《しん》（ハート・オブ・パーム）や若葉も野菜として食用にされます。アマゾンでは大航海時代以前から重要な栄養源として重宝されてきたようです。

アサイーの果実はいわゆるベリー類とは異なり、その95%はかたい種子で、残り5%の果皮と果肉だけが可食部です。ですので、そのまま食べるのではなく、加水してやわらかくした果実から種をとり除き、搾汁や攪拌《かくはん》することで、ジュースやピュレにしてから利用してきました。アサイーの果実自体にははっきりとした甘味や酸味がほとんどなく、若干の渋味と若葉の香りが独特の風味をかもし出しています。アマゾンでは、アサイーのピュレにキャッサバをいったフレーク（ファリーニャ）を混ぜて食べるのが、伝統的な食べ方です。現在のようなアサイーが広まるきっかけになったのは、1970年代初頭に冷凍のアサイーピュレが開発され、運搬が可能になったことです。

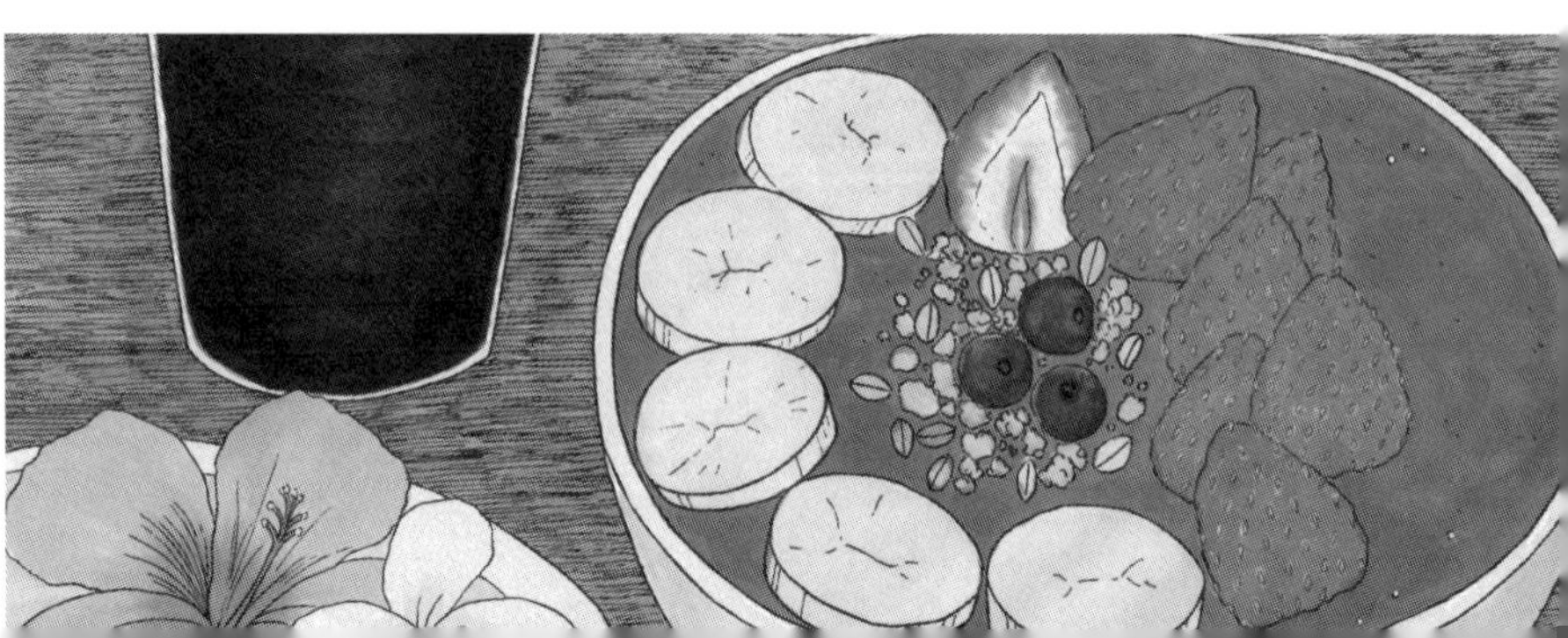

80年代には首都リオデジャネイロで、バナナや砂糖をブレンドしたアサイーボウルの原型が作られました。さらに2000年以降に、ブラジルのサーファーが南カリフォルニアやハワイに持ち込み、トロピカルなフルーツやグラノラを加えて、より親しみやすく、魅力的に進化させました。近年、アサイーの健康機能に注目が集まっているのは、ブラジル柔術家が提案した理想的な食事にアサイーをとり入れたことも大きな理由の一つのようです。

栄養成分

## ブルーベリーや大豆と比べてみると…

アサイーの栄養成分の特徴を、見た目が似ているブルーベリーや栄養価の高い大豆と比較してみました。アサイーは甘味が少ないですが、やはり単糖の含量がブルーベリーと比べてとても少ないのが特徴です。しかし、カロリーが高くなっているのは、ブルーベリーにはほとんど含まれない脂質が多く含まれているからです。これがアサイー独特のこくを与えるだけでなく、β-カロテンやビタミンEといった脂溶性ビタミンが多い理由です。また、アサイーには鉄が多いという情報が巷に流れていますが、実際ブルーベリーよりも多く、果物全体でもその量は上位に位置します。しかし、大豆の約4分の1ですし、魚介類や畜肉類にもまったく及ばないことを覚えておきたいですね。

**アサイーの栄養価**(100gあたり) **ブルーベリーや大豆との比較**

| | アサイー 冷凍・無糖 | ブルーベリー 生 | だいず 全粒・黄大豆・国産・ゆで |
|---|---|---|---|
| エネルギー | 62 kcal | 48 kcal | 163 kcal |
| 利用可能炭水化物 | 0.2 g | 9.8 g | 1.5 g |
| 食物繊維総量 | 4.7 g | 3.3 g | 8.5 g |
| たんぱく質 | 0.9 g | (0.3 g) | 14.1 g |
| 脂質 | 5.3 g | (0.1 g) | (9.2 g) |
| 灰分 | 0.4 g | 0.1 g | 1.6 g |
| カルシウム | 45 mg | 8 mg | 79 mg |
| 鉄 | 0.5 mg | 0.2 mg | 2.2 mg |
| β-カロテン | 380 μg | 55 μg | 3 μg |
| α-トコフェロール(ビタミンE) | 3.7 mg | 1.7 mg | 1.6 mg |
| 水分 | 87.7 g | 86.4 g | 65.4 g |

出典：「日本食品標準成分表2020年版（八訂）」（文部科学省）
（　）つきは推計値を示す。

the Secret of Functional ingredients

# アサイーの機能性成分

# アサイーポリフェノール

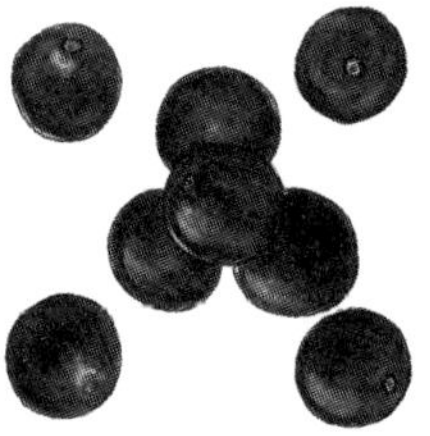

アサイーに含まれる成分の探索研究は世界的にも進んでおり、すでに主要な成分が明らかになっています。脂質では、β-シトステロールなどの植物ステロールを含むことや、中性脂肪を構成する脂肪酸の約8割をオレイン酸とパルミトレイン酸という一価不飽和脂肪酸が占めることがわかっており、アサイーオイルとして健康増進に寄与できる商品へと開発研究が進んでいます。その一方で、アサイーが示す高い抗酸化作用から存在が示唆されてきた、さまざまなタイプのポリフェノールが単離同定されています。

## 3つのタイプのポリフェノールが含まれる

アサイーに含まれるポリフェノールは大きく分けて3つの種類に分類されます。

まず最も含有量が多いタイプがプロアントシアニジンで、乾燥重量100gあたり1g以上含まれることもあります。カテキンが10個以上重合した多量体（ポリマー）のプロアントシアニジンが主要で、約75%を占めます。これは、ブルーベリーのプロアントシアニジン構成比と似ています。

次に多いタイプのポリフェノールは、アサイーピュレ独特の淡桃色～薄赤紫色のもととなるアントシアニンです。具体的には、赤紫色を示すシアニジン配糖体とその類縁体が主要なアントシアニンです。また、アサイーに含まれるアントシアニン含量は乾燥重量100gあたり約0.3gほどであり、色の濃いベリー類のブルーベリーやクランベリーほどは多くないことが示唆されています。

そのほか、アサイーに特徴的なポリフェノールが同定されています。オリエンチンやイソオリエンチン、イソビテキシンというフラボノイド配糖体で、ほかの食用植物でもクローブなど存在がごく一部に限られていて珍しい成分です。これらはアサイーの未熟果実に多く含まれていますが、熟す過程で減少することが知られています。また、抗酸化作用や抗菌作用を示すことが明らかとなっていますが、含量が前記の2種に比べて多くないので、アサイー全体の機能性への寄与は大きくないと考えられます。

このように、アサイーがほかの果物と同様、あるいはそれ以上にポリフェノール高含有食品であることはまちがいありません。その割にカテキン類などの渋味の強い化合物がほとんど含まれていないことが、アサイーのマイルドな風味の理由かもしれません。

## フレッシュな果実は出まわらないので…

ここで、注意しないといけない点があります。市場に出まわるアサイーは新鮮な果実ではなく、すでにジュースやピュレにして冷凍されたものやほかの素材と混合されたもの、あるいはそれらを凍結乾燥して得られた粉末の状態のものです。これはアサイー果実が可食部が少なく非常にいたみやすいことやブラジル以外ではあまり栽培されていないことが理由です。昨年に発表された論文によりますと、アメリカで市販(ネット販売)されているアサイー製品の総ポリフェノール含量やアントシアニン含量を調べたところ、その値は大きくばらつき、含量が非常に少ないものが過半数を占めること、中にはアントシアニンがほとんど検出されない製品もあることが報告されています。

日本の食品標準成分表では2020年版のアサイーの冷凍物の成分値では、ビタミンC量はほぼ

0（100gあたり1㎎）でした。このことからも、アサイーに含まれるさまざまな成分は加工工程によって消失することが予想されます。特にポリフェノールは酸化されやすいので、その可能性が大きいといえます。また、アサイーボウルになると甘味を加えるなど食べやすいように調整されているので、アサイーに期待される機能性成分をどれだけ摂取できるか、さらにその機能がどの程度期待できるかは、それほど大きく見積もらないほうがよいでしょう。

## 近年、論文数が増加

健康機能に関連する研究も進んでいますが、アサイー同様にポリフェノールを多く含むブルーベリーやりんごに比べると研究例は多くはありません。たとえば、アサイーに関する学術論文を医学生物学系論文データベースのPubMedで検索すると、約500件の論文がヒットしますが、ブルーベリーでは3000件以上ヒットします（2022年6月調べ）。しかし、アサイーの論文の約半数は最近5年間に掲載されているので、徐々にではありますが、アサイーの機能性に関する研究が進んでいるものと思われます。では、どのような研究が進んでいるのでしょうか？

## 研究結果が出ているのはどんな作用？

やはりポリフェノールが主要な含有成分であることから、脳機能の改善作用や視神経の保護作用、UVが誘発する皮膚傷害に対する防御作用など、抗酸化作用や抗炎症作用に関連した生理機能に関する基礎研究の報告が多くなされています。また、脂肪燃焼の亢進《こうしん》や脂肪肝形成阻害などの抗肥満に関連した作用、食後の血糖値上昇抑制作用などの糖尿病に関する作用も明らかにされつつあります。さらに、血中脂質レベルに与える影響については小規模の臨床試験データがいくつか報告されていますが、研究例が数えられるほど少なく、明確な結果を得るまでには至っていないのが現状です。

## 妊婦や授乳婦は要注意医薬品との相互作用にも注意

では、安全性についてはどうでしょうか？

先述のように製品間で含有成分に大きなばらつきがありますし、ヒトにおける安全性についても、信頼できる充分なデータが蓄積されているとはいえません。特に、妊娠中や授乳中の女性に対して一部懸念を示唆する情報があり、安全性も担保されていませんので、積極的な摂取は避けたほうがよいと思われます。また、抗炎症薬などの医薬品との相互作用の可能性も示唆されているので、それらを服用する患者のかたも気をつけるべきでしょう。

以上のように、アサイーについてご紹介してきましたが、現状ではスーパーフードとうたえるだけの根拠となる学術的な情報がまだまだ不充分であるように思いました。ただし、潜在的には豊富な栄養素やポリフェノールを含むので、今後の研究開発に期待しましょう。

### 貧血予防効果は？

アサイーが鉄を多く含むという情報から、貧血や運動後の疲労回復に対して効果があるのではないかと期待されてきました。これまで、動物実験レベルでの研究が進んでおり、マウスにアサイーを投与すると赤血球の数が増えること、それが造血ホルモンであるエリスロポエチンの腎臓《じんぞう》での合成を介していることが明らかになりつつあります。エリスロポエチンの作用はヒトとマウスで類似しているので、ヒトでもアサイーが同様の機構で赤血球の数を増やせるのではないかと期待されています。

現在、ヒトでの証明とともに、どのような成分がこの作用にかかわっているか研究が進められているので、今後の動向に注目したいと思います。

果実類

# ぶどう

Grape

果肉ではなく皮に注目?

ぶどうは最も甘い果物の一つで、夏の後半から初秋にかけてが旬です。私の住む岡山でもシャインマスカットなどの高級品種が最盛期を迎えます。ワインなどの加工品では皮に含まれる成分にも注目される、ぶどうに焦点を当てます。

機能性成分

## レスベラトロール

皮に含まれるポリフェノール

**登場成分**

- レスベラトロール
- プロアントシアニジン類
- カテキン
- アントシアニン類

ぶどうといえば

Book

### イーハトーブ童話『注文の多い料理店』

『注文の多い料理店』（1924年）は宮沢賢治が生前に刊行した唯一の童話集です。イーハトーブとは岩手県をモチーフにした宮沢賢治の心の中にある理想郷（ドリームランド）を指す造語です。人と自然との密接な関係性が、この理想郷での物語として、ときにはおもしろおかしく、ときには厳かに描かれています。

この童話集に収められている「かしわばやしの夜」というお話は、農夫の清作が日暮れ時に鍬（くわ）をおいて、不思議な声に誘われるように林に入り、柏の木たちの歌合戦に立ち会うというお話です。最初は楽しい歌合戦でしたが、途中から柏の木たちは清作をからかうようになります。

たとえば、清作が搾ったぶどうに砂糖を入れ保存していると、びんが割れ、すべてだいなしになってしまったことがありました。これを歌にされたので、ひどくきげんを損ねます。しかしじつは、砂糖を入れると、ぶどうについた酵母によって発酵し、炭酸ガスとアルコールができます。つまりお酒に変わるので、違法行為だったんですね。悪いことをしても自然は全部お見通しであるという、宮沢賢治の人生観がかいま見えたように感じました。

歴史

## 恐竜のいた時代に生まれ受け継がれてきた

ぶどうは世界で最も食べられている果物の一つで、そのまま生で食されるだけでなく、加工品としても幅広く利用されています。ジュース、ジャム、ゼリーをはじめ、乾燥させたレーズン、ワインやブランデーなどの酒類、酢（ビネガー）にも加工されていますが、特に、ワイン原料としての利用が最も多いといわれています。そんな多彩な利用価値を持つぶどうですが、その歴史もひと味違う規格外の長さです。

この地球上でぶどう（ぶどうの祖先とされるキシテス属）が出現したのは、恐竜がまだ全盛だった白亜紀の約1億3000万年前という説があります。その後、新生代の新第三紀（約1000万年前）は気候が現在よりも温暖だったため、世界じゅうで繁茂していたことが、化石調査から示唆されています。約250万年前の氷河期に一度絶滅しかけますが、ほんの一部が南コーカサス地方や北アメリカ、東アジアで生き残り、氷河期の後に繁茂して、それぞれの固有種になったと考えられています。

現在栽培されているぶどうは、その起源から大きく分けて2つに分類されます。

1つ目が、ヨーロッパブドウ（*Vitis vinifera*）で学名でいえば1種しかありません。これは氷河期を1種類のぶどうが生き延び、カスピ海沿岸で再び繁殖する間に栽培に適したこの種に進化したと考えられています。カベルネソービニヨンやピノノワールといったワイン製造に特に適している品種のほか、マスカットなどの生食用、トムソンシードレスなどのレーズン用の栽培品種も多く含まれています。

2つ目がアメリカブドウで、原産種の交雑で生まれた約30種が知られていますが、

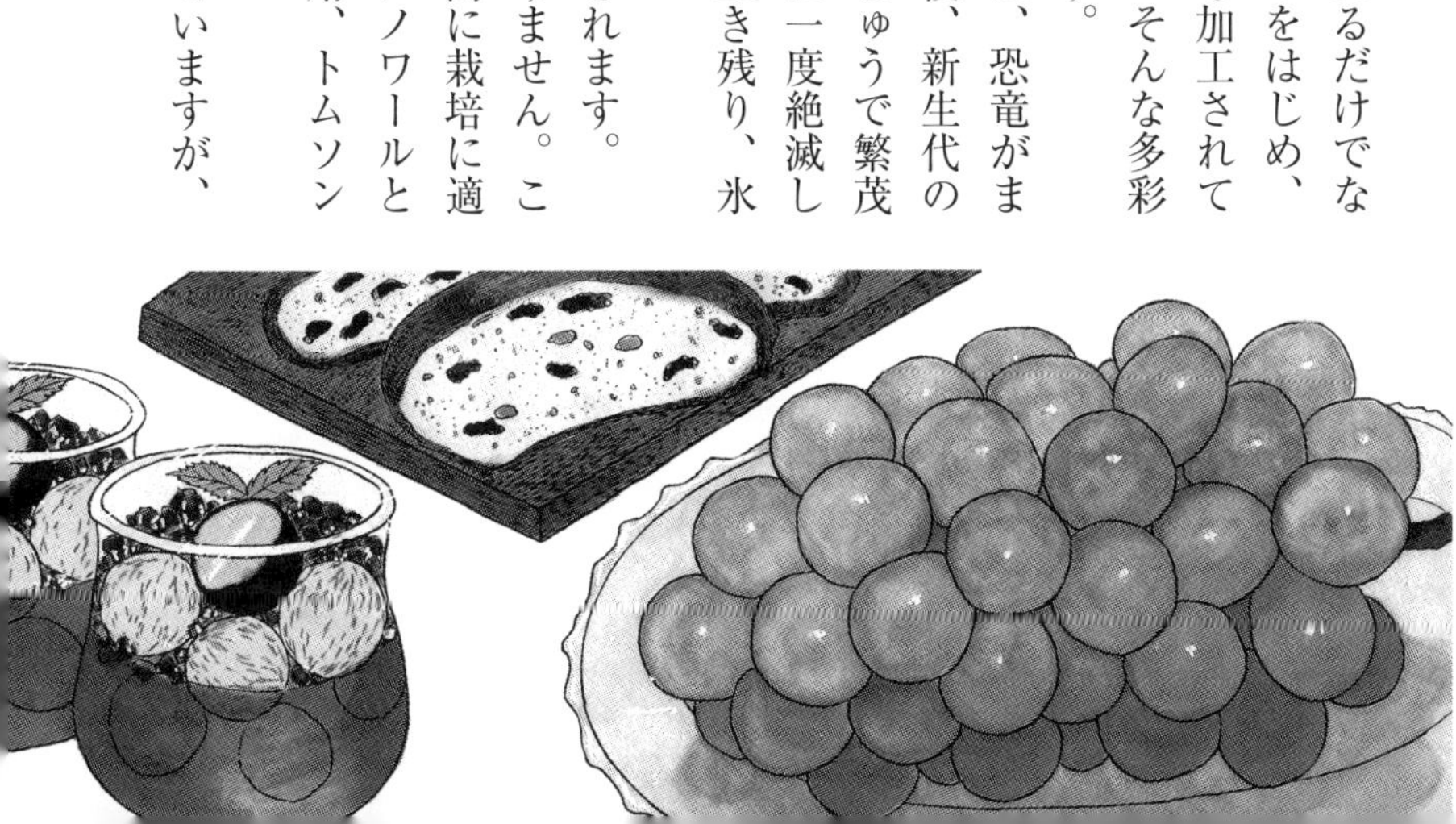

特に著名なのが主要な栽培品種であるラブラスカ種（*Vitis labrusca*）です。アメリカは気候や病害虫によりヨーロッパブドウの栽培に適していませんでした。このため、耐病性や耐寒性、耐湿性のあるラブラスカ種の各品種やヨーロッパブドウと交配したぶどうを育種し、アメリカの環境に合うぶどうを開発しました。これらは日本の気候にも合うので、積極的に導入されています。代表的な品種は生食用のデラウェアが有名ですが、巨峰にもアメリカブドウの血が流れています。

その他、アジアに自生する野生ぶどうが約40種存在します。

栄養成分

## ぶどう、ぶどうジュース、ワインで比べてみると…

ぶどうの栄養成分の特徴を、その加工品であるぶどうジュース（ストレート）やワインと比較してみました。ぶどうの栄養学的な特徴は、水分と炭水化物で全体の重さの約99％を占めることです。その結果、たんぱく質だけでなく、ミネラル（灰分）、β-カロテン（ビタミンA）やビタミンCの含量も相対的に少なくなっています。ぶどうの単糖含量は果物の中でも最も多く、より甘味の強い果糖がぶどう糖とほぼ同量で含まれており、これがぶどうの人気を支える甘さを担っています。これらの特徴はジュースでも同様ですが、ワインでは発酵により単糖が大きく減っています。

**ぶどうの栄養価**（100gあたり）
**ぶどうジュースと赤ワインとの比較**

| | ぶどう<br>皮つき・生 | ぶどうジュース<br>果実飲料<br>ストレート | ぶどう酒<br>赤<br>醸造酒類 |
|---|---|---|---|
| エネルギー | 69 kcal | 54 kcal | 68 kcal |
| 利用可能炭水化物 | 17.0 g | (13.9 g) | (0.2 g) |
| ぶどう糖 | 8.4 g | (6.7 g) | (0.1 g) |
| 果糖 | 8.7 g | (7.2 g) | (0.1 g) |
| 食物繊維総量 | 0.9 g | 0.1 g | - |
| たんぱく質 | 0.4 g | (0.3 g) | 0.2 g |
| 灰分 | 0.5 g | 0.2 g | 0.3 g |
| β-カロテン | 39 μg | 0 μg | - |
| ビタミンC | 3 mg | 微量 | 0 mg |
| 水分 | 81.7 g | 84.8 g | 88.7 g |

出典：「日本食品標準成分表2020年版（八訂）」（文部科学省）
「-」は未測定、（　）つきは推計値を示す。

the Secret of Functional ingredients

# ぶどうの機能性成分 レスベラトロール

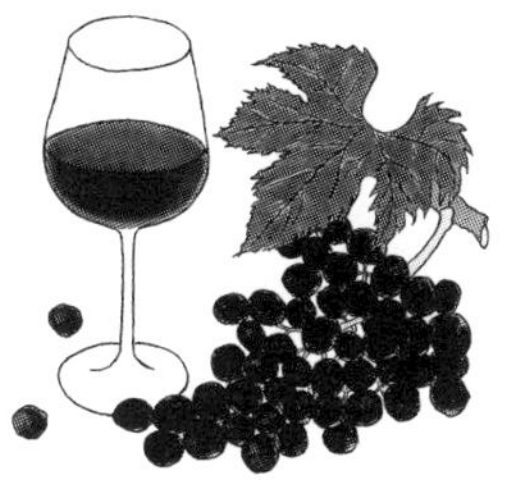

ぶどうはポリフェノールを含むことが知られていますが、熟した果肉は水分と炭水化物で約99％を占めており、ポリフェノールはほとんど含みません。ポリフェノールが多いのは、種子と果皮です。種子にはプロアントシアニジンやカテキンが、果皮にはアントシアニンやレスベラトロールが主要なポリフェノールとして含まれています。今回はぶどうと赤ワインのポリフェノールとして著名なレスベラトロールを中心にご紹介します。

## フレンチパラドックスと赤ワイン

フレンチパラドックスとは、「フランス人は欧州の他の国の人々に比べて、脂肪（特に飽和脂肪酸）を豊富に含む食品を多く摂取しているが、それにもかかわらずフランス人の虚血性心臓（冠状動脈）疾患による死亡率が明らかに低い」という一見矛盾したように見える疫学研究結果を表わす言葉です。１９９０年代初めにフランス、ボルドー大学のセルジュ・ルノーがこの矛盾について初めて用いた表現ですが、キャッチーで印象的なフレーズとともに、アメリカのテレビなどに大きくとり上げられたことから、世界的に有名になりました。

この研究結果は大きく2つの可能性を示唆するものでした。一つは、飽和脂肪酸の高頻度摂取がかならずしも心血管疾患に結びつくわけではない可能性、もう一つは、もし仮に飽和脂肪酸摂取量と心血管疾患リスクに深い関連があるのならば、フランス人の食事を含む生活習慣の中にこのリスクを軽減する要因が含まれるという可能性でした。その中で最も重要ではないかと考えられた要因が、フランス人に特に多い赤ワインの摂取量でした。高頻度の赤ワイン摂取が疾患リスクを低減させると仮定して、飽和脂肪酸摂取と心血管疾患リスクの関係を補正すると、計算上でより高い相関が認められたことから、この仮説がまことしやかに語られるようになりました。しかし、実際は、この疫学研究で用いられた手法は地域相関研究※1であり、さまざまな交絡因子※2が補正されておらず、信憑性の低いものと認識されています。

このフレンチパラドックスが大きく脚光を浴びた結果、赤ワインは健康によいというイメージだけがひとり歩きしてしまい、多くの人々が科学的根拠のはっきりしない情報を信じ込んだことは非常に残念です。その一方で、このことが赤ワインに含まれる機能性物質やその健康機能に関する研究のその後の進展に大きく貢献したこともつけ加えておきます。それだけ反響が大きかったことはまちがいありません。

## レスベラトロールの発見者は日本人

フレンチパラドックスの発表を機に、ぶどうや赤ワインに含まれる成分の探索研究が世界じゅうで行なわれ、ポリフェノールを中心にさまざまな化合物が同定されてきました。中でもレスベラトロールは、その特異な存在様式から注目されるようになりました。レスベラトロールとは、スチルベン(2つのベンゼン環がエチレンで架橋された構造を持つ物質)の一種で、ぶどうのほか、ピーナッツ、カカオ、ブルーベリーなどにも含まれることが知られています。

※1 国や地域を単位として、特定の病気の原因と考えられる要因とその病気の罹患（りかん）率や死亡率との関係を評価する研究手法。※2 年齢や性別など、原因と結果の両方に相関する外的要因。

じつは最初にレスベラトロールを発見したのは北海道帝国大学の日本人研究者です（１９３９年）。再び脚光を浴びるようになったのが70年代で、ぶどうの葉に含まれるファイトアレキシンとして再発見されました。ファイトアレキシンとは、植物がストレスに応答して作るストレス抵抗性物質です。ぶどうの葉がカビに感染したり、強い紫外線にさらされたりするとレスベラトロールの合成が亢進《こうしん》し、レスベラトロール自体も抗カビ活性や抗酸化活性を示すことが証明されました。その後、ぶどうの果肉ではなく、果皮や赤ワインにも存在することが明らかにされました。このことが、生食のぶどうよりもむしろ、赤ワインの機能性成分として注目される遠因になりました。

## レスベラトロールで寿命が延びる!?

レスベラトロールの健康機能に関する基礎研究はこれまで幅広く行なわれており、抗酸化作用をはじめ、抗炎症作用、抗がん作用、女性ホルモン（エストロゲン）活性調節作用、血管弛緩《しかん》作用や血小板凝集抑制作用、抗動脈硬化作用、認知症改善作用など、枚挙にいとまがないほど、細胞やモデル生物を用いた実験でさまざまな生物活性が見つかっています。

中でも、世界の研究者を驚かせたのが、レスベラトロールの寿命延伸作用です。出芽酵母、線虫、ショウジョウバエ、魚類などのモデル生物の寿命だけでなく、高カロリー食を摂取させたマウスの寿命を延伸することが有名科学雑誌に報告されています。

そのメカニズムも解明されつつあり、寿命遺伝子と呼ばれるサーチュイン遺伝子（Sirt1）を活性化することで、細胞の核内に存在するＤＮＡを安定化し、不必要な遺伝子発現を抑制したり、遺伝子損傷を予防したりすることで、寿命を延長するものと考えられています。このSirt1はカロリー制限や運動によって活性化することが知られていますが、レスベラトロールも、寿命を延伸できた生物においてはSirt1を活性化することが報告されています。

しかし、寿命延伸をはじめ多くの機能についてヒトではいまだ証明されておらず、臨床応用にはつながっていないのが現状です。つまり、レスベラトロールのヒトでの有効性については充分なデータが蓄積されていないといえます。また、ぶどうの果皮や赤ワインに含まれるレスベラトロール含量はきわめて少ないので、通常の食事から摂取する場合の安全性には問題ありませんが、サプリメントなどの濃縮物として摂取した場合の安全性については情報が不足しているので、注意が必要です。特に、レスベラトロールにはエストロゲン様作用があるため、乳がんや子宮がんのようなホルモン感受性の疾患をお持ちのかたは避けるべきであることもつけ加えておきます。

## ワインはフードロス“0”の優等生！？

ワインの製造工程で残った種子からはグレープシードオイルが製造され、熟成中のワインにできる澱《おり》（沈殿物）からは酒石酸カリウムナトリウム（ロッシェル塩）が作られるなど、廃棄されそうな未利用資源がうまく活用されています。特に、ロッシェル塩は通信機器用の誘電体に利用できたので、第二次世界大戦中の日本では軍需産業としてワイン造りが奨励されたこともあります。

果実類

# キウイフルーツ

栄養の豊富さからも注目を集める！

Kiwi fruit

かわいいキャラクターのCMで近年、知名度が急上昇したキウイフルーツ。秋から冬にかけて収穫される果物ですので、初夏には南半球から輸入される新物が出まわり始めます。このようにあまり季節感を感じない果物ですが、栄養の豊富さからも最近注目を集めています。

機能性成分

## アクチニジン

消化を促進する作用に注目⁉

**登場成分**

- アクチニジン
- パパイン
- ブロメライン

キウイフルーツといえば

Cinema

### 『人生フルーツ』

『人生フルーツ』（2016年）は建築家の津端修一さんと妻の英子さんを主人公にした東海テレビ放送製作のドキュメンタリー映画です。1960年代に愛知県春日井市の高蔵寺ニュータウンの計画・設計にかかわるかたわらで、その街の片すみにみずから設計して建てた30畳一間の自宅。この場所で自然の恵みと手作りのくふうに満ちあふれた暮らしを長年続けてこられた、その積み重ねの物語です。枯葉から土を作り、耕し続けたキッチンガーデンでは、70種の野菜と50種の果実が四季折々の食卓を彩っています。

修一さんは、野菜や果物をそのまま食べるよりも、ジュースにして毎朝飲むことを好まれていたそうです。鮮度100%のジュースの味をととのえるには、酸味のある果物を使うのがみそですが、おそらくキウイフルーツも使われていたのではないでしょうか。この映画には出てきませんが、修一さんの著書によると、以前はキウイも植えられていたことが記されていました。

歴史

## 栽培の歴史は短く100年余り

キウイフルーツは、サルナシやマタタビと同じマタタビ属のつる性植物の果実です。イチョウと同じように雌雄異株（雄と雌が別の株）の植物で、実をつけるのは雌株だけなのはあまり知られていないかもしれません。この果実の名前が「キウイフルーツ」になったのは、ニュージーランドから初めてアメリカに輸出されることになった1959年に、販売促進と宣伝をかねて、ニュージーランドの象徴（国鳥）であるキーウィにちなんだからだとされています。

中でも、緑肉種の学名*Actinidia deliciosa*の果実が、楕円体で、皮が茶色い毛におおわれており、外見もキーウィに似ているので、特にこの種の果実をキウイフルーツ（グリーンキウイ）やその略称キウイと呼んでいました。最近ではマタタビ属の近縁種から派生した栽培品種もキウイという名称で流通しています。たとえば、オニマタタビ（*A. chinensis*）からは黄肉種のゴールデンキウイや中心部が赤いレインボーレッドキウイなどの栽培品種が作られ、サルナシ（*A. arguta*）からは果実の小さいミニキウイが作られています。

もともとキウイフルーツは中国の揚子江沿岸が原産地だと考えられており、中国では、猿がうずくまった姿に似ているので、果実やその生薬《しょうやく》が「彌猴桃（ビコウトウ）」と呼ばれていました。日本のサルナシも中国から伝わったものだといわれていますが、ビコウトウの日本名として名づけられたものです。キウイフルーツの栽培の発端は、20世紀初頭にニュージーランド人が中国から種を持ち帰り、栽培を始めたことだそう

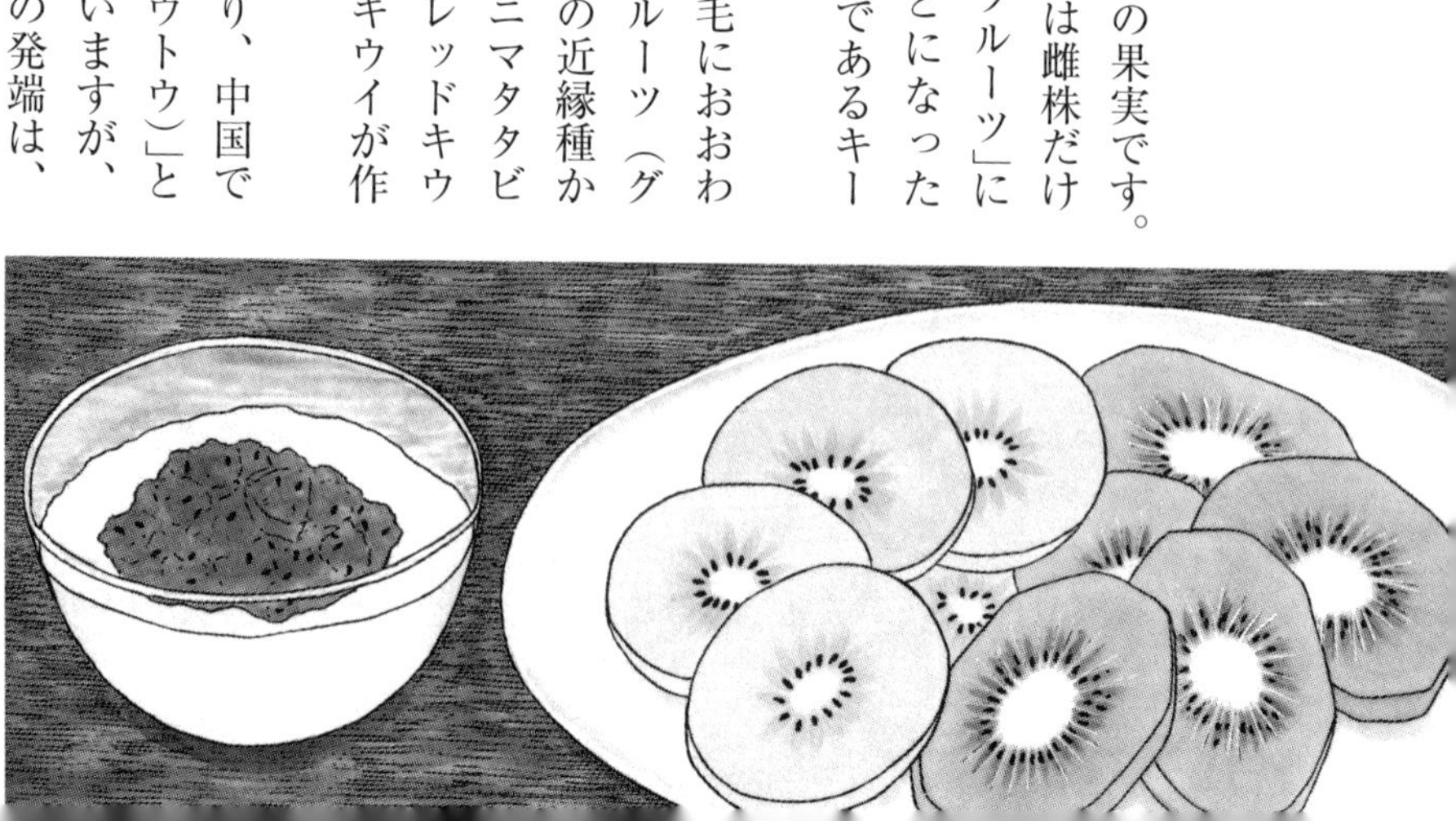

です。ニュージーランドの風土が適したのか、品種改良に成功し、現在でも最も主要なグリーンキウイの栽培品種の一つであるヘイワードが作られ、１９３０年代には商業化に成功しました。世界的にその名を轟かせたのは、やはりキウイフルーツへの名称変更が大きかったようです。日本での栽培は、１９７０年代に始まり、そのころ生産過剰だったみかんに代わる果物として生産が拡大され、現在に至っています。ですので、日本の産地としては愛媛や和歌山、福岡などが有名です。

日本で流通するキウイフルーツは輸入品と国産品がほぼ半々で、一年じゅう食べられますが、輸入品の９割を占めるニュージーランド産が５〜11月、国産は12〜４月に流通しています。

## 栄養成分

### いちごと比べてみると…

キウイフルーツの栄養成分の特徴を、緑肉種と黄肉種、そしてキウイと同様に甘味と酸味のバランスのよさが特徴のいちごと比較してみました。キウイフルーツは水分含量がいちごよりも少ないですが、甘味の強い果糖がいちごの倍以上含まれていて、さらに黄肉種のほうが緑肉種よりも多いので、より甘味が強いといえます。一方、食物繊維は緑肉種が黄肉種やいちごよりも豊富に含まれています。灰分ではカリウムが、ビタミンではプロビタミンAやビタミンEが、両種ともにいちごよりも多く含まれます。さらに、ビタミンCは黄肉種に特に多く含まれていて、緑肉種やいちごのほぼ倍です。

**キウイフルーツの栄養価**（100gあたり）
**いちごとの比較**

| | キウイフルーツ 緑肉種・生 | キウイフルーツ 黄肉種・生 | いちご 生 |
|---|---|---|---|
| エネルギー | 51 kcal | 63 kcal | 31 kcal |
| 利用可能炭水化物 | 9.5 g | 13.6 g | (5.9 g) |
| ぶどう糖 | 3.7 g | (5.0 g) | (1.6 g) |
| 果糖 | 4.0 g | (5.5 g) | (1.8 g) |
| しょ糖 | 1.4 g | (1.2 g) | (2.5 g) |
| 食物繊維総量 | 2.6 g | 1.4 g | 1.4 g |
| 灰分 | 0.7 g | 0.5 g | 0.5 g |
| カリウム | 300 mg | 300 mg | 170 mg |
| β-カロテン | 53 μg | 38 μg | 17 μg |
| α-トコフェロール（ビタミンE） | 1.3 mg | 2.5 mg | 0.4 mg |
| ビタミンC | 71 mg | 140 mg | 62 mg |
| 水分 | 84.7 g | 83.2 g | 90.0 g |

出典：「日本食品標準成分表2020年版（八訂）」（文部科学省）
（　）つきは推計値を示す。

the Secret of Functional ingredients

# キウイフルーツの機能性成分 アクチニジン

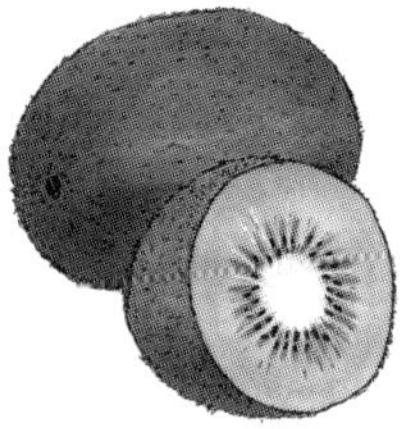

キウイフルーツにはビタミンCなどの栄養素が豊富に含まれますし、甘味や酸味の呈味成分をはじめ、鮮やかな果肉の色を担う色素成分や食物繊維などの栄養素以外の成分も豊富です。最近ではグリーンキウイには消化を促進する作用があることに注目が集まっており、これらがキウイフルーツに高い健康機能を期待させています。今回は、消化促進作用にかかわる消化酵素のアクチニジンに焦点を当てます。

## たんぱく質の半分がたんぱく質分解酵素

最近ではヘイワードなどのグリーンキウイとは異なる品種も市場に出まわるようになりましたが、これらの栽培の歴史が短いためでしょうか、キウイフルーツの健康機能に関する研究例はそれほど多くありません。含まれる成分はビタミンCや有機酸、カロテノイドなど多彩ではあるものの、なにか飛び抜けて含量が多いものがないので、バランスよくさまざまな機能性成分を含んでいるというい方もできると思います。

その一方で、キウイフルーツ特にグリーンキウイに特徴的な成分として近年注目を集めつつあるのが、アクチニジンというたんぱく質成分です。果物は水分や炭水化物が多いため、たんぱく質の含量はそれほど多くありませんが、グリーンキウイには、総重量の1%ほどたんぱく質が含まれており、果物の中では比較的多いほうです。

さらに特徴的なのが、その約半分がアクチニジンで、たんぱく質を分解する消化酵素（プロテアーゼ）として働くことです。アクチニジンという名前はマタタビ属の属名（*Actinidia*）にちなんでいますので、キウイフルーツだけでなく、マタタビ属に共通して含まれていますが、猫がマタタビに酔う原因の香気性物質も同じ名前なので注意が必要です。

## グリーンキウイに多いアクチニジン

アクチニジンのプロテアーゼとしての構造的特徴は、未熟パパイヤに含まれるパパインやパイナップルのブロメラインに類似したたんぱく質分解酵素であることがあげられます。たんぱく質の構造だけでなく、働きにも、たんぱく質中のアミノ酸配列が大きな影響を与えますが、アクチニジンとパパインのアミノ酸配列を比較しますと、おおよそ半分が共通しています。そのため、たんぱく質の構造も酵素としての働きも非常に似ていることが確かめられています。ですので、アクチニジンはパパインと同じファミリー（パパインスーパーファミリー）のプロテアーゼに分類されています。

酵素の働きとしての性質では、酸化やアルカリ性、強酸性に弱い性質があります。一方で、比較的高温（約60度）まで酵素活性を失わないことや、他の消化酵素による分解とそれに伴う活性の低下作用を受けにくいことも特徴的です。

なお、アクチニジンはキウイフルーツの品種間でその含量や酵素活性が異なります。グリーンキウイの品種にはおしなべて多く含まれていますが、黄肉種の中にはプロテアーゼ活性の低い品種があります。たとえば、市販でよく目にする品種では、緑肉種のヘイワードはアクチニジンを多く含みますが、ゴールデンキウイと呼ばれるホート16Aにはほとんど含まれません。

## さまざまな食品中のたんぱく質を分解

では、アクチニジンはどのようなたんぱく質を分解するのでしょうか?

アクチニジンの基質特異性(どのようなたんぱく質を選択的に分解できるのか)は幅広いといわれており、動物や魚の肉の線維たんぱく質をはじめ、牛乳の主要たんぱく質のカゼイン、小麦のグルテンなど、さまざまな食品中のたんぱく質を分解できます。動物実験では、特に胃での消化を促進する働きが確かめられています。その理由として、胃で分泌《ぶんぴつ》される消化酵素のペプシンとアクチニジンでは、基質たんぱく質中の分解しやすい部位(アミノ酸の配列)が異なることがあげられています。ペプシンは特に、フェニルアラニンやイソロイシンなどの疎水性の高いアミノ酸残基を認識してたんぱく質を分解しますが、アクチニジンはリシンやアルギニンなどの塩基性アミノ酸残基を選択しやすいため、消化作用が競合しません。また、アクチニジンが酸性条件でも少しはたんぱく質を分解できることも胃での消化を可能にしています。ちなみに生のグリーンキウイではゼラチンのゼリーがかたまらない理由もこのアクチニジンですし、肉料理の下ごしらえとしてグリーンキウイの搾り汁を利用すると肉質がやわらかくなることにもかかわっています。

アクチニジンはある特定のたんぱく質の分解作用だけでなく、胃での肉の消化や胃内容物の排出速度を促進することも、実験動物を使った基礎研究で明らかにされています。このことから、胃での消化を助ける働きとともに、たとえば食後の膨満感や不快感の低減効果が期待されていますが、残念ながら現在のところ、ヒトでの有効性を積極的に支持するまでには至っていません。そのほか、口臭の原因となる舌苔《ぜったい》の分解にも応用が期待されていますが、キウイフルーツのアレルギーの原因物質(アレルゲン)の一つであることがわかっていますので、この点には注意が必要です。

## キウイフルーツには食物繊維も豊富なので整腸作用に期待

一方、アクチニジンに加えて、キウイフルーツには果物の中では比較的豊富に食物繊維が含まれています。その量はアクチニジンと同様に黄肉種よりもグリーンキウイのほうが多いです。食物繊維の機能には、血糖値上昇やコレステロール吸収の抑制作用だけでなく、排便促進や便通改善といった整腸作用もよく知られています。グリーンキウイの食物繊維は、他の食品由来の食物繊維と比較して、水を含みやすく、保水率や膨張率が優れていることが明らかにされています。また、腸内細菌叢の構成を変化させ、特定の腸内細菌を増やす効果も認められているので、整腸作用がヒトでも期待できることが示唆されています。

このように、グリーンキウイに含まれるアクチニジンと食物繊維が消化管の健康サポートに役立つ可能性が明らかにされてきていますので、臨床試験を含めた今後の研究の進展が期待されます。

### キウイフルーツにはシュウ酸が多い？

野菜の独特なえぐ味成分にシュウ酸がありますが、キウイフルーツにもシュウ酸が含まれています。ほうれん草やピュアココア、チアシード（700mg /100g）などに多いですが、キウイフルーツの含量はそこまで多くはなく、ニュージーランド産で20~40mg /100gと報告されています。

また、キウイフルーツではカルシウムと結合して、針状の結晶として、種のまわりに存在しています。これがキウイフルーツを食べたときに感じるピリピリした刺激の原因だと考えられています。シュウ酸は尿路結石の原因と考えられていますが、シュウ酸カルシウムは腸から吸収されにくいことやキウイフルーツに含まれる量が多くないので、それほど気にする必要はないようです。

果実類

# りんご

Apple

医者いらずって本当⁉

1日1個食べれば医者がいらない、ということわざもあるりんご。事実なら、りんごに含まれる栄養成分が機能性成分がその根拠になっているはずです。善悪の知識の木の実ともいわれる、りんごをとり上げます。

機能性成分

## プロアントシアニジン、カテキン類

健康にも味覚にもよい影響⁉

**登場成分**

| | |
|---|---|
| プロアントシアニジン | フロリジン |
| カテキン類 | ケルセチン |
| クロロゲン酸 | |

りんごといえば

Cinema

### 『白雪姫』

『白雪姫』(1937年)はウォルト・ディズニー・アニメーション・スタジオが製作した、世界初のカラー長編アニメーション映画です。グリム童話の「白雪姫」が原作で、その完成度の高さから、現在では知らない人はいないほどの不朽の名作ですが、元祖プリンセスとしての人気が近年再燃しています。

女王は美しい白雪姫への嫉妬から、毒りんごを食べさせて永遠の眠りに誘おうとします。そして、物売りの老婆に化けた女王は、かじればどんな望みもかなうといって食べさせることに成功します。この毒りんごは女王が毒液につけたときには真っ黒でドクロの形をしていましたが、魔法で鮮やかでおいしそうな赤色に変化します。女王が念のため毒りんごの解毒法を調べたところ、愛する人とのファーストキスによってのみ生き返ると書いてありました。これが現実となり、物語はハッピーエンドを迎えます。

ほかの果物ではなく、なぜりんごが用いられたのか。この問いにはさまざまな解釈がありますが、りんごは皮もそのままかじりたくなるような、五感すべてでおいしさを感じられる、最も魅力的な果物だからだと私は考えます。

歴史

## 正式名称はセイヨウリンゴ

私たちがふだん食べているりんごはセイヨウリンゴと呼ばれる品種を特に指しますが、日本にはもともとワリンゴ（和林檎）という別のリンゴ属植物が存在しました。中国原産のワリンゴは平安時代に日本に伝来し、セイヨウリンゴが導入されるまではこちらが「りんご」と呼ばれており、りんごの名前の由来になっています。ワリンゴは酸味が強く、甘味が少ないので、セイヨウリンゴの導入で急速に廃《すた》れてしまいました。現在では、お盆のお供え物としてごく一部の農家が栽培しているだけのようです。

セイヨウリンゴの原産地は北コーカサス地方から西アジアにかけての寒冷地が有力とされています。栽培の歴史は長く、４０００年前にはすでにヨーロッパで栽培されていたのではないかと考えられています。世界の産地はヨーロッパや北米が以前は中心でしたが、近年では中国の生産量が飛び抜けて多くなっています。一方、日本でりんごが現在のように幅広く栽培されるようになったのは、明治政府の北海道開拓政策により、アメリカから75品種の苗木を移植したことがきっかけだとされ、現在流通するいくつかの品種の起源としてたどることが可能です。

世界には1万５０００種近いりんごの品種があり、日本でも２０００種類ほどが栽培されているといわれています。世界的に最も生産量が多い品種は「ふじ」です。戦前に青森県藤崎町で育種開発され、１９６２年に命名されました。日本で最も一般的に栽培されているだけでなく、輸出先の中国、韓国、北アメリカ、オーストラリアでも主要な品種になっています。きれいな赤色で、糖度が高く、さらに賞味期間も長いこ

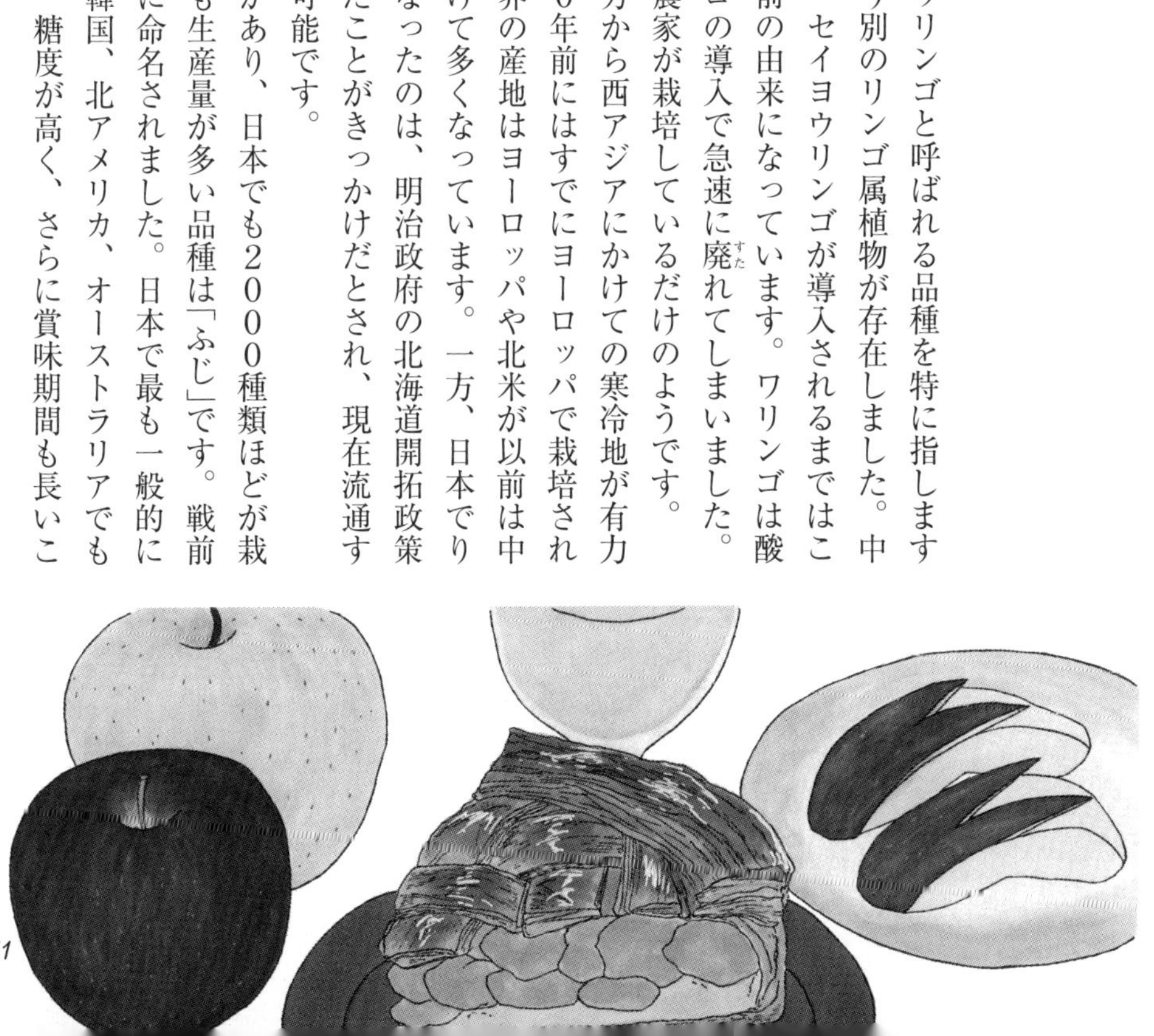

とが特徴です。製菓用として根強い人気があるのが「紅玉」です。もともとアメリカ・ニューヨーク州で生まれ、明治時代に日本にきました。煮くずれしにくく、酸味が強いため、加熱・加糖調理でもりんごの風味を失わない特性が今も人気です。

そのほか、黄色いりんごの品種で強い甘さが特徴の「ゴールデンデリシャス」はさまざまな品種とのかけ合わせに用いられています。福島県産で有名な「王林」もみずみずしさと甘味、独特のよい香りで人気ですが、これもゴールデンデリシャスの派生品種です。

栄養成分

## 梨や柿と比べてみると…

りんごの栄養成分の特徴を、秋が旬の果物の梨や柿と比較してみました。まず、りんごは柿と同様に炭水化物が豊富です。特に甘味の強い、果糖と蔗糖《しょとう》が梨や柿よりも多いですし、食物繊維も豊富です。そのほかの甘味成分としては、ソルビトールも特徴的です。ソルビトールはりんごの「みつ」の形成にかかわり、みずみずしい味わいに寄与しています。

なお、りんごの栄養成分でよく強調される成分にミネラルのカリウムがありますが、これらは梨や柿と同等かやや少ない量です。ビタミンCも多くありません。

**りんごの栄養価**（100gあたり）**梨と柿との比較**

| | りんご<br>皮つき・生 | なし<br>日本なし<br>生 | かき<br>甘がき<br>生 |
|---|---|---|---|
| エネルギー | 56 kcal | 38 kcal | 63 kcal |
| 利用可能炭水化物 | 12.7 g | 8.1 g | 14.5 g |
| ぶどう糖 | 1.6 g | 1.4 g | 4.8 g |
| 果糖 | 6.3 g | 3.8 g | 4.5 g |
| しょ糖 | 4.7 g | 2.9 g | 3.8 g |
| ソルビトール | 0.5 g | 1.5 g | – |
| 食物繊維総量 | 1.9 g | 0.9 g | 1.6 g |
| カリウム | 120 mg | 140 mg | 170 mg |
| β-カロテン | 22 μg | 0 μg | 160 μg |
| 葉酸 | 3 μg | 6 μg | 18 μg |
| ビタミンC | 6 mg | 3 mg | 70 mg |
| 水分 | 83.1 g | 88.0 g | 83.1 g |

出典：「日本食品標準成分表2020年版（八訂）」（文部科学省）
「–」は未測定を示す。

the Secret of Functional ingredients

# りんごの機能性成分 プロアントシアニジン カテキン類

### ポリフェノール

りんごの栄養成分にはミネラルやペクチンをはじめとする食物繊維が比較的多く含まれます。これらに加えて、りんごの健康機能に大きく寄与していると考えられているのがポリフェノールです。総ポリフェノール量としては果物の中で飛び抜けて多いわけではありませんが、約50種類のポリフェノールが含まれていると報告されています。

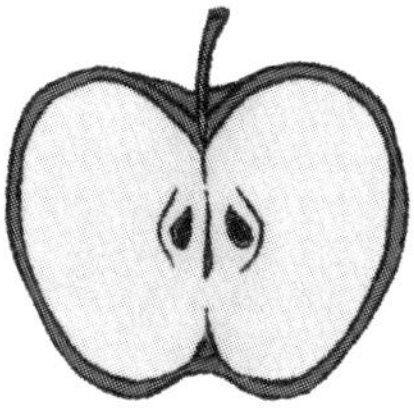

## プロアントシアニジン

りんごに含まれる主要ポリフェノール。カテキン類からできているが、多数の成分の混合物。

### 構造はカテキン類の重合体

りんごのポリフェノールの中で最も含有量が多く、全体の約6〜7割を占めるのが、プロアントシアニジンです（**図**）。すべての品種のりんごに含まれており、その量はりんご100g中に30〜40mgになります。プロアントシアニジンはカカオや黒大豆、シナモン、ナッツなどにも含まれますが、ポリフェノール全体

**図　りんごに含まれるポリフェノールとその割合**

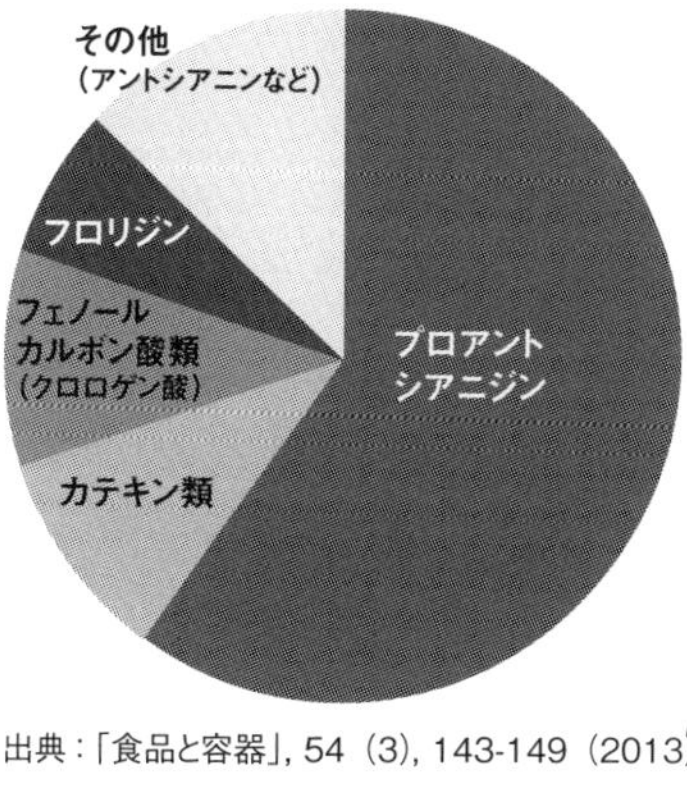


出典：「食品と容器」, 54（3）, 143-149（2013）より作成。

に占める割合が最も多いのはりんごです。

プロアントシアニジンは、カテキン類がおもに炭素-炭素結合を介して複数（2～15個）重合した構造をしています。この名前は、試験管内でプロアントシアニジンを塩酸で加熱するとシアニジンなどのアントシアニン（ベリー類や赤ワインの色素）を生成することに由来していて、アントシアニジンの前駆体という意味でプロアントシアニジンと呼ばれています。しかしこの反応は自然には非常に起こりにくく、りんごの赤い皮の色素がプロアントシアニジンからできるわけではありません。

## 分子が大きくなると吸収されにくくなる

プロアントシアニジンの健康効果については、これまでに基礎研究から多彩な作用が報告されています。カテキン類と同様の抗酸化作用をはじめ、アレルギー応答の抑制作用、皮膚でのメラニン生成抑制作用、脂肪燃焼の亢進《こうしん》作用や腸管での脂肪消化阻害作用、食後の血糖値上昇抑制作用などが認められています。これらの作用の中にはヒトでの臨床試験まで研究が進んでいるものもあり、応用への期待が寄せられています。しかし、現在ではまだヒトでの有効性について充分なデータがそろっているとはいえません。では、どのような問題をかかえているのでしょうか？

それはプロアントシアニジンの化学的特徴に起因しています。まずは、プロアントシアニジンはカテキン類の種類や重合度の異なる多数の成分の混合物であり、またその混合比もりんごの品種や収穫時期によって同じではありません。そのため、どのプロアントシアニジンでもいつも同じ効果が認められるという確証が得にくいことがあげられます。

もう一つは消化、吸収についてもプロアントシアニジン分子の大きさによって挙動が異なります。

カテキン類が4つ以上重合したプロアントシアニジンではまったく吸収されませんし、3つ以下でも大きいほど吸収が悪くなります。また、プロアントシアニジンは胃の中で胃酸によって分解されますが、共存する食品や飲料によって胃酸がうすまるとその効果は減弱されます。プロアントシアニジンの90％以上は未消化のまま大腸まで運ばれるという報告もありますので、現状ではプロアントシアニジンがどのように作用して機能性を発揮しているか解明されていません。しかし最近、「プロアントシアニジンやカテキン類は吸収されることなく、腸管上皮細胞に直接働きかけることで健康機能を発揮しているのではないか」という仮説のもと基礎研究が進んでいます。

## カテキン類

**りんごに含まれるポリフェノールの一つ。未熟なりんごに多く含まれる渋味成分。**

りんごには、プロアントシアニジンに加えて、その構成単位であるカテキン類、コーヒーの主要ポリフェノールでもあるクロロゲン酸、りんご樹皮に多く含まれる苦味成分であるジヒドロカルコン配糖体のフロリジン、皮の赤色色素のアントシアニン、玉ねぎにも多いケルセチンの配糖体などのポリフェノールが含まれています。これらすべてに抗酸化作用がありますし、味覚にも影響を与える成分もあります。その中で今回注目したいのは、渋味成分です。

## 渋柿のカテキンよりおいしい渋味？

渋味成分は口に含んだときに引きつった感覚（収れん感覚）になる物質で、これが舌や口腔《こうくう》粘膜上のたんぱく質や分泌《ぶんぴつ》たんぱく質と結合することにより接触の刺激が生まれます。渋味を呈する食品は渋柿や緑茶、未熟なりんごなどが知られていますが、適度な渋味は口の中に残っている甘味などの味覚をマヒさせるので、後味をすっきりさせる効果もあります。食後の飲み物にお茶を、デザートに甘柿やりんごが用いられるのはその理由からです。

りんごには、カテキン類の中でカテキンとエピカテキンが含まれています。未熟りんごが生食に適さないのは、糖質の蓄積が少ないので甘味が弱いだけでなく、これらが多く含まれている影響も大きいでしょう。熟す過程でカテキン類は減少しますが、その理由の一つはプロアントシアニジンの合成に使われるためです。

りんごに含まれるプロアントシアニジンは、渋柿の没食子酸結合型カテキンを含むプロアントシアニジンと比べて渋味がそれほど強くないようです。高温の湯でお茶をいれると渋味の強いお茶になりますが、これも没食子酸結合型カテキンが原因です。カテキンに結合した没食子酸部分の反応性が高く、強い渋味を誘導しますが、りんごのプロアントシアニジンやカテキン類にはこの没食子酸部分がありません。これが、りんごはプロアントシアニジン含量が比較的多いにもかかわらず、渋柿のように脱渋しなくてもおいしくいただける化学的な理由です。

## りんごの切り口が褐変する理由と防止方法

りんごの皮をむき、切ってしばらくおいておくと切断面が褐変します。その理由は、切断によってカテキン類やクロロゲン酸などのポリフェノールが通常は接していないフェノール酸化酵素や酸素と接触するようになり、その結果ポリフェノールが酸化的に重合し、最終的に褐色成分が生成するためです。

褐変反応を止める方法としては、緑茶の製造工程で用いられる蒸熱処理は酵素を完全に失活させますし、亜硫酸塩は強力な脱酸素剤として作用しますので理想的です。家庭では酸素に触れないくふう（ラップ）や酵素に塩素イオンを結合させる方法（塩水）が理にかなっています。それ以外には、酸化防止剤やpHを酸性にすることでも酵素活性が低下するので、ビタミンCとクエン酸（レモン汁）の添加も有効です。しかしどの方法も、味が変わったり、効果が短時間しか保たれないので、できるだけ早く食べることが最善だと思います。

# 果実類

みかんの健康効果は？

# みかん

Mandarin orange

こたつの上に置かれたみかんは日本人の冬の原風景といえるのではないでしょうか。日本人になじみ深いみかんは健康によい果物のイメージも強いようです。最近ではダイエットや骨の健康に役立つともいわれます。どんな成分が関与するのか、見ていきましょう。

## 機能性成分

## β-クリプトキサンチンほか

骨の健康に役立つ機能に注目

**登場成分**

| | |
|---|---|
| β-クリプトキサンチン | ヘスペリジン |
| β-カロテン | 糖転移 |
| ペクチン | ヘスペリジン |

みかんといえば

Book 『蜜柑』

『蜜柑』（1919年）は芥川龍之介の短編小説です。海軍機関学校の英語教師をしていたころの作者の経験を基にして書かれたもので、もともとは「私の出遇った事」というタイトルで発表されています。

主人公は、冬の日の日暮れ時に横須賀駅から列車に乗車します。向かいの席に座っていた田舎者の娘がトンネルに差しかかると同時に窓をあけたことが原因で、主人公は蒸気機関車の煙を吸ってしまい、せき込みます。娘をしかってやろうと思ったそのとき、娘が5、6個のみかんを窓の外に投げ落としたのです。みかんは村の踏切まで見送りに来てくれた弟たちへの姉からの餞別（せんべつ）でした。主人公はその光景を見て、少しの間日々の疲労と倦怠（けんたい）を忘れることができました。

主人公は、日暮れにもかかわらず、そのみかんを「暖（あたたか）な日の色に染まっている蜜柑」と表現しています。もぎたての旬のみかんの橙（だいだい）色が、あまりにも明るくて温かく、鮮やかだったので、主人公の疲労でこりかたまった心をほぐしたのでしょう。

歴史

## 最近ウンシュウミカンの親が判明

みかんは、小型の甘い柑橘《かんきつ》類の総称ですが、ふだん食べ慣れているみかんは、和名ウンシュウミカン（温州みかん）を指すことが多いです。「温州」は中国浙江省の地名にちなみますが、みかんの原種の原産地はインド北東部のアッサム地方とされ、中国では4000年前ごろには栽培が始まっていたとされます。一方、日本にはもともと食用のみかんはなく、時期は定かではありませんが、和名キシュウミカン（紀州みかん）が中国から伝来したのが食用みかんの最初と考えられています。

今ではなじみの薄いキシュウミカンですが、江戸時代にはわが国における代表的な柑橘類でした。和歌山や熊本、桜島などで栽培され、上物が幕府に献上されたことから、その名が知られるようになります。ウンシュウミカンよりも小さいですが、果皮は薄くてやわらかく、香りが強いのが特徴です。また、果肉も多汁で、風味はウンシュウミカンに勝るといわれますが、長期の保存に向かないことや種子が多いことが、その後の運命に影響を与えます。

一方、ウンシュウミカンの原産地は鹿児島の長島とされており、中国由来の柑橘類の交雑で偶発的に生まれたと考えられてきました。最近になって、国立研究開発法人農研機構の研究グループがウンシュウミカンの親品種のDNA鑑定から、種子親（母親）がキシュウミカンで、花粉親（父親）がクネンボという東南アジア原産の柑橘であると推定しています。この交雑によって、果実が大きいわりに風味がそこなわれず、種が少ないウンシュウミカンが生まれたと考えられています。

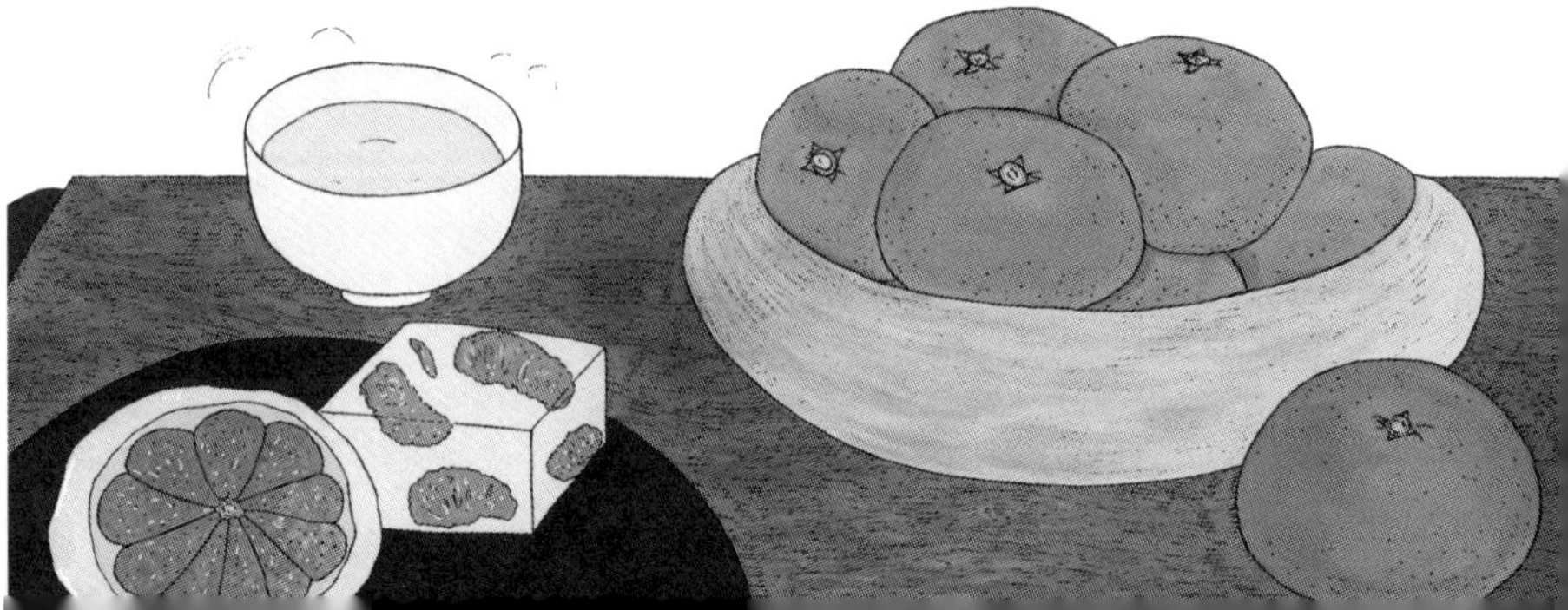

ウンシュウミカンは江戸時代にはあまり栽培されませんでした。種子が少ないことから武士には不評だったため、種子の多いキシュウミカンが贈答品として重宝されました。しかし、明治時代中ごろには、輸送や貯蔵に耐久性があり、栽培も簡便で量産できるという経済的側面から、ウンシュウミカンの栽培が振興され、しだいに市場を席巻していきます。当初はキシュウミカンを嗜好《しこう》する人も多かったですが、種子が少なくて食べやすい安価なウンシュウミカンが徐々に定着していったようです。

栄養成分

## レモンやりんごと比べてみると…

みかん（じょうのう）の栄養成分の特徴を、同じ柑橘類のレモンや、冬に旬を迎えるりんごと比較してみました。みかんの特徴はやはりみずみずしさで水分含量が最も多いです。炭水化物では、甘味の強いりんごと同等のショ糖が含まれており、みかんの甘味を支えているといえます。一方、りんごの栄養成分として強調されるカリウムはみかんのほうが少し豊富です。レモンに特徴的なビタミンCもレモンの約3分の1程度は含まれますので、量をとれるみかんも供給源として覚えておきたいですね。

みかんの最も特徴的な成分はカロテノイドで、β-カロテン当量ではりんごやレモンの約40倍にもなります。

**みかんの栄養価**（100gあたり）
**レモンやりんごとの比較**

| | うんしゅうみかん じょうのう 普通・生 | レモン 全果 生 | りんご 皮つき 生 |
|---|---|---|---|
| エネルギー | 49 kcal | 43 kcal | 56 kcal |
| 脂質 | 微量 | 0.2 g | (0.1 g) |
| 利用可能炭水化物 | 11.3 g | 5.0 g | 12.7 g |
| ぶどう糖 | 1.7 g | 1.5 g | 1.6 g |
| 果糖 | 1.9 g | 0.7 g | 6.3 g |
| しょ糖 | 5.3 g | 0.4 g | 4.7 g |
| 食物繊維総量 | 1.0 g | 4.9 g | 1.9 g |
| カリウム | 150 mg | 130 mg | 120 mg |
| β-クリプトキサンチン | 1,700 μg | 37 μg | 10 μg |
| β-カロテン | 180 μg | 7 μg | 22 μg |
| β-カロテン当量 | 1,000 μg | 26 μg | 27 μg |
| ビタミンC | 32 mg | 100 mg | 6 mg |
| 水分 | 86.9 g | 85.3 g | 83.1 g |

出典；「日本食品標準成分表2020年版（八訂）」（文部科学省）
（　）つきは推計値を示す。

# みかんの機能性成分 β-クリプトキサンチンほか

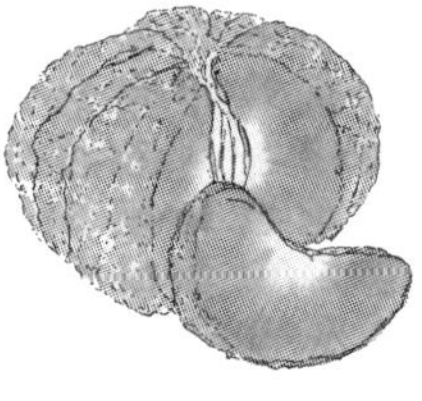

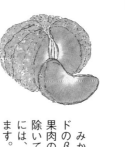

みかんに含まれる機能性成分として、現在最も注目されているのが、カロテノイドのβ-クリプトキサンチンです。β-カロテンの約10倍含まれており、みかんの果肉の温かい橙色の色調を担う色素といえます。一方、みかんを食べるときにとり除いてしまいがちな、中果皮（果肉の入った袋であるじょうのうのまわりの白い皮）には、食物繊維のペクチンやヘスペリジンなどのフラボノイドが豊富に含まれています。

## β-クリプトキサンチン

**みかんに含まれる主要カロテノイド。プロビタミンA活性を示す。**

### 構造の半分はβ-カロテンと同じ

β-クリプトキサンチンの構造は、β-カロテンと非常に似ていて、1か所異なるだけです。β-クリプトキサンチンの構造は左右非対称で、半分はβ-カロテンとまったく同じ環構造を持ちますが、残り半分はβ-カロテンの環構造の1つの水素が水酸基に置換した構造です。そのため、β-クリプトキサンチンはβ-カロテンの半分のプロビタミンA活性しか持たないのですが、量的に多いので、みかんのビタミンA摂取源としての役割も担っています。

β-クリプトキサンチンはヒトの血液中から検出される主要な6つのカロテノイドの一つですが、

β-カロテンやリコピン、ルテインなどと比較して、健康機能に関する研究が著しくおくれていました。しかし、近年、日本の研究グループが推進力となって、さまざまなβ-クリプトキサンチンの健康機能が明らかになりつつあります。

## 骨の健康維持に役立つ機能に期待も

日本の静岡県浜松市三ヶ日《みっかび》地区での疫学研究は、β-クリプトキサンチンがさまざまな疾病の予防に貢献できるのではないかと期待させるデータを示しています。たとえば、メタボリックシンドロームや閉経女性の骨粗鬆症《こつそしょうしょう》などの発症リスクが、みかんの摂食頻度と相関性の高い血液中β-クリプトキサンチン濃度に反比例することが明らかになり、みかんの積極的な摂取の効果に期待が寄せられるようになりました。

この疫学研究を受けて行なわれたヒト介入試験では、健常成人のβ-クリプトキサンチン含有みかんジュースの長期間摂取が骨代謝マーカーを改善し、骨形成（新しい骨の形成）を促進して骨吸収（古い骨の破壊）を抑制する可能性が示唆されました。また、この研究結果の再現性が複数の臨床研究で確認されたことから、これを根拠として、骨の健康に役立つという機能性を表示するための届け出が消費者庁に提出されました。現在、この機能性を表示したみかんやみかんジュース等の加工食品が市場に出まわりつつあります。

これまでの食経験から、日常的に摂取する範囲であれば安全性に問題はないといえますが、サプリメントなどの濃縮物として摂取する場合に関しては信頼できる情報が少なく、注意が必要です。また、ヒトでの有効性についても、みかんそのものを用いた研究例がないことに加えて、β-クリプトキサンチンの臨床研究例自体の数が少ないため、定かではありません。現時点では科学的根拠がまだ充分ではないと考えます。

ほかに**この2成分**にも注目

フラボノイドの一つ

## ヘスペリジン

ヘスペリジンはグレープフルーツやぶんたんなどを除く柑橘類に幅広く含まれるフラボノイドで、血管透過性抑制効果を示すビタミン様物質（ビタミンP）の一つとして同定された化合物です。みかんの可食部では、糖類、クエン酸に次ぐ主要成分といわれるほど、含量の多い成分です。漢方薬原料の陳皮は、熟したマンダリンやウンシュウミカンの果皮を乾燥させたものですが、ヘスペリジンはこの陳皮の有効成分の一つと考えられています。

みかんには中果皮に最も多く含まれます。じょうのうにも少なからず含まれますし、みかんのシロップ漬け（みかんの缶詰め）の白濁物質としても知られていて、これは、ヘスペリジンの水への溶解性が低く、加工の工程でとけきれなくなり、析出することが原因です。ヘスペリジンの構造は、グレープフルーツに多いナリンジンや、みかんの中果皮に含まれるナリルチンなどの苦味成分とよく似ています。しかし、ヘスペリジン自体には苦味がなく、無味無臭です。

これまでの基礎研究から、ヘスペリジンには脂質代謝改善作用や血圧降下作用、骨代謝改善作用が報告されており、その機能性に注目が集まってきました。しかし、ヘスペリジンは比較的疎水性の高いラムノースを構成糖に持つため、水溶性が低く、生体への吸収効率がよくないことが問題でした。近年、この問題を解決するために、ヘスペリジンに酵素処理をすることでぶどう糖を付加して、水溶性や吸収効率を著しく向上させた製品（糖転移ヘスペリジン）が開発されています。

この糖転移ヘスペリジンはヒトでの効果が一部証明され、血中中性脂肪が気になる人のための保健用途の表示ができる食品にすでに応用されています。ただし、医薬品の代謝に影響する可能性が指摘されていますので、医薬品との併用には十二分な注意が必要です。

みかんの中果皮に多い

## ペクチン

みかんに含まれる食物繊維の中で、構造や機能について最も理解されているのがペクチンです。みかんは果物の中でもペクチン含量が多く、じょうのうの半透明の薄い皮やじょうのうの外側についている中果皮の白い繊維に特に多く含まれます。

水溶性食物繊維には整腸作用や血糖値上昇抑制作用などが期待されていますし、みかんにもダイエット効果が期待できるという情報も巷で流布していたりします。しかし、みかんに含まれるペクチンはおもにホモガラクツロナン（ガラクツロン酸のくり返し構造）で、構成糖のガラクツロン酸の約3分の2がメチルエステル化されているので、多くが水にとけにくい食物繊維といえます。つまり、みかんのペクチンには難水溶性のものが多く、腸内細菌叢が利用しにくいと考えられます。また、ペクチンそのものについても、ヒトでの有効性に関する情報が充分に蓄積されていないことから、ダイエットや整腸作用などの機能性を期待してみかんを積極的に摂取するのは時期尚早でしょう。

かいつまみ Column

# 抗酸化作用を示すカロテノイドとポリフェノール

抗酸化作用の強さだけでなく、多様性や普遍性から注目されてきたのが、カロテノイドとポリフェノールです。

コレなに?

## カロテノイドは黄、橙《だいだい》、赤の色素

カロテノイドは微生物、植物、動物に含まれる黄色～赤色を示す色素です。基本構造を合成できるのは植物の葉緑体や一部の微生物だけです。基本構造は炭素40個と水素56個からなる炭化水素で、疎水性が高く、水にまったくとけません。また、カロテノイドのうち炭素と水素のみで構成されたものがカロテン、それらに加えて酸素を含むものがキサントフィルと呼ばれます。カロテノイドは特に眼の健康によい影響を与える成分として著名です。中でも、β-カロテンは体内でビタミンAに変換され、網膜での光の認識をつかさどる光受容器細胞色素ロドプシンの材料として用いられます。一方、キサントフィルのルテインはビタミンAには変換されませんが、網膜の中心にある黄斑部に存在して紫外線などの光を吸収したり、活性酸素を消去したりすることから、網膜の変性を防ぐことで、目の健康を維持する機能があると考えられています。これらのカロテノイドは日常の食事から摂取が可能で、体内に吸収されて利用されています。

コレなに?

## 種類も構造も多様なポリフェノール

一方、ポリフェノールは複数のフェノール性水酸基（ベンゼン環に結合した水酸基）を持つ化合物の総称で、植物によって作られ、動物は合成することができません。植物は強い光や病原、外敵などの環境ストレスに対する防御物質としてポリフェノールを合成して利用しています。食品においては、色素や苦味・渋味成分として、嗜好《しこう》性に寄与しています。

ポリフェノールは数千種あるといわれ、構造も多様ですが、大きく2つに分類されます。一つは、フラボノイドなどの比較的分子量の小さい構造単位からなる単量体型で、もう一つはこの構造単位が多数連結した多量体型に分類されます。単量体型にはフラボノイドやエラグ酸、スチルベン、フェニルプロパノイドなどがあります。多量体型は大きく2つに分けられ、カテキン重合体であるプロアントシアニジンの縮合タンニンや、エラグタンニンなどの単量体に分解可能な加水分解タンニンがあります。単量体型のフラボノイドは2つのベンゼン環が3つの炭素からなる架橋により結合した基本構造を持ちます。この架橋が環を形成しているか、さらに二重結合や水酸基の有無などで細分化され、異なる名称で分類されています。

**本書で紹介したカロテノイド**

| 分類 | 化合物名 | 色 | プロビタミンA活性（%） | 含まれる食品（下線は本書で紹介した食品） |
|---|---|---|---|---|
| カロテン | α-カロテン | 橙 | 50 | 緑黄色野菜全般、とうがらし |
| | β-カロテン | 橙 | 100 | |
| | γ-カロテン | 橙 | 50 | |
| | リコピン | 赤 | 0 | トマト |
| キサントフィル | β-クリプトキサンチン | 黄 | 50 | みかん、びわ、柿 |
| | ルテイン | 黄 | 0 | かぼちゃ、とうもろこし、ケール、卵黄 |
| | ゼアキサンチン | 黄 | 0 | |
| | アスタキサンチン | 赤 | 0 | エビ、カニ、サケ |
| | フコキサンチン | 赤 | 0 | こんぶ、わかめ、ひじき |

**本書で紹介したポリフェノール**

| 分類 | 分類 | 化合物名 | 含まれる食品 | 備考 |
|---|---|---|---|---|
| 単量体 | フラボノイド | ケルセチン | 玉ねぎ | 植物に偏在する。配糖体で存在。 |
| | | ルチン | そば | ケルセチン配糖体の一つ。 |
| | | イソフラボン類 | 大豆、納豆 | ダイゼイン配糖体が主要成分。 |
| | | アントシアニン類 | ブルーベリー | 赤色～青色色素。pHで色調が変わる。 |
| | | カテキン類 | 緑茶、紅茶、りんご | 緑茶や紅茶、りんごなどの渋味物質。 |
| | | ヘスペリジン | みかん | 柑橘類の中果皮に含まれる。 |
| | フェニルプロパノイド | フェルラ酸 | 米 | γ-オリザノールの構成成分でもある。 |
| | | クロロゲン酸類 | コーヒー | カフェ酸とキナ酸の結合体が主要成分。 |
| | スチルベノイド | レスベラトロール | ぶどう | ぶどうの皮や種に含まれる。 |
| | リグナン | ゴマリグナン類 | ごま | 主要成分はセサミン。 |
| | その他 | クルクミン | ウコン | 黄色色素。黄色のたくあんの色づけにも使われる。 |
| 多量体 | 縮合タンニン | プロアントシアニジン類 | りんご | カテキンの重合物。 |
| | | テアフラビン類 | 紅茶 | カテキンの二量体。 |
| | 加水分解タンニン | 没食子酸結合型カテキン類 | 緑茶、紅茶 | 没食子酸を結合したカテキン。EGCGなど。 |

新しい健康機能に注目!?

# しいたけ

Shiitake

きのこの中で生産額が最も多いのが、しいたけです。うま味の成分だけでなく、栄養成分も濃縮されており、利用価値の高い食材です。

## 機能性成分

**グアニル酸**
うま味成分

**機能性糖類**
免疫や消化にかかわる機能

**登場成分**

- グアニル酸
- 機能性糖類
- エルゴステロール
- イノシン酸
- グルタミン酸ナトリウム
- レンチナン
- トレハロース

しいたけといえば

Book

### 『吾輩は猫である』

『吾輩は猫である』は、夏目漱石が 1905（明治 38）年１月から俳句雑誌『ホトトギス』に連載した、猫である「吾輩」の視点から人間模様を描いた長編小説です。じつはこの有名な小説の中にしいたけが出てきます。猫「吾輩」の飼い主は珍野苦沙弥（ちんのくしゃみ）ですが、その元教え子に、理学士の水島寒月（みずしまかんげつ）がいます。ある日、苦沙弥は寒月の前歯が１本欠けているのに気づきます。苦沙弥がどうしたのかと尋ねると、寒月は「ある場所でしいたけを食べたのだが、しいたけの傘を前歯で噛《か》み切ろうとしたら欠けてしまった」と答えるのです。このエピソードは実話に基づいているとされ、水島寒月のモデルは、夏目漱石の古参の門弟で物理学者の寺田寅彦で、実際に歯痛に悩んでいました。寺田寅彦が吸い物のしいたけの軸を噛み切ろうとしたときに、前歯の１本が軸の抵抗に負けて折れてしまったそうです。

しいたけのテクスチャー(噛みごたえ）は独特で、弾力があり、破断する（噛み切る）までにある程度力をかけないといけない特徴があります。このころの干ししいたけは高級品で食べる機会も多くなかったためでしょう、しいたけに含まれるビタミンＤがカルシウムの吸収を助け寒月の歯の健康に貢献することもなかったようです。

歴史

## 松たけよりも高級品だったが…

原産はアジアの熱帯高地とされています。古くから中国をはじめとした東アジアで利用されてきたと考えられていますが、日本にも平安時代には中国から伝わったようです。しいたけはおもに養分が豊富な、広葉樹の枯れ木に生えますが、広葉樹の枯れ木は、人里から離れた山林でないと見つかりませんでした。ですので、しいたけが庶民の口に入るのは、江戸時代末期になって人工栽培が始まり、生産量が増えてからになります。

干ししいたけはおもに盆や正月、法事等でのごちそうの品で、多くは中国への輸出用でした。栽培方法の改良は20世紀初頭から行なわれてきましたが、戦後、原木栽培の普及と乾燥技術の発達により、生産量が増加しました。また、贈答用としても重宝され昭和50年代ごろまでは松たけよりも高価でした。菌床栽培も始まり、消費も順調に伸ばしましたが、その後の急激な社会や食生活の変動とともに、1世帯あたり年間消費量は昭和50年をピークに、昭和60年で半減し、平成20年ではピーク時の5分の1にまで減少。家庭での消費減少と安価な業務用輸入干ししいたけの増加等により、価格が低下しました。

一方で、近年、持続可能な循環型（エコ）栽培法の開発や和食の持つ潜在的な健康効果が脚光を浴びていることから、しいたけの重要性も再評価されつつあります。

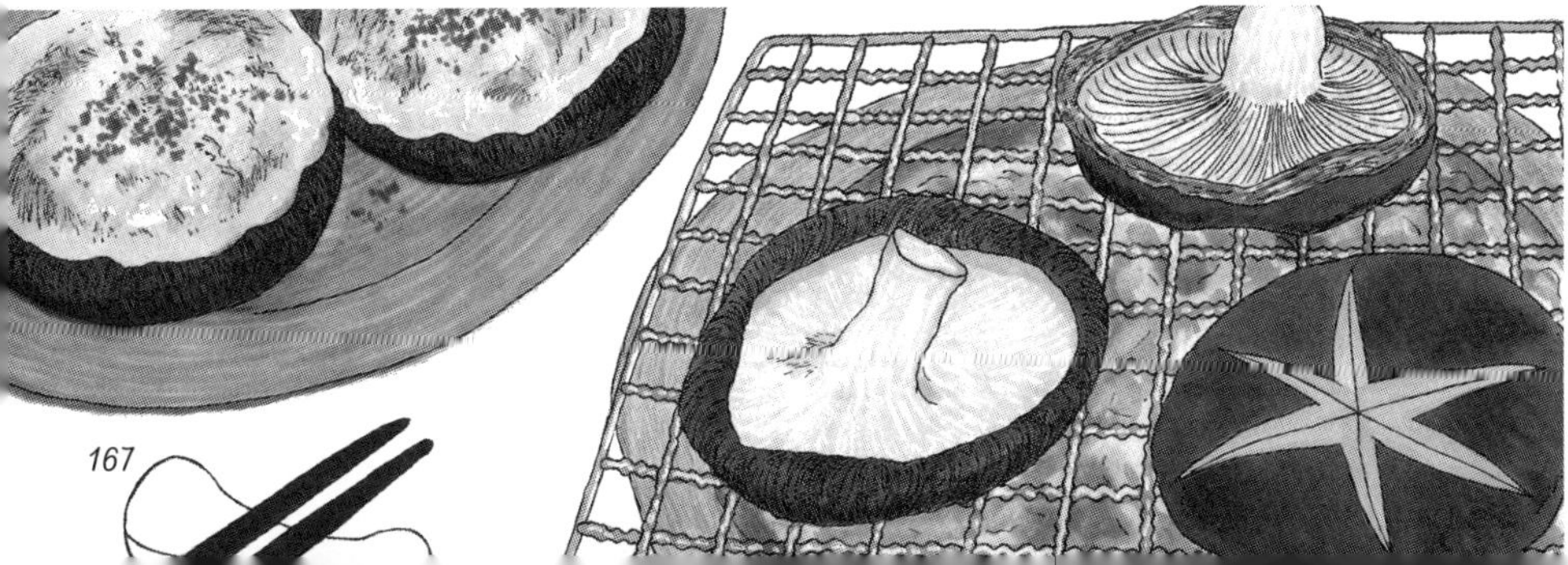

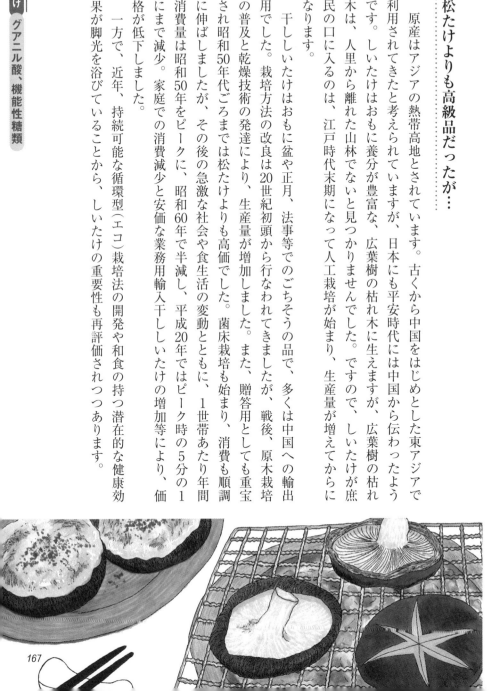

栄養成分

## 干ししいたけではビタミンDが増える

生しいたけの栄養成分の特徴としては、食物繊維が豊富に含まれていることや、ビタミンDや水溶性ビタミン類（ビタミンCと$B_{12}$は除く）の供給源になることがあげられます。しかし、これらの特徴はしいたけだけに当てはまるものではなく、ほかのきのこ、たとえば松たけでも遜色《そんしょく》がありません。その一方で、干ししいたけでは、水分が除かれた分、固形分が濃縮された形になっており、重量あたりで見るとほぼすべての栄養成分が多くなります。

干ししいたけで、特に増加する栄養成分がビタミンDです。ビタミンDは脂溶性ビタミンの一つであり、その機能は血中のカルシウムおよびリン酸の濃度の維持と骨形成の促進です。ビタミンDとして作用できる物質には、動物性食品由来のビタミン$D_3$（コレカルシフェロール）ときのこ類に含まれるビタミン$D_2$（エルゴカルシフェロール）があります。私たちはビタミンDそのものを摂取しなくても、前駆体（プロビタミンD）である、動物由来の7-デヒドロコレステロールを摂取できれば、紫外線によってプレビタミンDに変換し、肝臓と腎臓で最終型である活性型ビタミン$D_3$へと変換できます。天日干しの干ししいたけが重宝されるのは、乾燥や熟成によってうま味成分や香気成分が増えるだけでなく、ビタミン$D_2$が増えるため、栄養価が高いものと信じられていることもあるかもしれません。

**しいたけの栄養価**（100gあたり）
**松たけとの比較**

| | 乾しいたけ 乾 | 乾しいたけ ゆで | 生しいたけ 原木 | まつたけ 生 |
|---|---|---|---|---|
| エネルギー | 258 kcal | 40 kcal | 34 kcal | 32 kcal |
| 利用可能炭水化物 | 22.1 g | 4.1 g | 3.2 g | 3.4 g |
| 食物繊維総量 | 46.7 g | 6.7 g | 5.5 g | 4.7 g |
| ビタミンD | 17.0 μg | 1.4 μg | 0.4 μg | 0.6 μg |
| 葉酸 | 270 μg | 35 μg | 75 μg | 63 μg |
| 水分 | 9.1 g | 86.2 g | 88.3 g | 88.3 g |

出典：「日本食品標準成分表2020年版（八訂）」（文部科学省）

the Secret of Functional ingredients

# しいたけの機能性成分 グアニル酸 機能性糖類

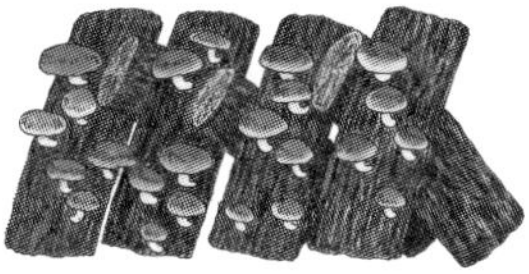

しいたけに含まれる機能性成分は、機能、構造ともに多彩です。その生理作用が期待されるほか、調理や加工するさいに役立つ成分もあります。おもな例を左にまとめました。エルゴステロールも、野菜や果物に含まれるフィトステロールと同様に、体内ではビタミンDには変換されません。

## グアニル酸

しいたけのリボ核酸の分解で生成されるうま味成分。

### 乾燥や熟成の過程で生成

しいたけのうま味成分として著名なのがグアニル酸という核酸関連物質です。うま味とは日本独自の味の表現ですが、味覚の基礎研究から、甘味や苦味などと同様にうま味も舌の味蕾《みらい》で受容され、味覚神経を介して脳に情報が伝達される生理的な味覚（基本味：甘味、酸味、塩味、苦味、うま味）の一つであると受け入れられています。

私たちがこれらの味をおもに感じる理由は、生命維持に不可欠な栄養素が示

**しいたけの機能性成分いろいろ**

| 成分 | 機能 |
|---|---|
| エルゴステロール | ビタミンD前駆体、骨の健康 |
| レンチナン（β-1, 3-グルカンの一種） | 免疫賦活（抗がん剤の免疫抑制を緩和）※ |
| トレハロース | 甘味料、保水・保湿作用 |
| グアニル酸 | うま味成分 |

※ただし、2018年3月に静注用レンチナン（医療用）の販売は終了。

す味が多いからだと考えられています。甘味は糖質、塩味はミネラル、うま味はたんぱく質や核酸の分解物といったぐあいです。一方、酸味には未熟果実や腐敗した食品の味が多く、苦味にはアルカロイドなどの毒性物質の味が多いため、安全性の観点から忌避すべき情報を脳に伝えるためだと考えられています。

グアニル酸はしいたけの乾燥や熟成の過程で生成され増えますが、それは分解酵素の反応で不要となったリボ核酸（RNA）が徐々に分解されてグアニル酸が生じるからだと考えられています。干ししいたけを水でもどすさいに、冷水に5〜6時間浸して含水率を上昇させ、60〜80度で20分程度煮れば、さらにグアニル酸量が増加するといわれています。ちなみに、60〜80度はリボ核酸を分解する酵素には好ましい温度ですが、グアニル酸を分解する酵素は働かない温度です。

## うま味の相乗作用

グアニル酸はカツオ節等のうま味成分であるイノシン酸と類似した構造をしています。うま味はグアニル酸のほうが2倍程度強いですが、これらの核酸系うま味成分は、アミノ酸系うま味成分のグルタミン酸よりもうま味刺激は弱いとされています。

しかし、家庭用に市販されているうま味調味料はそれぞれ単独の成分で構成されているわけではなく、グルタミン酸（ナトリウム塩）と核酸系うま味成分の混合物です。これは、アミノ酸系うま味成分に核酸系うま味成分を加えるとうま味が相乗的に強くなることを利用しています。ですので、市販されているうま味調味料には重量の2.5〜8％程度の核酸系うま味成分が入っています（残りはグルタミン酸ナトリウム）。

なぜうま味の相乗効果が認められるのか、そのメカニズムも基礎研究から理解されており、うま味の受容体に核酸系うま味成分が結合するとグルタミン酸ナトリウムの結合をより強固にすることが明らかにされています。

## 機能性糖類

栄養学的な側面からの糖質の最も重要な役割はエネルギー源だが、それ以外の機能（整腸作用、非う蝕原性［虫歯の原因にならない］など）を有する糖質のことを機能性糖類と呼ぶ。

### レンチナン：基礎研究では免疫にかかわる機能や抗炎症作用に期待

穀物や酵母に含まれる食物繊維のβ-1，3-グルカン［グルコース同士がβ（1→3）で結合した多糖］の仲間です。大麦由来のβ-1，3-グルカンには血糖値上昇抑制作用や血中コレステロール値低下作用が期待されています。

また、1986年から2018年3月まで、レンチナンはがん患者の抗がん剤による免疫抑制を緩和する静注剤として販売されていました。しかし、近年がん治療の進歩や新規抗がん剤の登場により需要が減少したため、販売が終了となりました。

基礎研究では免疫にかかわる機能や抗炎症作用を期待させるデータが得られつつあります。

### トレハロース：強力な水和力

和菓子やケーキ、パンなどのさまざまな加工食品に利用されています。トレハロースは砂漠などのきびしい環境に住む生物（昆虫やクマムシ）が体内の水分を維持することや干ししいたけ（重量の約10％がトレハロース）を水に浸すと元の生の状態に近い食感に戻ることに貢献していると考えられています。これらの現象は、トレハロースが生体内の多糖やたんぱく質の構造を維持する働きによるものと考えられていますが、そのほかにも強力な水和力があることから、乾燥や凍結によって食品から水分が脱離するのを防ぎます。このトレハロースの保水・保湿効果は、近年、食品の品質維持・改良に用いられています。

トレハロースはでんぷんやスクロース（ショ糖）の構成糖であるグルコース（ブドウ糖）からなる二糖ですが、同じグルコース2つからなるマルトース（麦芽糖）とは結合する場所が違います。マルトースはでんぷんの主要な結合位置と同じα（1→4）結合ですが、トレハロースはα（1→1）α結合です。これを分解する酵素を私たちは小腸に持っており、グルコースに分解して吸収することができますが、スクロースやマルトースの消化に比べてゆるやかであることから、血糖値を上昇させにくい二糖であると考えられています。

この消化能力には個人差があるため、人によって効果が違うことに注意しないといけません。しかし、近年、この消化特性を健康機能として生かそうという基礎研究が進んでおり、血糖値やおなかの調子が気になる人用の食品として応用が期待されています。

きのこ類

# まいたけ

Maitake

きのこの中でもビタミンDが豊富

秋はきのこのおいしい季節です。天然物や原木栽培のまいたけも秋に旬を迎えます。人工栽培のまいたけは年じゅう手に入りますが、香り、うま味、歯ざわりのバランスがよく、人気が高いきのこです。採集者が自生したまいたけを見つけると舞うほどに喜んだことが名前の由来との説もあります。

機能性成分

## エルゴステロール

機能性脂質の一つ
コレステロール低下作用に期待

登場成分

- エルゴステロール
- グアニル酸
- トレハロース
- フィトステロール

まいたけといえば

Book 『茸《きのこ》の舞姫』

『茸の舞姫』（1918年）は、耽美的で芸術性の高い作品を多く残した泉鏡花の短編小説です。主人公の杢若（もくわか）は、いつのころからか魔物が住む山奥の異界と現世を行き来するだけでなく、山でとれる食べ物を生で食べるようになりました。特に好物だったのがきのこで、名もない不気味なきのこでさえ、そのままおいしそうにむさぼり食うのでした。杢若はそのおかげで、常人には理解できない能力を持つようになったのだと、村の人々は信じていました。

きのこは自然を象徴する存在として、ときには生命力や幸運を、ときには不確かさや恐怖をイメージさせます。この物語の舞姫とは、異界の祭りの中心で踊りを舞う紅茸（べにたけ）のお姫様のことでした。『今昔物語集』にも、女性が食べると舞い踊るようになるきのこを舞茸と呼んだと書かれていますが、これは現在のまいたけではなく、ワライタケのような毒きのこだとされています。きのこの食べ方をまちがうと興奮しすぎたり、幻覚が現われたりして、体調をくずすことは百も承知ですが、天然物のまいたけを一度も食べたことがないので、そのおいしさを味わい、興奮してみたいと思いました。

歴史

## 人工栽培の歴史は新しい

まいたけは、担子菌門のマイタケ属に属するきのこで、その子実体（菌糸が集まってできた大きな構造体）を食用にしています。しいたけやマッシュルームなどの多くのきのこは子実体が笠《かさ》と柄の部分に区別できますが、まいたけは明確に区別できないのが特徴です。扇形でへら状の笠が重なり合って大きな子実体を形成しています。

まいたけはアジア、ヨーロッパ、北米などの温帯のやや涼しい地域に幅広く分布しています。特に、山の尾根筋のような風通しと日当たりのよい場所の広葉樹に寄生します。日本では、ナラやカシ、シイといったブナ科を好み、老大木の根際や切り株、枯れた太い幹の同じ場所に続けて発生します。

まいたけは白色腐朽菌の一つです。樹木に寄生すると腐食劣化を引き起こして白変させるので、木材としての質を落とすといわれています。しかし、リグニンなどの色素成分を分解する能力が高いため、次世代ナノ繊維の木材からの開発や土壌汚染の修復・土壌改良を目指した研究も進んでいます。ちなみに、まいたけの人工栽培ではナラやシイのおが粉（おがくず）が基材に用いられています。

まいたけがいつごろから食べられてきたかはよくわかっていません。江戸時代の『大和本草』のきのこ類の項でまいたけが紹介されており、その特徴から現在のまいたけと同じものだと考えられています。現在ではなじみ深い食材のまいたけですが、人工栽培が盛んになるまでは、採集者の数も収穫量も少なかったため、一般にはなかなか出まわらなかったようです。

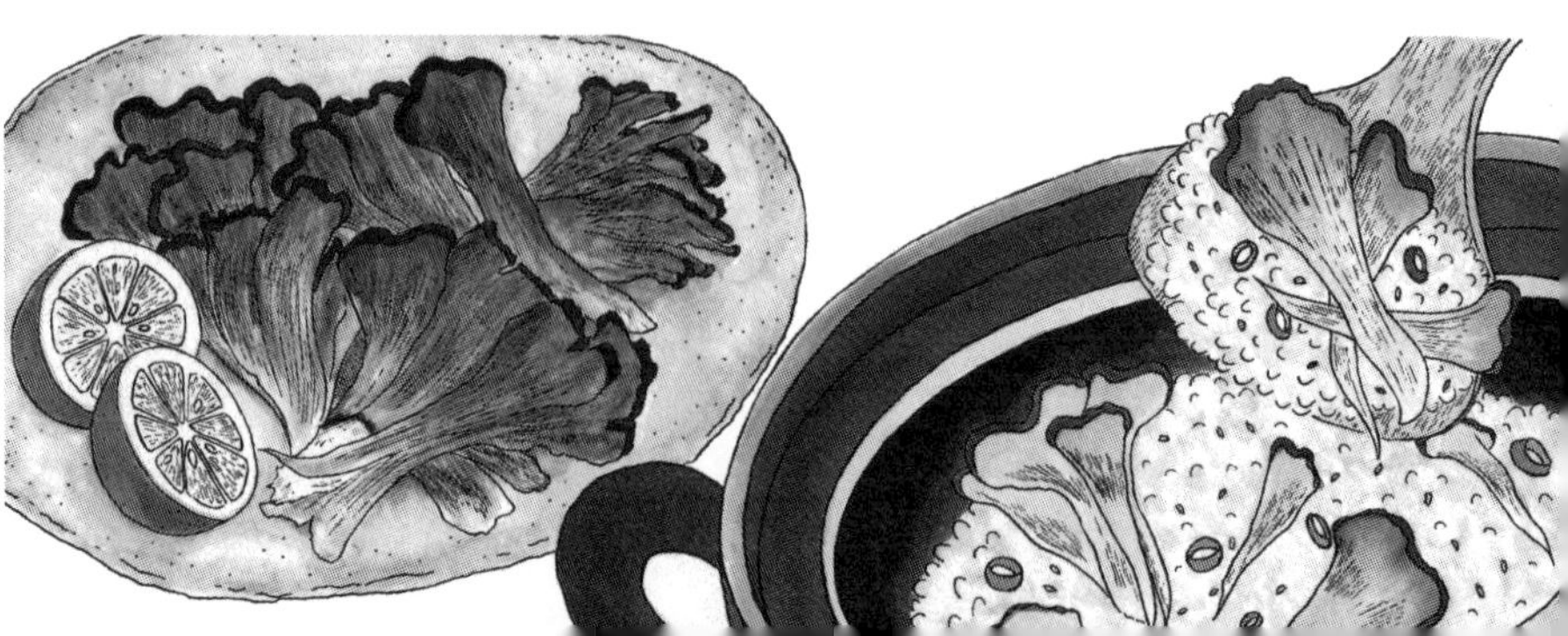

まいたけの人工栽培は、1950年ごろから福島県林業試験場で実験的に行なわれたのが最初だとされています。その後、約20年間試行錯誤がくり返され、72年に初めて、野外の土中で菌床にマイタケ菌を繁殖させる方法で栽培に成功したそうです。ちょうど同じころ、山形大学農学部でもびん栽培による方法が開発されています。80年代には人工栽培が定着し、さらに大規模施設での周年栽培と販売を行なう会社の登場によって、日本じゅうに流通するようになりました。日本の生産地としては、新潟県の生産量が最も多く、国内総生産量の60％以上を担っています。

## 栄養成分

### しいたけやぶなしめじと比べてみると…

まいたけの栄養成分の特徴を、生しいたけとぶなしめじで比較してみました。これらのきのこは消化が可能でエネルギー源となる利用可能な炭水化物や脂質の量が少ないため、低カロリーなのが共通した特徴です。また、炭水化物よりも食物繊維の含量が多くなっていることも、きのこに共通しています。ミネラルではカリウムが3つの中でいちばん少ないものの、銅を最も多く含んでいます。ビタミンでは、葉酸やビタミンDの含量が最も多く、特にビタミンDは生しいたけやぶなしめじの約10倍含まれています。

**まいたけの栄養価**（100gあたり）
**しいたけやぶなしめじとの比較**

| | まいたけ 生 | 生しいたけ 菌床栽培・生 | ぶなしめじ 生 |
|---|---|---|---|
| エネルギー | 22 kcal | 25 kcal | 26 kcal |
| 利用可能炭水化物 | 1.8 g | 0.7 g | 2.5 g |
| 食物繊維総量 | 3.5 g | 4.9 g※ | 3.0 g※ |
| たんぱく質 | 1.2 g | 2.0 g | 1.6 g |
| 脂質 | 0.3 g | 0.2 g | 0.2 g |
| 灰分 | 0.6 g | 0.6 g | 0.9 g |
| カリウム | 230 mg | 290 mg | 370 mg |
| 銅 | 0.22 mg | 0.10 mg | 0.06 mg |
| ビタミンD | 4.9 μg | 0.3 μg | 0.5 μg |
| 葉酸 | 53 μg | 49 μg | 29 μg |
| 水分 | 92.7 g | 89.6 g | 91.1 g |

出典：「日本食品標準成分表2020年版（八訂）」（文部科学省）
※分析法：AOAC.2011.25法

the Secret of Functional ingredients

# まいたけの機能性成分 エルゴステロール

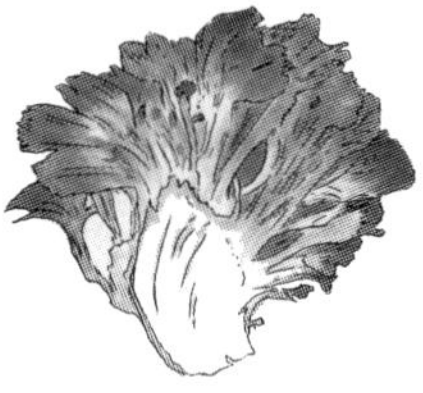

まいたけは、ほかのきのこと同様に、ビタミンDや水溶性ビタミン類、β-グルカンなどの食物繊維の供給源です。また、うま味成分のグアニル酸や甘味成分で保湿性の高いトレハロースも含まれています。ビタミンDの前駆体であるエルゴステロールもきのこに共通の機能性成分ですが、まいたけには比較的多く含まれています。

## コレステロールとよく似た構造

まいたけに含まれるエルゴステロールの量は乾燥品100gあたり780mgで、食用のきのこの中では最も多いことが報告されています。ちなみに、しいたけでは乾燥品100gあたり325mg、えのきたけで272mg、ひらたけで305mg含まれています※。

エルゴステロールはコレステロールと非常に類似した構造を持つステロール（ステロイドアルコール）の一つです。コレステロールよりも炭素の数が1つ多く、水素が2つ少ないだけの違いです。また、植物由来のフィトステロールも、エルゴステロールと構造が類似しています。

コレステロールは動物が普遍的に作り、みずから利用しているステロールです。まわりの環境の急激な温度変化に対応するために重要な生体膜の構成成分であるだけでなく、ホルモンやビタミンD（$D_3$）の原料となるため、生命維持に不可欠な脂質です。

※小川尚子、青柳康夫、菅原龍幸、『日本食品工業学会誌』1984; 31: 732-738.による。

フィトステロールも動物でのコレステロールと同じ役割を植物で担っており、植物にとって必須な成分です。一方、エルゴステロールは動物も植物も作ることができないステロールです。きのこや酵母、カビなどの菌類が合成し、それらの細胞膜を構成するため、菌類が生存するためにはなくてはならない脂質です。

これらのステロールは構造や機能がお互いによく似ていますが、動物はコレステロールのみを利用し、植物はフィトステロールのみを、菌類はエルゴステロールのみを細胞膜の維持などの生命活動に使っています。ですので、フィトステロールだけでなく、エルゴステロールも、動物がコレステロールの代わりに細胞膜の構成要素やホルモンの原料としては利用できません。

## 紫外線を浴びるとビタミンDに変換

エルゴステロールは別名プロビタミン$D_2$と呼ばれるように、ビタミンDの前駆体です。しかし、ヒトを含む動物は、エルゴステロールを摂取してもビタミンDに変換することができないので、ビタミンDを摂取したことになりません。私たちの体の中でビタミンDとして利用できる物質は、動物性食品由来のビタミン$D_3$ときのこ由来のビタミン$D_2$です。

ビタミン$D_3$の場合、そのものを摂取しなくてもプロビタミン$D_3$を摂取できれば、皮膚で紫外線の働きによりビタミン$D_3$に変換できます。最終的には肝臓や腎臓で最終型である活性型ビタミンDへと代謝されて、ビタミンDとしての機能を発揮します。

一方、エルゴステロールを摂取した場合、腸管から吸収されにくいことや皮膚へ運ばれるための代謝が悪いことから、皮膚にはほとんど運ばれません。また、紫外線は腸管のような体内の奥まで透過することは困難です。ですので、動物の体内ではエルゴステロールのビタミン$D_2$への変換がほぼ起きないと考えられています。つまり、エルゴステロールがきのこ内で紫外線によってビタミン$D_2$に変換されたあとに摂取しなければ、意味がないといえるでしょう。

ビタミンDの機能は、小腸や腎臓でカルシウムとリンの吸収を促進することや、甲状腺ホルモンと協調して血液中のカルシウムやリンのバランスを維持することで骨の健康に寄与します。このようなビタミンとしての機能以外にも、免疫調節作用や脂質代謝改善作用、循環器疾患への予防効果などが期待されており、基礎研究が進められています。

では、きのこ由来のビタミン$D_2$は動物由来のビタミン$D_3$とビタミンとしての活性や性質が異なるのでしょうか。これまでの研究から、ビタミンDとしてはヒトにおいて同等の活性を持つことが示されています。しかし、いずれのビタミンDでも過剰摂取による有害事例が数多く報告されていますので、サプリメントで摂取する場合には用量に注意が必要です。

## コレステロールの吸収を抑制!?

エルゴステロールはコレステロールだけでなく、フィトステロールとも構造が非常に似ています。フィトステロールには食事由来コレステロールの腸管からの吸収を抑制し、血中コレステロール低下作用があることが、複数の臨床研究からこれまでに明らかにされています。このことを根拠として、血中コレステロール値が気になる人に向けた特定保健用食品に利用されています。

この構造の類似性を根拠に、エルゴステロールの血中コレステロールに対する機能が研究されています。これまでに、動物実験を中心とした基礎研究から、エルゴステロールがコレステロールの腸管からの吸収を抑制することや血中コレステロール値を低下させることが認められています。

また、そのメカニズムについても研究が進んでいます。胆汁酸によって腸管で形成されるミセル（油脂が水中に細かく分散したもの）にコレステロールがとり込まれると腸管から吸収されやすくなります。腸管にエルゴステロールが存在すると、ミセルへのコレステロールのとり込みを妨げることが明らかになっています。また、きのこ類の抽出物を用いた研究からは、食物繊維のβ-グルカンとエルゴステロールが協調的に作用して、コレステロールの吸収を抑制することもわかりつつあります。以上のようなコレステロール低下作用に加えて、高中性脂肪血症や糖尿病に対する作用や皮膚の美白効果に関しても研究が進められています。

しかし、エルゴステロールのヒトでの有効性に関しては、フィトステロールほどには臨床試験が充分に行なわれておらず、根拠が不充分です。エルゴステロールを大量にかつ安価に調製したり、精製したりすることがフィトステロールと比べてかなりむずかしいようです。今後の研究の進展に期待しましょう。

## まいたけの強い香りは？

まいたけはうま味だけでなく、香りも比較的強いのが特徴的です。まいたけの主要な香気成分には 1- オクテン -3- オールや 3- オクタノールが含まれています。これらはいわゆるマッシュルーム様の香りの成分です。1- オクテン -3- オールはまいたけだけでなく、松たけの主要な香気成分でもあり、別名マツタケオールとも呼ばれています。その他の微量成分の組成がきのこによって少しずつ異なりますが、このことがきのこによって異なる独特な香りを持つ理由です。まいたけは充分に加熱しないと食中毒を起こす可能性があるので注意が必要ですが、まいたけの香気成分は比較的分解しにくいので、よく加熱しても充分に楽しめるでしょう。

海藻類

いろいろなところで大活躍

# こんぶ

Kelp

「喜ぶ」につながることから、結納などの慶事やお正月の飾りにつき物のこんぶ。うま味だけでなく、ミネラルや水溶性食物繊維も豊富です。

機能性成分

フコイダン

アルギン酸

水溶性食物繊維

**登場成分**

フコイダン

アルギン酸

しいたけといえば

Book 『暖簾』

『暖簾(のれん)』(1957年)は、『白い巨塔』や『沈まぬ太陽』で有名な山崎豊子のデビュー作です。明治・大正・昭和の大阪船場の昆布問屋を舞台にした物語で、暖簾を守るために親子2代にわたって死力を尽くす大阪商人の気骨が描かれます。前半は、浪花屋吾平の立身と、災害ですべてを失いそうになりながら土壇場で踏みとどまる姿を、後半は、次男の孝平が戦争で灰燼(かいじん)に帰した浪花屋本店の復興を成し遂げるまでが描かれています。

この浪花屋は東京の百貨店への出店で成功しますが、それは孝平が開発した最高級塩昆布の「磯菊」がヒットするからです。北海道尾札部(おさつべ)産の最高級マコンブを手間ひまかけて仕上げたお手製の塩昆布。このモデルとなった塩昆布を一度は賞味してみたいのはもちろんですが、私がいちばん心奪われたのは、夜鳴きうどんです。暖簾分けされて間もない吾平が夜遅くまで働いたあとに食べるのを楽しみにしていた、屋台のうどん。だれもが最後まで飲み干してしまうという、その汁のおいしさの理由は、こんぶだし(グルタミン酸)、花ガツオ(イノシン酸と香りづけ)、そしてうす口しょうゆ(こくと塩味)による(三重奏)としっかり書かれているところに感銘を受けました。

歴史

## コンブという生物はいない。漢方の「昆布」が由来か？

こんぶはわかめやひじき、もずくなどと同様の褐藻類に属しています。生物学的に「コンブ」と呼ばれる種があるわけではなく、おもにコンブ科に属する数種の海藻を総称する名前（標準和名）です。もともと日本でこんぶは「広布」や「夷布」と呼ばれていました。この「広布」の音読みの〝こうふ〟やアイヌ語の〝こんぷ〟がなまったという説、あるいは中国の「昆（綸）布」を音読みしたという説などが語源として有力です。こんぶの産地である日本列島、朝鮮半島北東部、サハリン島などの沿海に暮らす人々は古くからこんぶを食べていたようですし、中国でも輸入される形で利用されていました。日本で現在のように庶民に幅広く利用されるようになったのは、北前船が発達した江戸時代中期以降のようです。

種類

## 日本にはコンブ科の海藻の半分が存在

世界にコンブ科の海藻は30種類以上あり、その約半分が日本にも存在するといわれています。こんぶの主要な産地は北海道で、食材として利用されるものはマコンブとその亜種を含むカラフトコンブ属（*Saccharina*）が中心です。

最も生産量が多いマコンブ（真昆布）は津軽海峡から北海道南西部の噴火湾が産地で、近年は養殖も盛んです。スッキリとしたうま味を持つため、だしこんぶとして、また、肉厚なのでとろろこんぶや佃《つくだ》煮などにも幅広く利用される品種です。特に大阪で好ま

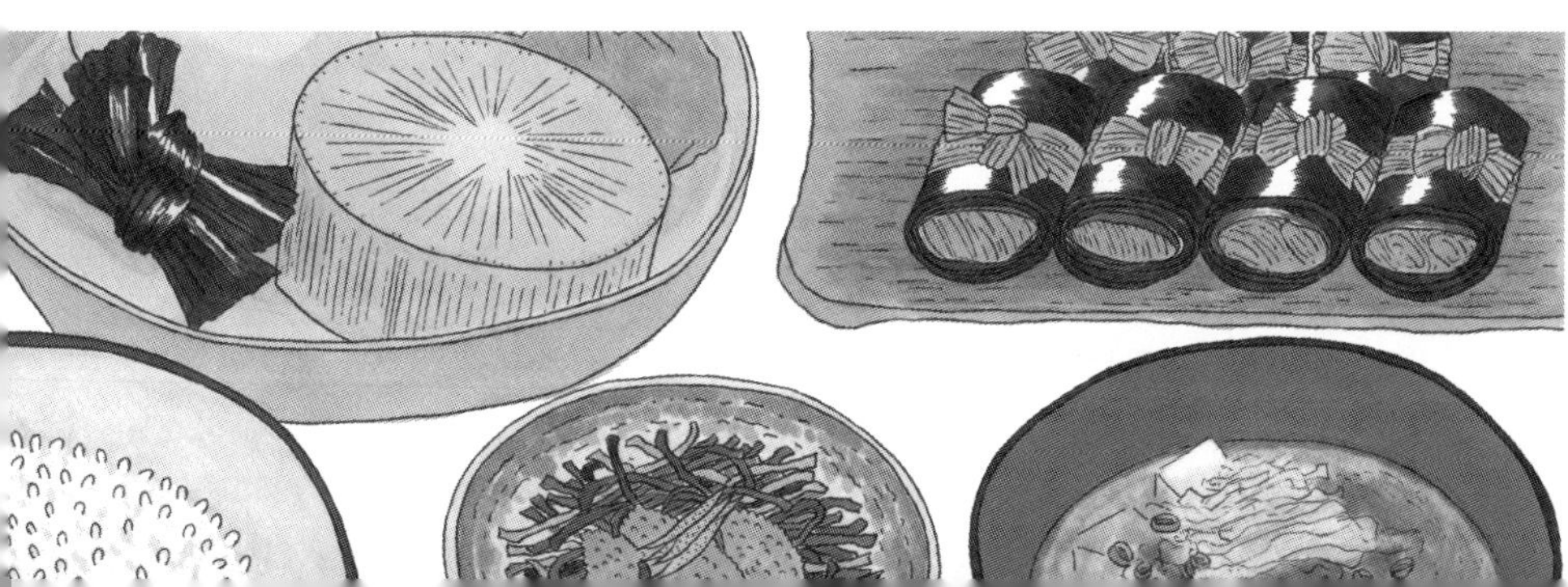

れており、バッテラ（白板昆布で包んだサバずし）も有名です。
マコンブの変種と考えられているのが、オニコンブ、リシリコンブ、ホソメコンブです。オニコンブ（羅臼昆布）は知床半島の東側沿岸が産地の高級品の一つです。こくのあるうま味から関東でより好まれますが、富山でも多く消費されます。リシリコンブは香りが高く京都で好まれており、湯豆腐や千枚漬けに使われます。ホソメコンブは色が淡いため、おぼろ昆布やとろろ昆布に利用されます。その他、日高地方でとれるミツイシコンブ（日高昆布）、釧路でとれるネコアシコンブなどが知られています。北海道以外に岩手や青森にも生息するガゴメコンブは松前漬けなどの加工品に使われますが、後述するフコイダンを多く含むことで近年注目されています。

## 栄養成分

### わかめやひじきと比べてみると…

こんぶ（マコンブの素干しを水煮したもの）の栄養成分の特徴を、同じ褐藻類のわかめやひじきと比較してみました。こんぶの特徴はやはり食物繊維総量とミネラル（灰分）が豊富であることです。ミネラルでは、カリウムに加えてヨウ素がとても多く、わかめの10倍、ひじきの20倍含まれますし、こんぶだしにも多く含まれます。ふだんからこんぶを摂取しない欧米人にはヨウ素の過剰摂取につながる可能性も指摘されているほどですので、食べすぎには注意が必要です。一方、β-カロテンや葉酸などのビタミンはわかめに及ばないこともつけ加えておきます。

**こんぶの栄養価**（100 gあたり）
**わかめやひじきとの比較**

| | こんぶ まこんぶ 素干し・水煮 | わかめ 乾燥わかめ 素干し・水戻し | ひじき ほしひじき ステンレス釜・ゆで |
|---|---|---|---|
| エネルギー | 28 kcal | 22 kcal | 11 kcal |
| 利用可能炭水化物 | 微量 | 0.7 g | 0 g |
| 食物繊維総量 | 8.7 g | 5.8 g | 3.7 g |
| たんぱく質 | 1.0 g | （1.5 g） | 0.5 g |
| 灰分 | 3.1 g | 1.6 g | 0.8 g |
| カリウム | 890 mg | 260 mg | 160 mg |
| ヨウ素 | 19,000 μg | 1,900 μg | 960 μg |
| β-カロテン | 360 μg | 1,200 μg | 330 μg |
| 葉酸 | 16 μg | 46 μg | 1 μg |
| 水分 | 83.9 g | 90.2 g | 94.5 g |

出典：「日本食品標準成分表2020年版（八訂）」（文部科学省）
（　）つきは推計値を示す。

the Secret of Functional ingredients

# こんぶの機能性成分 フコイダン アルギン酸

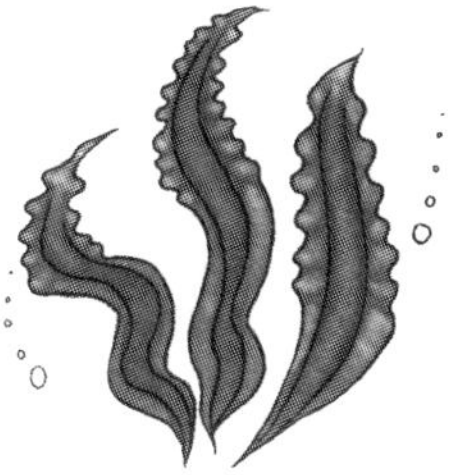

こんぶはグルタミン酸などのうま味成分だけでなく、ヨウ素などのミネラルや水溶性食物繊維も、特に豊富です。こんぶを包丁で切ると切り口から粘りけのある成分が出てきますし、細切りにしたこんぶが入った松前漬けもぬめりが特徴的ですが、これは細胞と細胞の間に存在する粘性の多糖類です。海藻特有の水溶性食物繊維で、こんぶではフコイダンやアルギン酸が主要な成分です。長年にわたってその健康機能が注目を集めているこれらの多糖類を紹介します。

## フコイダン

水にとけやすい食物繊維

### 全体の構造は未解明

フコイダンはこんぶやわかめ、もずくなどの褐藻類に共通して存在しますが、特にガゴメコンブに多く含まれることが知られています。構造は非常に特徴的で、フコースという単糖を主要構成糖にした多糖で、褐藻類以外には認められません。また、フコースの多くに硫酸基が結合していることも、水にとけやすいなどの物理的特徴に寄与しています。フコイダンは直鎖状ではなく、枝分かれのある立体的な構造をしているようです。しかし、酵素消化して得られた部分的な構造は明らかになっているものの、フコイダン全体の構造はいまだ解明されていません。

フコイダンは構成糖の違いによって分類されます。まず、構成糖がフコースのみのF-フコイダン。ガゴメコンブの主要なフコイダンであり、この海藻の弾力性を担っていると考えられています。そのほかフコースに加えて構成糖にグルクロン酸を含むU-フコイダン、わかめに多いと考えられているガラクトースを構成糖に含むG-フコイダンがありますが、これらはF-フコイダンに比べて粘性があまり強くないようです。

## そのまま吸収されない

ヒトの健康機能へのフコイダンの影響については、これまでにさまざまな基礎研究から多彩な作用が認められています。最初に注目された機能は、動物由来の硫酸化多糖であるヘパリンと同様の抗血液凝固作用を示すことでした。フコイダンとヘパリンの共通の構造は分子内に多数ある硫酸基です。これがイオン化(負に帯電)しているので、さまざまな分子と結合してその機能のじゃまをすることが、作用のメカニズムとして予想されました。

この観点からさらに研究が進み、抗腫瘍《しゅよう》、抗ウイルス、抗アレルギー、抗炎症、創傷治癒、胃粘膜保護、血中中性脂肪や血中コレステロール低下などのじつに多様な作用が見いだされています。しかし、現時点ではヒトでの有効性に関して科学的根拠は不充分であると判断されています。その理由はいくつか考えられますが、ヒトでの有効性が臨床試験で確かめられていないことに加えて、フコイダンの純化が困難であり全構造が未同定であること、効率的な抽出や精製方法が未開発であること、さらに、フコイダンは高分子でありそのまま吸収されないこと、などが指摘されています。

# アルギン酸

ネバネバのもと

## じつは水にとけない

アルギン酸は海藻の英語名（Alge）が語源ですが、文字どおり海藻から単離された酸性物質という意味で名づけられました。アルギン酸も褐藻類に広く含まれる成分ですが、特にコンブ科の海藻に多く、たとえば、乾物のこんぶには総重量の20％から30％含まれており、こんぶの粘性を担う成分といえます。

アルギン酸はフコイダンとは異なり、単糖が直鎖状に重合した多糖で、繊維のような真っすぐでシンプルな構造をしています。アルギン酸を構成する単糖は、酸性糖のマンヌロン酸とグルロン酸の2つです。これらは分子内にかならずカルボキシ基を持つため、酸性だけでなく、粘性にも大きく影響します。糖の重合度に加え、マンヌロン酸とグルロン酸の割合や結合する順序によっても粘性が変わりますし、アルギン酸の構造が異なる海藻では粘性の程度が異なることも知られています。

では、なぜアルギン酸は粘性を示すのでしょうか。精製したアルギン酸自体は水にまったくとけません。一方、水酸化ナトリウムで中和したナトリウム塩になると水によくとけますが、粘性は高くなりません。こんぶの中のアルギン酸はじつはカルシウムイオンなどの2価陽イオンと塩を形成しています。

2価の陽イオンは2つのカルボキシ基と相互作用して、立体的な塩を作ります。この相互作用が、複数のアルギン酸分子の間で数多く形成されるので、多くの水分子をとり込んでゼリー状の粘性物質となります。そして、細胞間空間に存在することでこんぶのしなやかな構造体を支えています。

このような物理的特性は食品加工の分野でも活用されており、めんやパンの生地の増粘剤、ドレッシングなどの乳化や分散が必要な食品の安定剤、人工イクラや人工キャビアなどの魚卵状ゼリーや再形成食品のためのゲル化剤に使われています。

## ナトリウムとカリウムのバランス改善機能に期待

アルギン酸はさまざまな生物に対する生理活性が見いだされています。養殖の魚やエビの感染症に対する抵抗性を向上させる働きや実験動物において免疫賦活作用が報告されています。また、アルギン酸カリウムはカリウム供給とナトリウム吸着を行なえるので、体内のナトリウム／カリウムバランスを改善し、高血圧を抑制することが、最近、動物実験レベルで証明されており、今後の研究の進展が期待されています。

ヒトに関する機能としては水溶性食物繊維としての効果が認められています。その一部はヒトでの効果が確かめられており、たとえば、低分子に分解したアルギン酸にコレステロール吸収阻害作用や腸の機能改善作用が認められ、血中コレステロール値やおなかの調子が気になる人に向けた特定保健用食品に利用されています。

### 医療用や工業用にも大活躍

こんぶやアルギン酸は医療用材料などとしてもさまざまな形で利用されています。たとえば、ラミナリア桿《かん》。乾燥こんぶが水により膨潤する性質を利用した医療器具で、分娩《ぶんべん》の誘発などに使用されています。アルギン酸塩は歯科治療のさいの歯型（印象）剤や手術のさいの創傷被覆材や止血剤、アルギン酸繊維状ゲルは手術糸として用いられています。また、アルギン酸塩は食品添加物としても認可されており、ヒトへの安全性は問題ないと考えられています。さらに、工業的にも表面保護剤、インクコート剤、接着剤、固着剤、分散剤などとして幅広く利用されています。

海藻類

# わかめ

Seaweed

わかめ特有の機能性成分はない!?

みそ汁や酢の物、サラダの具材として日本人の食卓には欠かせない、わかめ。「若芽」に通じるため縁起物や、繁栄の象徴として神事にも用いられます。大きく成長する春は、生（原藻）も市場に出まわります。

## 機能性成分

## フコキサンチン

皮膚の健康維持に期待!?

**登場成分**

- フコキサンチン
- $\beta$-カロテン
- フコイダン
- アルギン酸
- フロロタンニン
- ルチン
- モリン

わかめといえば

Book 『時間の習俗』

『時間の習俗』（1962年）は松本清張の長編推理小説ですが、福岡署の鳥飼重太郎刑事と警視庁の三原紀一警部補が主人公の推理小説『点と線』の続編です。動機がはっきりとしない容疑者の巧妙なトリックを、老刑事が試行錯誤をくり返しながら解明していく、痛快なトラベルミステリーです。描かれる背景だけでなく、容疑者の完璧なアリバイを支えていた写真や時刻表のトリックは、舞台となる昭和30年代という古きよき時代を感じさせます。

また、松本清張が長年暮らした北九州・小倉やその周辺地域の描写がきめこまやかで印象的です。小説の冒頭で描かれ、トリックの重要なポイントとなる和布刈（めかり）神事は、関門海峡に面した門司市（現・北九州市門司区）の和布刈神社で旧暦元日の未明に行なわれるものです。神の依（よ）り代（しろ）とされるわかめを神職が刈りとる祭事で、刈りとったわかめは万病に効くことから、古くは朝廷に献上されていたといわれています。和布刈神社では大晦日の夜にそのわかめを参拝者に配るそうです。関門海峡の激しい潮流で鍛えられたわかめは、ほかとどう違うのか自分の舌で確かめてみたいものです。

歴史

## 縄文時代の遺跡からも出土

わかめは、こんぶやかじめなどと同様の褐藻類（褐藻綱コンブ目）に属する海藻の一つです。わかめはこんぶのようにさまざまな種の総称ではなく、基本的にはわかめ（学名：*Undaria pinnatifida*）という名前の１種類の海藻です。北海道南部から九州までの沿岸や朝鮮半島南部に分布し、比較的浅瀬に生息しています。海藻類で最も生産量が多いわかめですが、国内の主要な産地は、岩手県や宮城県の三陸海岸、徳島県の鳴門海峡や三重県の伊勢湾が有名です。

わかめの葉状部の中心には主軸がありますが、食用として利用されているいわゆるわかめは、主軸から左右に広く伸びた羽状に分かれた葉体を主軸から切りとった部分です。主軸も歯ごたえのある茎わかめとして食用になります。葉状部の根元には、分厚くなった葉状部が折り重なるような帯状の螺旋《らせん》構造の部分がありますが、これがめかぶで、わかめの生殖機能を支えています。めかぶから数億の胞子が発生し、一つ一つの胞子が新しいわかめとなりますが、このことが繁栄の象徴とされる理由です。めかぶも強い歯ごたえと粘り、独特のうま味があり、珍味として重宝されています。

わかめは、縄文時代の遺跡から出土したり、万葉集に歌われたり、また海の安全祈願などの神事にも用いられることから、古くから日本で食されてきたことがわかります。汁物の実、酢の物や煮物だけでなく、最近ではサラダとしても食べられていますが、わかめを現在のように毎日食べられるようになったのはごく最近のことで、１９８０年代以降です。その理由には、わかめの養殖と加工の技術向上があげられま

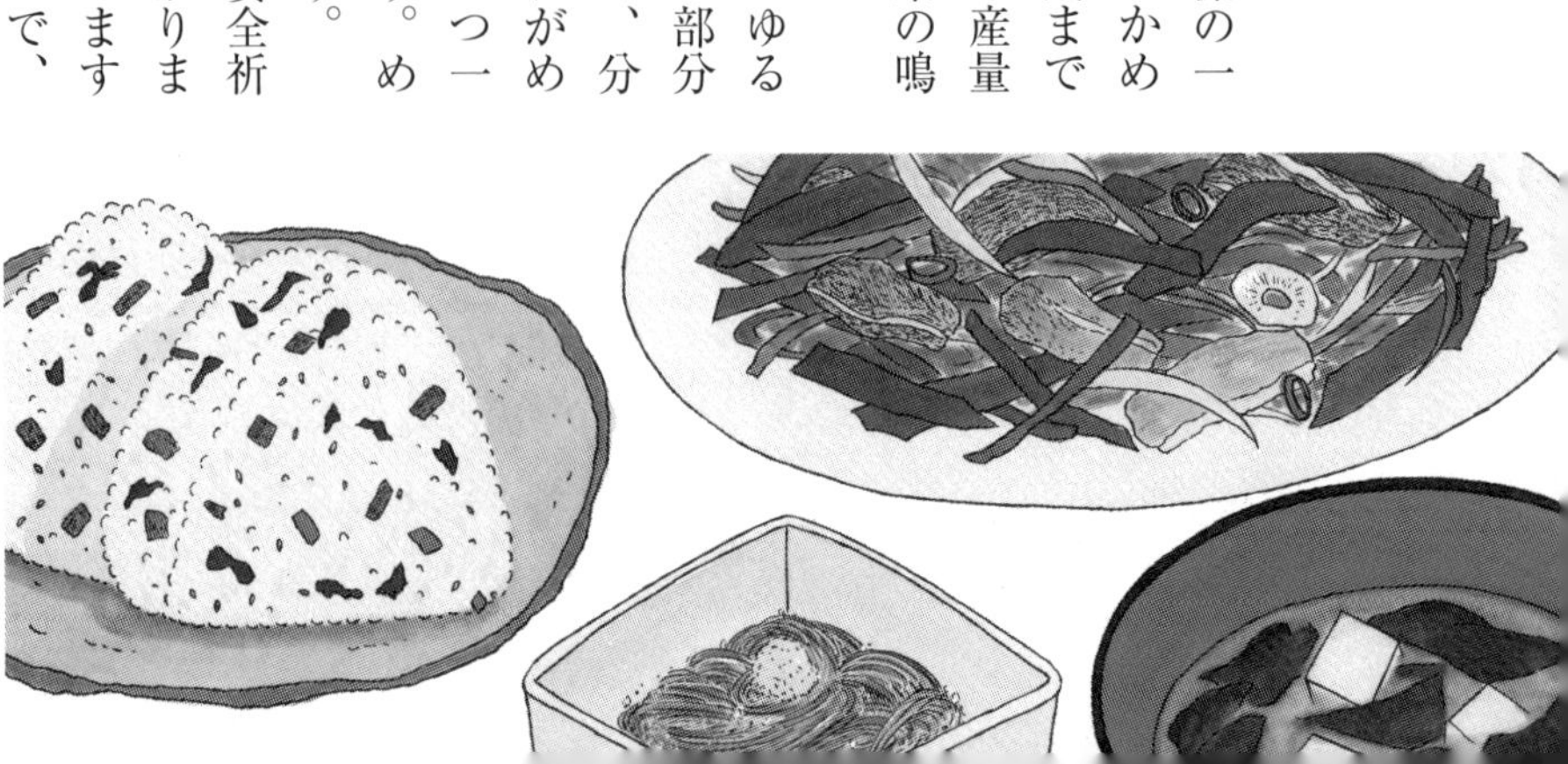

す。現在、日本で流通しているわかめのほとんどは養殖物で、日本では60年代までに有効な養殖法が確立されました。近年は、中国産や韓国産も増えています。さらに、塩蔵わかめや乾燥カットわかめ(湯通し塩蔵わかめを切断、脱塩、乾燥したもの)が開発されたことが消費量の著しい拡大につながりました。

最近養殖が行なわれている中国でも食卓にわかめが上るようですが、古くから食習慣がある国は非常に限られており、沿岸からわかめが収穫される日本と朝鮮半島のみです。消費量が最も多い国は韓国で、日本の倍以上といわれています。

## 栄養成分

### 生と加工品を比べてみると…

わかめの栄養成分の特徴を、生のわかめと加工品(乾燥わかめ、湯通し塩蔵わかめ)とで比較してみました。わかめの特徴はほかの海藻類と同様に炭水化物とミネラル(灰分)が豊富であることに加えて、β-カロテンや葉酸などのビタミンも多く含まれることがあげられます。これらについて、生わかめと加工品を比べてみると、素干し乾燥わかめは生わかめとほぼ同等か、それ以上の栄養価を保持していることがわかります。しかし、湯通し塩蔵わかめでは一部のミネラル、ビタミンの数値が大幅に低いことも覚えておきたいですね。

**わかめの栄養価**(100gあたり)
**生わかめと加工品との比較**

| | 原藻<br>生 | 乾燥わかめ<br>素干し・水戻し | 湯通し<br>塩蔵わかめ<br>塩抜き・生 |
|---|---|---|---|
| エネルギー | 24 kcal | 22 kcal | 16 kcal |
| 利用可能炭水化物 | 2.6 g | 0.7 g | 0.9 g |
| 食物繊維総量 | 3.6 g | 5.8 g | 2.9 g※ |
| たんぱく質 | (1.4 g) | (1.5 g) | 1.3 g |
| 脂質 | (0.1 g) | (0.1 g) | 0.2 g |
| 灰分 | 3.3 g | 1.6 g | 1.4 g |
| カリウム | 730 mg | 260 mg | 10 mg |
| カルシウム | 100 mg | 130 mg | 50 mg |
| ヨウ素 | 1,600 μg | 1,900 μg | 810 μg |
| β-カロテン | 930 μg | 1,200 μg | 210 μg |
| 葉酸 | 29 μg | 46 μg | 6 μg |
| 水分 | 89.0 g | 90.2 g | 93.3 g |

出典:「日本食品標準成分表2020年版(八訂)」(文部科学省)
※分析法:AOAC.2011.25法
( )つきは推計値を示す。

the Secret of Functional ingredients

# わかめの機能性成分 フコキサンチンなど

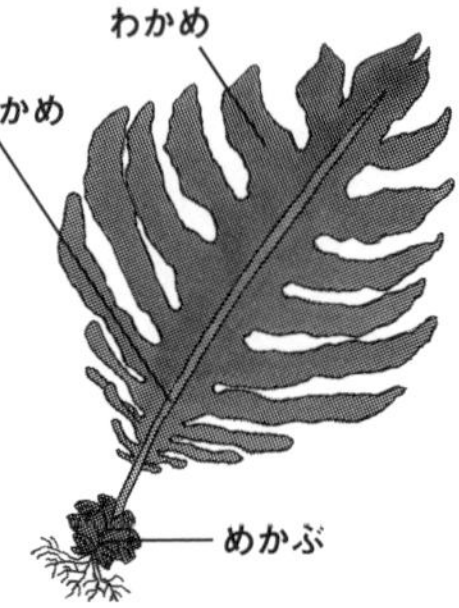


わかめはミネラル、食物繊維だけでなく、β-カロテンや葉酸などのビタミンも豊富です。一方、わかめ特有の機能性成分はなく、ほかの褐藻類と比べて含まれる量は異なるものの、構成成分に大きな違いはありません。食物繊維としては褐藻類に特徴的なフコイダンやアルギン酸を含んでいますし、抗酸化物質もほかの褐藻類と同様にビタミンCやカロテノイド、ポリフェノールを含んでおり、その多彩さは野菜や果物に匹敵するほどです。ただし、これらの成分も素干しでは保持されるものが多いですが、湯通し塩蔵わかめでは含量が大きく減ることに注意が必要です。

## 褐藻類に共通した食物繊維

### フコイダン

フコイダンはわかめやこんぶ、もずくなどの褐藻類に普遍的に存在する多糖ですが、わかめには、ガラクトースを構成糖に含むG-フコイダンが含まれています。G-フコイダンも他の褐藻由来フコイダンと同様に、抗血液凝固作用や抗ウイルス、抗アレルギー、胃粘膜保護など多様な作用が基礎研究から見いだされています。

## アルギン酸

アルギン酸も褐藻類に普遍的ですが、わかめに含まれる食物繊維の中で最も含量が多いものです。乾燥重量の20～40％ほどになるといわれ、わかめの粘性を担う成分です。めかぶはわかめより粘りがありますが、めかぶの粘性成分はわかめやこんぶより、量が多く粘度も数倍高いことがわかっています。粘性成分中のアルギン酸含量がわかめやこんぶよりも多いことが、めかぶの粘度の高さの理由の一つとしてあげられます。それ以外にアルギン酸の構造の違い、脂質含量の違い、共存する灰分やたんぱく質の質的な違いが指摘されていますが、くわしいことはまだわかっていません。いずれにせよ、めかぶの独特の食感や粘りはアルギン酸によるところが大きいようです。アルギン酸には、コレステロール吸収阻害作用や便通改善作用などの水溶性食物繊維としての健康効果が期待されています。

## 褐藻類に共通したカロテノイド

### フコキサンチン

先述のように、わかめのβ-カロテン含量は褐藻類の中でも豊富ですが、褐藻類に普遍的なカロテノイドであるフコキサンチンも豊富に含みます。原藻ですと、わかめの含量はこんぶに及びませんが、乾燥品で比べると、素干しわかめのほうが乾燥こんぶよりも含量が多くなりますし、そのほかの乾燥した褐藻類では検出限界以下になります。つまり、私たちがふだん口にする食品の中で、わかめがほぼ唯一のフコキサンチン摂取源だといえるかもしれません。カキやホヤも褐藻類を食べるのでフコキサンチンを消化・吸収しますが、フコキサンチンそのものではなく、構造が変化した代謝物を蓄積しています。

フコキサンチンはキサントフィル（酸素原子を含むカロテノイド）の一つで、プロビタミンA活性はありません。名前からもわかるように、β-カロテンよりはむしろサケのアスタキサンチンに化学的性質が似ています。また、2つの二重結合が連続するアレーン構造を持ち、β-カロテンやアスタキサンチンよりも酸化に弱いです。このことが、加工や保存中にこわれやすい性質とともに、高い抗酸化作用を示す要因でもあります。

これまでにさまざまな基礎研究が進められており、抗腫瘍《しゅよう》作用、抗血管新生作用や脂肪燃焼促進作用などが明らかにされています。また、しわ形成抑制作用が報告され、皮膚の健康維持にも役立つのではないかという期待から、すでにフコキサンチンを含む化粧品などが商品化されています。しかし、それらの機能性を積極的に支持するようなヒトでの科学的根拠についてはまだまだ不充分であるように思います。

### わかめはなぜゆでると鮮やかな緑色になるの？

生のわかめは緑色ではなく、褐藻類に特徴的な茶色〜褐色をしています。その理由は葉緑体に存在する光合成色素で緑色のクロロフィル以外に橙《だいだい》色のフコキサンチンが含まれているからです。このような色をしているのも褐藻類の生存戦略的な理由があるからで、海の深い所ではクロロフィルが受けとることができる波長の光が海水により遮られるため、そのほかの波長の光を吸収して光エネルギーを得るために、色調の異なる色素（フコキサンチン）を補助的に持つようになったといわれています。

フコキサンチンもサケのアスタキサンチンと同じようにたんぱく質の複合体としてわかめの葉緑体に存在しています。わかめが加熱されると、その複合体がこわれて色調が弱くなり、クロロフィルのみが強調されるので、鮮やかな緑色になると考えられています。

褐藻類に共通した
# ポリフェノール

## フロロタンニン

褐藻類に普遍的に存在するポリフェノールはわかめにも存在します。フロロタンニンはフロログルシノール（1,3,5-トリヒドロキシベンゼン）の重合体で、構造の異なる物質の一群です。最近の基礎研究から、アレルギーや炎症に対する抑制効果が明らかになっていますし、フロロタンニンを含む海藻ポリフェノールエキスには脂肪吸収抑制作用も動物レベルで明らかにされています。

その一方で、フロロタンニンは緑茶のタンニンと同様に渋味が強いことが知られています。褐藻類ではあらめに多いのですが、あらめはそのままでは食べにくく、脱渋が必要です。しかし、わかめには少ないので嗜好《しこう》的に影響が少なく、わかめが食用として普及しやすかった理由の一つと考えられています。ですので、わかめにフロロタンニンの機能はそれほど期待できないかもしれません。

## フラボノイド

褐藻類にはフラボノイドも存在します。わかめからはソバの種子に含まれるルチン（ケルセチン配糖体）やグアバの葉に含まれるモリンなどのフラボノイドが、コーヒー酸やカテコールといったポリフェノールとともに検出されています。

モリンやケルセチンの最近の基礎研究から、疾病や老化による筋萎縮《いしゅく》を抑制することが明らかとなっており、サルコペニア（加齢による骨格筋量の低下）予防への応用が期待されています。また、モリンはケルセチンと同様に生体内において抗酸化作用を発揮することも明らかにされているだけでなく、わかめの含量は乾燥重量の約0.1％程度と、玉ねぎに匹敵するフラボノイド供給源であることもわかりつつあります。わかめは近い将来ポリフェノールの摂取源としても注目を集めるかもしれません。

# 海藻類

# ひじき

Hijiki

健康によい？　それとも危険!?

神への供え物「神饌《しんせん》」として使われてきた歴史だけでなく、その栄養価から、食べると長生きするともいわれますが、ヒ素を含むことから欧米では消費を控えたほうがいいといわれています。

機能性成分
食物繊維
色素成分
褐藻類に共通の機能性成分

**登場成分**
- フコイダン
- アルギン酸
- フロロタンニン
- フコキサンチン

ひじきといえば

Cinema 『あなたへ』

『あなたへ』（2012 年）は降旗康男監督の映画で、高倉健の最後の主演作です。富山の刑務所で指導教官を務める主人公に、病気で先立たれた妻から絵葉書が届きます。この葉書には「自分の骨を故郷の海に散骨してほしい」という遺言が記されていました。生前にはまったくそんな素振りも見せなかった妻の真意を知るために、富山から長崎を目指して、車で一人旅を始めます。その道中で出会うさまざまな人々の生き様と向き合うことで、妻から長い間与えられ続けてきた深い愛情に気づかされていきます。

定年後に妻とゆっくり旅行するための車でしたので、車中泊だけでなく、簡単な調理ができるように車内を整えていました。とあるサービスエリアに立ち寄った主人公は、妻のレシピどおりに「ひじき煮」を作ります。この場面でも、生前の妻の一挙手一投足を思い出します。病床の妻は見舞いに来た主人公の顔を見て、ちゃんと食事ができていないことに気づきます。そして、自分のレシピメモを渡し、ちゃんと栄養のあるものを食べないと、と諭すのでした。

歴史

## 江戸時代には現代と同様の料理法が書物に掲載

ひじきは、わかめやこんぶと同じ褐藻類であり、ホンダワラ属に属するヒジキ（学名：*Sargassum fusiforme*）という和名の1種類の海藻です。北海道から南西諸島の国内の沿岸だけでなく、朝鮮半島、中国南部の沿岸に広く分布しますが、国内の主要な産地として、房総半島や伊勢志摩地方が有名です。国内産のひじきの多くは現在でも天然物ですが、シェアは10％程度で、90％は中国や韓国の養殖物を輸入しています。

日本人は古来、ひじきを含む海藻を食用としてきたと考えられています。たとえば、ひじきに似たホンダワラ類が、食器の付着物として遺跡から出土していますし、ひじき（鹿尾菜）の名が延喜式に見られることから、少なくとも平安時代には朝廷に献上されていたことがうかがい知れます。江戸時代には、煮物やあえ物など現在と同様の料理法が書物に掲載されたり、伊勢志摩の名産品として紹介されたりしたため、その存在が広く知れわたるようになったようです。

ひじきは、こんぶやわかめの生息域よりも浅い岩場の潮間帯※に生息します。この場所は波も荒いので、流されないように根を長く張っており、この根から50㎝から1ｍの主枝（茎）を生やしています。この主枝から葉や小枝を交互に出していますが、岩場の荒波にもまれ、天日や潮風にもさらされる環境で育つので、歯ごたえのある弾力性が強い茎になるようです。

ひじきは部位によって名前が違い、茎の部分が長ひじきや糸ひじき、葉や芽の部分が芽ひじきや米ひじき、姫ひじきなどと呼ばれますが、大きく違うのは食感で、風味

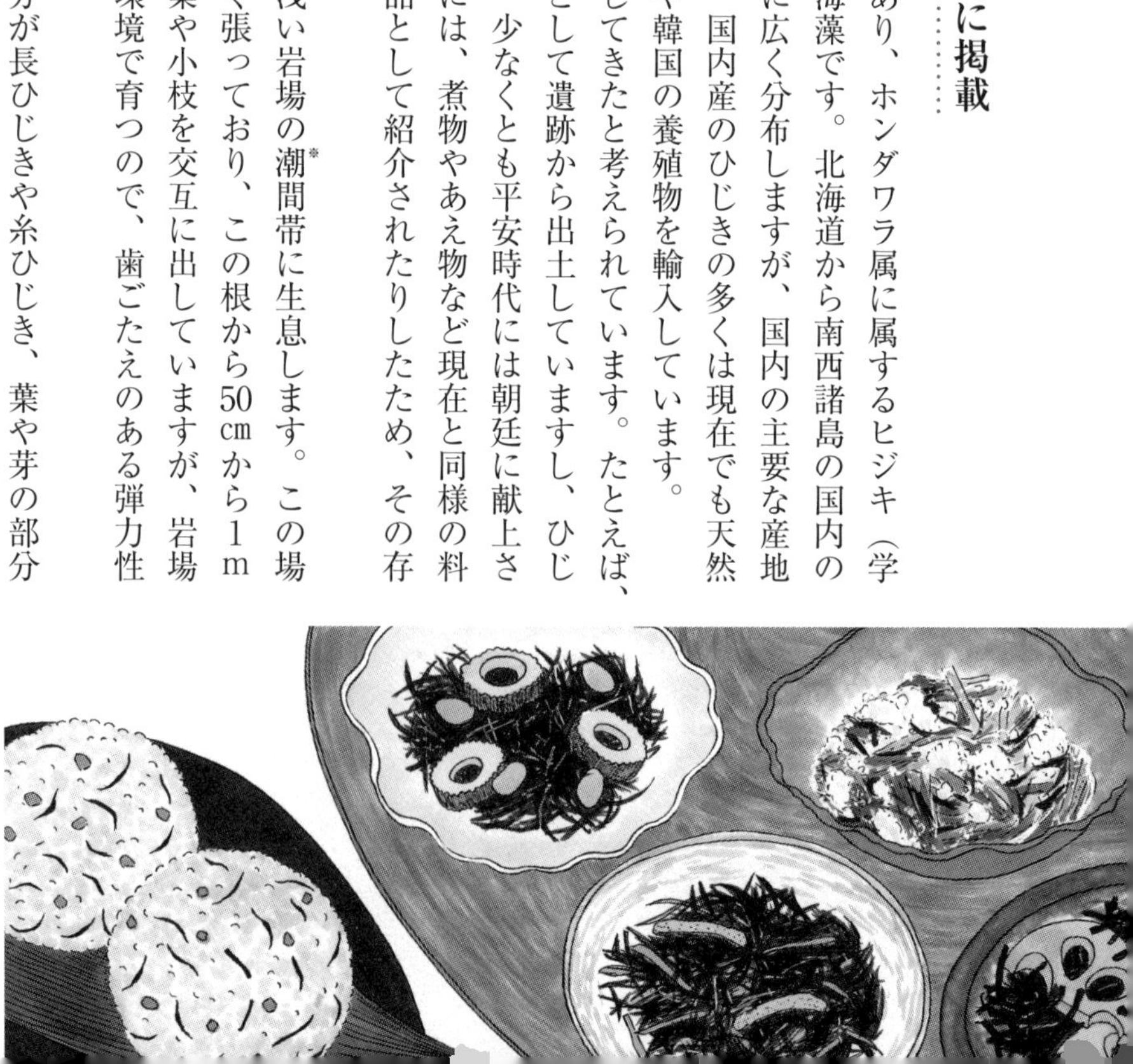

や栄養成分に大差はないと考えられています。通常、ひじきとしか表示されていないものは、これらが混合した状態のものが多いようです。また、ひじきは乾物として販売されていることが多いですが、その加工方法には「伊勢方式」と呼ばれる乾燥原藻を水もどしして蒸してから乾燥する蒸乾法、「房州方式」と呼ばれる、生の原藻をゆでたり、蒸したりしたのち、乾燥する製法などがあります。生のひじきは繊維がかたく、渋味も強いので、嗜好《しこう》性の改善のために加熱する加工が必要です。そして、乾燥前のような食感をよみがえらせるには、水もどしして、水洗いしたあとに加熱調理することが必要です。

## 栄養成分

### わかめやのりと比べてみると…

ひじきの栄養成分の特徴を、わかめ（乾燥）やのり（干し）と比較してみました。ひじきの特徴はほかの海藻類よりも食物繊維が豊富なことです。ビタミンでは、この2つよりも多くのα-トコフェロール（ビタミンE）を含有します。また、カリウム、カルシウム、ヨウ素といった特定の灰分も多く含まれることも特徴的です。干しひじきからヒ素を洗い流すには、ゆでこぼし（水もどし＋ゆでる＋水洗い）することが推奨されていますが、鉄は7割、カルシウムは100％保持されることもわかっていますので、覚えておきたいですね。

**ひじきの栄養価**（100gあたり）
**わかめやのりとの比較**

| | ひじき ほしひじき ステンレス釜・乾 | わかめ 乾燥わかめ 素干し | あまのり ほしのり |
|---|---|---|---|
| エネルギー | 180 kcal | 164 kcal | 276 kcal |
| 利用可能炭水化物 | 6.8 g | 12.7 g | 17.7 g |
| 食物繊維総量 | 51.8 g | 32.7 g | 31.2 g |
| たんぱく質 | 7.4 g | (10.4 g) | 30.7 g |
| 脂質 | 1.7 g | (0.7 g) | 2.2 g |
| 灰分 | 22.7 g | 30.8 g | 9.8 g |
| カリウム | 6,400 mg | 5,200 mg | 3,100 mg |
| カルシウム | 1,000 mg | 780 mg | 140 mg |
| 鉄 | 6.2 mg | 2.6 mg | 11.0 mg |
| ヨウ素 | 45,000 μg | - | 1,400 μg |
| β-カロテン | 4,400 μg | 7,700 μg | 38,000 μg |
| α-トコフェロール（ビタミンE） | 5.0 mg | 1.0 mg | 4.3 mg |
| 水分 | 6.5 g | 12.7 g | 8.4 g |

出典：「日本食品標準成分表2020年版（八訂）」（文部科学省）
「-」は未測定、（　）つきは推計値を示す。


※潮の満ち引きで海中にも陸上にもなりうる海域。

the Secret of Functional ingredients

# ひじきの機能性成分 食物繊維 色素成分

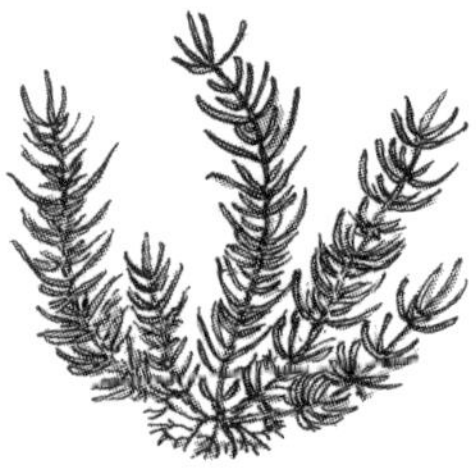

ひじきは食物繊維が水分を除いた重量の約半分を占めています。また、褐藻類に共通した機能性成分が含まれています。具体的には、食物繊維のフコイダンやアルギン酸、ポリフェノールのフロロタンニン、カロテノイドのフコキサンチンが特徴的な成分です。しかし、こんぶやわかめなどに比べると、ひじきの健康機能にはそれほど注目が集まっていない印象ですが、それはなぜでしょうか？

褐藻類に共通の食物繊維

## フコイダンほか

ひじきのフコイダンには、構成糖としてフコースのみを持つF-フコイダンだけでなく、グルクロン酸も構成糖に含むU-フコイダンやガラクトースを含むG-フコイダンも多く含まれており、この組成はがごめこんぶやわかめとは異なる特徴です。また、これらすべてのフコイダンには、抗血液凝固作用や胃粘膜保護などの多様な作用が基礎研究から認められています。

しかし、ほかの褐藻類と比べて、含有量が特段多いわけではないこと、生理活性の強さが異なる複数のフコイダンを含んでおり、それぞれのフコイダンを個別に純化することがむずかしいことから、フコイダンの供給源としてはほとんど注目されていません。フコイダンだけではなく、アルギン酸も少なからず含まれていますし、入手しやすくて、幅広い料理に使えるひじきですので、食物繊維の摂取源としての潜在能力がもう少し評価されてもいいのではないかと考えます。

ポリフェノールの一種

## フロロタンニン

ひじきには、褐藻類に特徴的なポリフェノールのフロロタンニンも含まれています。フロロタンニンは、強力な抗酸化作用や抗肥満作用が基礎研究から明らかにされていますが、強力な渋味物質であることが応用を困難にしているといえます。ひじきでは特に原藻に多いのですが、これがひじきの生食が普及しない原因の一つだと考えられています。また、フロロタンニンは、干しひじきが黒いことにも関連しています。原藻のひじきは褐色である一方で、干しひじきが黒いのは、乾燥させる工程でフロロタンニンなどのポリフェノールが酸化して重合するので、褐色から黒色へと変化するからです。その結果、渋味の強いフロロタンニンの量が大きく減るので、嗜好性が改善され、食べやすくなるのです。したがって、干しひじきはフロロタンニンの摂取源としては適していないといえるでしょう。

カロテノイドの一種

## フコキサンチン

さらにひじきには、β-カロテンだけでなく、褐藻類に普遍的なカロテノイドであるフコキサンチンチンも含んでいますが、褐藻類が褐色の理由はこの色素の存在によるところが大きいといえます。

フコキサンチンは、抗腫瘍《しゅよう》作用や抗肥満作用に加えて、強力な抗酸化作用や皮膚のしわ形成防止作用などが基礎研究から明らかになっています。しかし、フロロタンニンと同様に、原藻に比べて乾燥品では含有量が大きく減少するという報告もあります。これは、フコキサンチンが加工や保存時にこわれやすいことが理由ですので、フコキサンチンの摂取源としてもひじきはあまり期待できないようです。

ココに注目
検証

## ひじきに含まれるヒ素はどのくらい危険!?

カナダや英国の食品安全当局が「ひじきにはヒ素が他の海藻よりも多く含まれるので消費を控えるように」という勧告を発表して十数年たちますが、ひじきはそんなに危険なのでしょうか?

ヒ素は自然界に広く存在する元素で、日本全国の土壌や水中に普遍的に存在しています。環境中に存在するヒ素の形態として、単体は珍しく、多くは酸素や炭素などの他の元素が結合したヒ素化合物として存在しています。炭素を含むものが有機ヒ素(化合物)、炭素を含まないものが無機ヒ素(化合物)と定義されており、無機ヒ素のほうが有機ヒ素よりも毒性が高いとされています。

農林水産省がまとめた食品からのヒ素の摂取量に関する報告(2019年)によりますと、ヒ素の摂取に大きく関与すると見積もられた食品は、1位魚介類、2位野菜・海藻、3位米でした。しかし、魚介類や多くの海藻のヒ素の存在形態のほとんどはアルセノベタインという有機ヒ素化合物でしたし、野菜はヒ素の含有量自体が少ないこともわかりました。最終的に、無機ヒ素の摂取源として重要と結論づけられたのが、米とひじきでした。同じ重さで比較するとひじきのほうが無機ヒ素をはるかに多く含有していますが、摂食頻度の高さから米のほうが日常的な摂取源としての役割は大きくなります。この調査では、日本人は平均で1日あたり約19㎍の無機ヒ素を摂取していると見積もられています。

この量ですと、世界保健機関が定めている無機ヒ素の耐容摂取量（体重50kgの人で1日に107㎍）より少ないですし、欧州食品安全機関が推奨する、よりきびしい摂取上限値とほぼ同じ値になります。また、ひじきなどの海藻由来のヒ素による中毒の健康被害が起きたとの報告はこれまでにないので、少量なら毎日食べ続けても問題ないと考えます。前述の耐容摂取量は、毎日一生食べ続けたとしても、発がんなどの有害事象が起こる危険性が1％も増えないと推定される量なのですが、同じものばかり毎日食べることがないような、バランスのよい食生活を心がけることが健康被害のリスクを軽減するために最も重要でしょう。

とはいうものの、やはりひじきに少なからずヒ素が入っていることが気になるかたも多いと思います。農林水産省は独自に、干しひじきからの無機ヒ素の溶出方法に関する調査を行なっており、水もどしと水洗いだけでも無機ヒ素が5割程度まで減ること、ゆでてから水洗いでは2割に、さらにゆでこぼし（水もどし＋ゆでる＋水洗い）では1割にまで減らせることを報告しています。

かいつまみ Column

気になる!

# 難消化性デキストリンにはダイエット機能がある?

まず、デキストリンとはでんぷんなどを部分的に加水分解して得られるグルコースだけでできた糖の鎖(多量体)の総称の一つです。でんぷんやグリコーゲンなどのグルコースがα※結合した多糖由来のものだけをデキストリンと呼びます。

難消化性デキストリンは、原料に加熱したでんぷんが用いられています。これを酵素(α-アミラーゼやグルコアミラーゼなど)で加水分解処理すると、大部分がマルトース(麦芽糖)やグルコースにまで分解されます。しかし、でんぷんを加熱すると化学変化によってもともとのでんぷんには存在しないグルコースの1, 2結合や1, 3結合などの構造が生成します。この部分が酵素で消化されにくいため、酵素反応後、残渣として残ります。つまり、難消化性デキストリンとはアミラーゼで消化されずに残った部分の総称で、平均分子量は約2000、つまりグルコース12個ほどの大きさを持つといわれています。

難消化性デキストリンは、糖や脂肪の吸収速度を低下させたり、整腸作用を示したりすることが明らかとなっており、これらに関連する特定保健用食品の関与成分としても利用されています。しかし、これらの科学的根拠となった臨床試験は、体脂肪や血糖値が気になる人など、体の調子に不安がある人を対象にしたもので、健康な人ならだれでも同様の効果が得られるわけではありません。つまり、難消化性デキストリンのダイエット機能を期待するには充分な根拠がないといえるでしょう。糖や脂肪の吸収速度が低下しても、ゆっくり吸収され、体内への総吸収量は大きく変化しないという研究結果もあるため、健康増進を目的とした難消化性デキストリンの積極的な摂取は時期尚早と考えます。

※グルコースの場合、別の化合物(糖など)との間の結合において、糖の環構造がつくる平面よりも下側にある結合をα結合、上側にある結合をβ結合と呼ぶ。でんぷんはすべてα結合でできており、セルロースはすべてβ結合でできている。

# 動物性食品

たんぱく質や脂質の豊富な動物性食品。
タコに豊富に含まれるタウリン、シジミに多く含まれるオルニチンや、
青背の魚に多く含まれる多価不飽和脂肪酸など。
健康食品にも使われる機能性成分が多くあります。

魚介類

# サケ

Salmon

サケだけどサケじゃない？

古くからサケのとれる北の地方では、毎年秋に川を遡るサケをつかまえることで多彩な料理に利用するだけでなく、冬を越すのに必要な栄養を与えてくれることから、この恵みへの感謝をこめて鮭祭りを行なってきました。日本で最も消費されている魚の一つ、サケの世界をご紹介します。

機能性成分

アスタキサンチン

海の赤い抗酸化成分

登場成分

アスタキサンチン

サケといえば

Book 『八朔《はっさく》の雪』

「今、それを口にできたなら、どれだけ自分の心は慰められるだろう」と心の中でつぶやきながら、主人公の澪（みお）はため息をつきました。不幸な出来事で疲れきっていた澪は、屋台見世から漂う甘酒の香りに切なさを感じながら、故郷の大坂で親しまれる粕（かす）汁を懐かしく思い出していたのでした。これは、神田御台所町（おだいどころまち）で上方料理を出す「つる家」を舞台に、その店で腕をふるう料理人澪が料理を通じて成長する姿が描かれる時代小説『みをつくし料理帖』第１巻「八朔の雪」の一場面です。

関西では粕汁にブリを使うのが一般的ですが、澪はその後東日本の年取り魚であるサケをメーンにした粕汁を作り、屋台で売り出すことにします。

この小説では、澪の料理に舌鼓を打ったり、いろいろな感想を述べたりするさまざまな登場人物が出てきますが、中でも青年医師の永田源斉（げんさい）はおいしさを賞賛するだけでなく、健康はふだんの食事、食材から得られるものであることを認識しており、粕汁を食べたあとにもその大事さを澪に伝えます。

冬の寒い日は、栄養価の高いサケの粕汁を食べて、心から温まりませんか？

種類

## サケの仲間は多種多様

サケという名称は一般的にあいまいに用いられています。狭義では、学名上での種（シロサケ）としての標準的な名称（略称）ですが、広義にはサケ科サケ属のさまざまな魚を指し、サケ類一般に用いられることが多いです。シロサケに加えて、ベニザケ、ギンザケ、カラフトマス、サクラマス、マスノスケ、ニジマスのサケ属7種が代表的でしょう。また、養殖ものがすしネタや薫製で親しまれているサルモ属のタイセイヨウサケもサケと呼ばれる場合があります。

呼び名がこのようにあいまいになった原因の一つには、「サケ」と「マス」の区別の仕方があります。「サケ」も「マス」も同じサケ科サケ属に属する魚ですが、「マス」に共通し、「サケ」と区別するような生物学的な違いはありません。欧米では「サーモン」と「トラウト」という名前の違いがあり、海に降りるものをサーモン、淡水のみで生活するものをトラウトとしている場合が多いので、近年日本でもサーモンの訳を「サケ」、トラウトの訳を「マス」と区別する場合もあるようです。

日本でも古くから「サケ」と「マス」という区別をしてきましたが、昔の日本には海に降りるシロサケと陸封型（海に降りない）サクラマス（ヤマメ）しかおらず、とれた場所や大きさで「サケ」と「マス」の呼び分けが可能でした。しかし、北海道の開拓や北洋サケ・マス漁業が盛んになると、海に降りて回遊するマスなど、それまでに知られていないサケ属の魚が見つかりました。最初はシロサケだけ区別して、その他はすべて「マス」の名で呼ばれていたのですが、英語の意味との相違（海に降りるのにマス）や

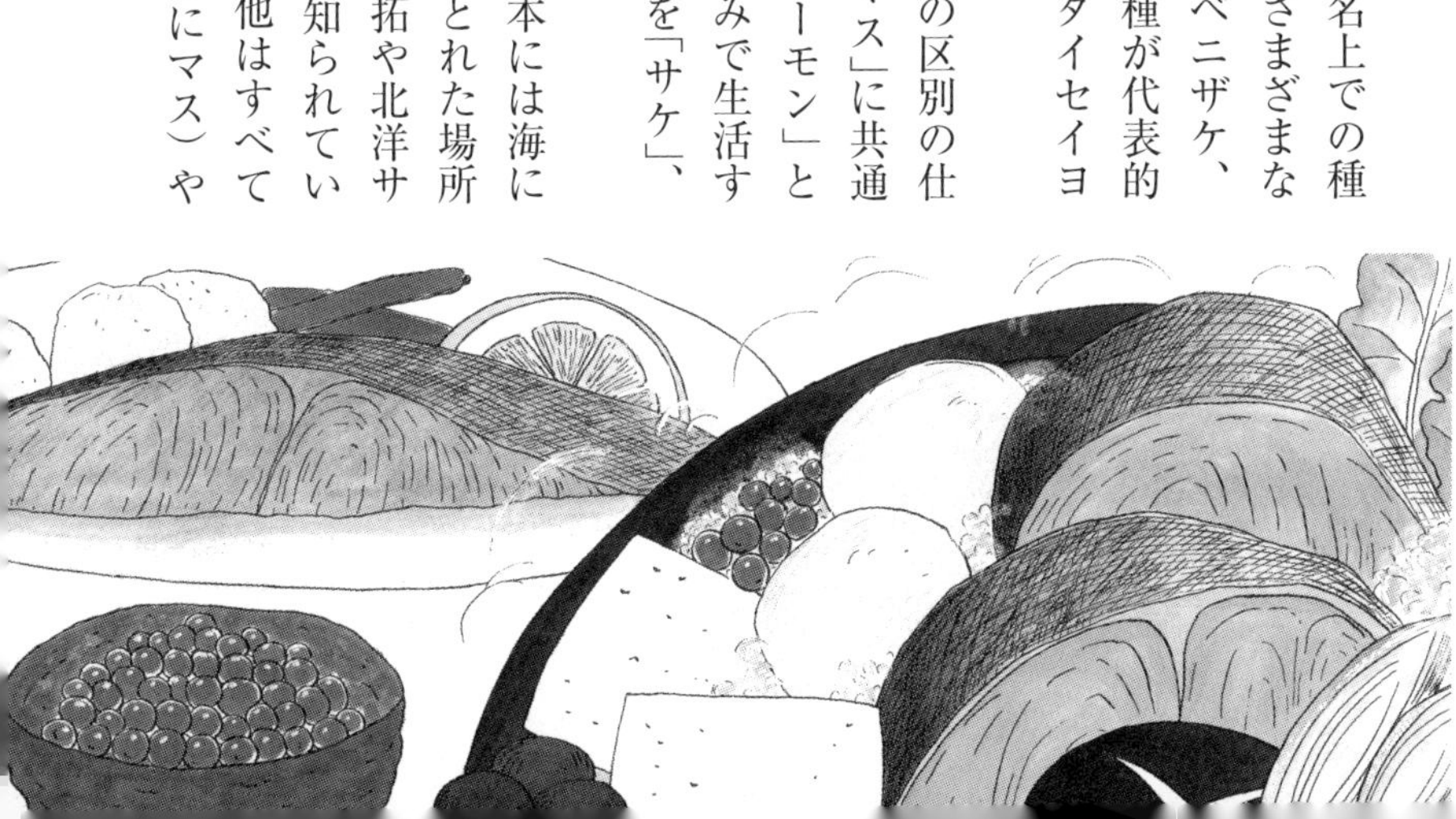

「サケ」のイメージのよさから、ベニマスはベニザケ、ギンマスはギンザケという呼び名で販売されるようになり、それが現在でも定着しています。最近ではサーモンやトラウト、サーモントラウト（ニジマスの海面養殖もの）の名前も市場で使われており、混乱を増しているように見えます。

**栄養成分**

## タイセイヨウサケやサンマと比べてみると…

サケ（シロサケ）の栄養成分の特徴をタイセイヨウサケやサンマと比較してみると、エネルギー量と脂質は最も少なく、たんぱく質は最も多く含まれます。脂質が少ないため、DHAなどのn-3系多価不飽和脂肪酸も少なくなります。同様に脂溶性ビタミンのビタミンA（レチノール）はほかの魚に劣るものの、ビタミンDは最も豊富に含みます。

一方、サケ類はミネラル含量が少なく、特に鉄はサンマのほうが豊富に含みます。サンマは血合い肉が約20％と多く含まれる赤身の魚で、ミオグロビンなどの鉄を含有するヘム色素が多いのです。サケ類は身が赤色や橙色《だいだい》ですが、これは赤身魚とは異なる色素アスタキサンチンによるものです。血合い肉が少ないため、白身魚に分類されます。血合い肉は加熱すると灰色になりますが、サケ類の身は加熱しても（血合い肉以外は）灰色にはなりません。

**サケの栄養価**（100gあたり）
**タイセイヨウサケやサンマとの比較**

| | しろさけ 生 | たいせいようさけ 養殖・皮つき・生 | さんま 皮つき・生 |
|---|---|---|---|
| エネルギー | 124 kcal | 218 kcal | 287 kcal |
| たんぱく質 | 18.9 g | 17.3 g | 16.3 g |
| 脂質 | 3.7 g | 14.4 g | 22.7 g |
| 脂肪酸総量 | 3.51 g | 13.76 g | 21.77 g |
| n-3系多価不飽和脂肪酸 | 0.92 g | 1.94 g | 5.59 g |
| 灰分 | 1.2 g | 1.4 g | 1.0 g |
| 鉄 | 0.5 mg | 0.3 mg | 1.4 mg |
| レチノール | 11 μg | 14 μg | 16 μg |
| ビタミンD | 32.0 μg | 8.3 μg | 16.0 μg |
| 水分 | 72.3 g | 62.1 g | 55.6 g |

出典：「日本食品標準成分表2020年版（八訂）」（文部科学省）

the Secret of Functional ingredients

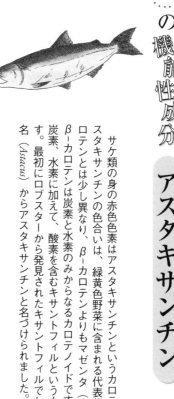

# サケの機能性成分 アスタキサンチン

サケ類の身の赤色色素はアスタキサンチンというカロテノイド系の色素です。アスタキサンチンの色合いは、緑黄色野菜に含まれる代表的なカロテノイドのβ-カロテンとは少し異なり、β-カロテンよりもマゼンタ（赤紫）の色目が強いです。β-カロテンは炭素と水素のみからなるカロテノイドですが、アスタキサンチンは炭素、水素に加えて、酸素を含むキサントフィルというカロテノイドに属しています。最初にロブスターから発見されたキサントフィルでしたので、ロブスターの属名（*Astacus*）からアスタキサンチンと名づけられました。

## サケでは橙～赤色にエビやカニでは青灰色に

### サケの身では筋肉の主要なたんぱく質と結合

アスタキサンチンはサケ類に多く含まれますが、含有量は種類によって異なります。サケ類の中で最もアスタキサンチンを多く含んでいるのはベニザケで、続いてマスノスケ、ギンザケです。シロサケはやや少なく、カラフトマスはさらに少ない品種といえます（208ページ**表**）が、養殖では餌により変動することもあるといわれています。

アスタキサンチンはサケ以外にも、キンキ、メバル、マダイ、キンメダイのような食用の魚、ニシキゴイ、キンギョなどの観賞用の淡水魚にも認められますが、サケのように身ではなく、体表に多く存在します。また、甲殻類のロブスター、エビやカニ、ヤドカリ、無脊椎《せきつい》動物のイカやタコ、ウニ、ヒトデにも存在しています。

これらの魚や動物はアスタキサンチンを生合成できないため、合成できる植物プランクトンやユーグレナ類などを摂取して利用しています。アスタキサンチンはそのまま、あるいは別の形に代謝されてから、各組織に蓄積されます。生体内でアスタキサンチンはたんぱく質と結合して存在することが多く、血中ではリポたんぱく質と結合して運ばれますが、サケの身（筋肉組織）ではアクトミオシン（アクチンとミオシンの混合物で、動物の筋肉の主要な構成たんぱく質）と結合して、橙～赤色に呈色すると考えられています。

一方、エビやカニではクラスタシアニンなどのたんぱく質と結合し、青灰色に呈色します。このように色が異なるのは、アスタキサンチンとたんぱく質との結合様式や結合の強さが異なるためです。無脊椎動物では、このたんぱく質との相互作用をうまく利用して、外敵から身を守るために行なう擬態の色調変化に役立てているといわれています。また、エビやカニを加熱すると赤く変化するのも、このたんぱく質との相互作用が関係しており、加熱により結合たんぱく質が変性して、アスタキサンチンが遊離し、さらにアスタシンへと酸化されて、鮮やかな赤色に変化すると考えられています。

**表　サケ類に含まれるアスタキサンチン**（100gあたり）

| | |
|---|---|
| ベニザケ | 2.5～3.5 mg |
| マスノスケ | 1.0～2.0 mg |
| ギンザケ | 0.6～2.0 mg |
| シロサケ | 0.3～0.8 mg |
| タイセイヨウサケ | 0.3～0.8 mg |
| カラフトマス | 0.1～0.5 mg |

出典：「アスタキサンチン」矢澤一良、池内眞弓、機能性食品の安全性ガイドブック、サイエンスフォーラム、2007年、p192～198から引用改変。

# サケの卵中の濃度は孵化率や稚魚の生存率に影響

## カロテノイドだがビタミンAに変換されない

私たちがカロテノイドを摂取する意義の一つに、栄養素であるビタミンAの前駆体（プロビタミン）としての役割がありますが、アスタキサンチンは摂取しても体内でビタミンAには変換できません。これはアスタキサンチンとプロビタミンAの代表であるβ-カロテンの構造の違いで説明できます。β-カロテンの両端には環構造（β-イオノン環）が1つずつあり、ビタミンAにもまったく同じ環が1つあります。ですので、β-カロテンが分子の真ん中で切断できれば、2分子のビタミンAへと変換することが可能です（**下図**）。

一方、アスタキサンチンにも環が2つありますが、両方ともイオノン環の2か所の水素が水酸基とケトン基にそれぞれ置換された構造になっており、ビタミンAの環構造と異なります。そのため、アスタキサンチンはビタミンAに変換されません（**下図**）。ビタミンAに変換可能なカロテノイドはβ-カロテンのほか、α-カロテン、γ《ガンマ》-カロテン、β-

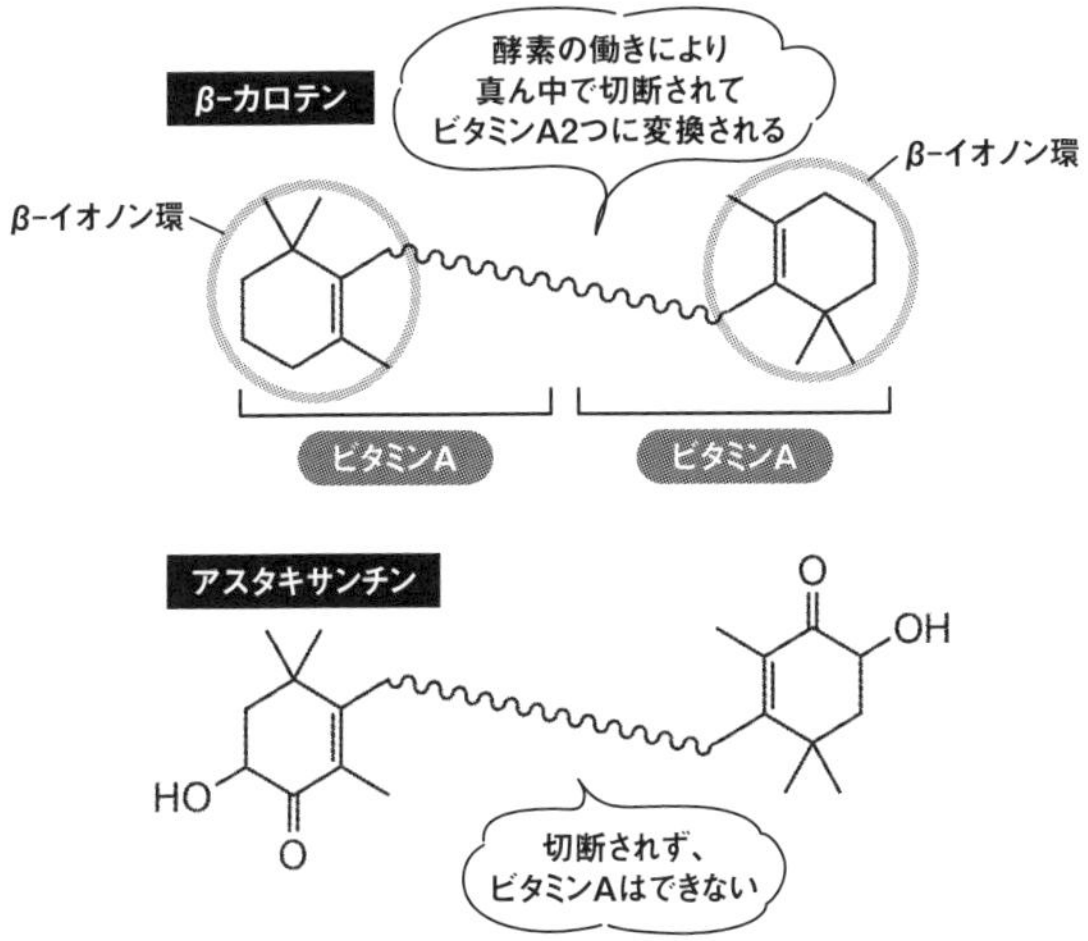

クリプトキサンチンがあり、これらはビタミンAとまったく同じβ-イオノン環を1つ持っています。

## ヒトでの機能は研究途上

サケの身に含まれるアスタキサンチンは、産卵のさいには卵へ移行されるために、大きく減少することが知られています。サケの卵中のアスタキサンチン濃度が孵化《ふか》率や稚魚の生存率に大きく影響することが明らかになっており、卵のアスタキサンチンは卵や稚魚を強い光から保護するために利用されていることが示唆されています。サケのアスタキサンチンも植物カロテノイドと同様に生体防御物質として機能しているものと考えられています。

このような背景から、ヒトでもアスタキサンチンはビタミンAとしてではなく、光や酸化ストレスから生体を保護する成分として期待されており、健康食品や基礎化粧品などへと利用されつつあります。また、基礎研究からも、コレステロールの酸化を抑制する、動脈硬化を予防する、糖尿病合併症を改善する、目や筋肉の疲労を回復するなどの効果を期待させる研究成果が得られています。しかし、ヒトでの有効性について信頼できるデータが充分になく、サプリメントとして摂取した場合の安全性についても確実な情報がありません。また、カロテノイドはおしなべて疎水性が高いため、腸管で分散しにくく、吸収率もあまりよくない食品成分で、その改善策についても研究途上です。

魚介類

# サンマ

Saury

サンマは脳によい？

秋の味覚の代表といえばサンマですね。おいしいだけではなく、栄養素も豊富な青背の魚ですが、近年の不漁から、口にする回数は減ってきていることでしょう。サンマの塩焼きに目がない人も、サンマの実情を見つめ直して、今後の食べ方を考えてみませんか。

機能性成分

## EPA（IPA）&DHA

心臓や血管の健康に貢献する

多価不飽和脂肪酸

**登場成分**

- EPA（エイコサペンタエン酸）
- IPA（イコサペンタエン酸）
- DHA（ドコサヘキサエン酸）
- オクタデカテトラエン酸
- ドコサペンタエン酸

サンマといえば

Poem

### 『秋刀魚の歌』

「秋刀魚の歌」（1921年）は、明治末期から昭和にかけて活躍した詩人・作家の佐藤春夫が雑誌『人間』に発表した詩です。佐藤の文学活動は短歌・小説から童話・戯曲まで多彩ですが、門弟の数がかなり多いことからもバイタリティの高さがうかがい知れます。この詩の一フレーズである「さんま苦いか塩つぱいか」はたびたび引用され、ひとり歩きするほど有名ですので、ご存じのかたも多いでしょう。

この詩は、文壇の先輩で親密だった谷崎潤一郎の妻、千代に向けて書かれた詩です。千代に失恋した佐藤は、断ち切れない彼女への思いを自嘲ぎみに吐露しています。サンマ漁ゆかりの和歌山県新宮市出身の佐藤にとって、サンマは特別なごちそうだったのかもしれません。しかし、ふだんならサンマの塩焼きが織りなす絶妙な味のバランスに貢献するはずの、腸（はらわた）の苦さと塩のしょっぱさが、そのときの彼の口の中では特に強調して感じられたようです。でも、その理由は食品化学の見地だけでは説明できないものですね。

歴史

## 比較的新しいサンマの歴史

日本で食べられているサンマは、サンマ科の魚の一種（和名：サンマ）です。サンマ科で食用となるのは、サンマ以外に、大西洋、インド洋にいるニシサンマ、ハシナガサンマがありますが、ほとんど流通していません。したがって、漁業資源として重要なサンマ科の魚はサンマだけといえます。サンマはとれる地域が日本近海に限られることから、食べる習慣が古くからあったのは、日本やロシアの極東地域だけだったようです。

では、日本ではいつごろからサンマをとって食べるようになったのでしょうか？

縄文時代の遺跡からは釣り針や銛《もり》などの漁具が出土しているので、そのころから少しはとられていたと思います。しかし、古い文学作品にはいろいろな魚が登場するにもかかわらず、サンマはまったく姿を見せません。サンマ漁の最初のはっきりとした記録は、今から300年ほど前に熊野灘で発明された旋《ま》き刺し網漁法についてでした。江戸時代後期にはこの漁が伊豆や外房にも広まり、サンマが庶民の食卓にも登場するようになります。最初は、刀に似ていることから武士に敬遠されたり、江戸の庶民が脂ののった魚を好まなかったりしたことから、足の早い下魚《げざかな》として扱われていたようです。しかし、安価で美味なサンマが徐々に受け入れられ、明治時代には食卓に欠かせない食材になったことが、落語や小説からうかがい知ることができます。そして、戦後の食料需要が高まった時期に、低コストで漁獲能率の高い合理的な漁法が確立され、サンマの市場への安定的な供給が可能になりました。

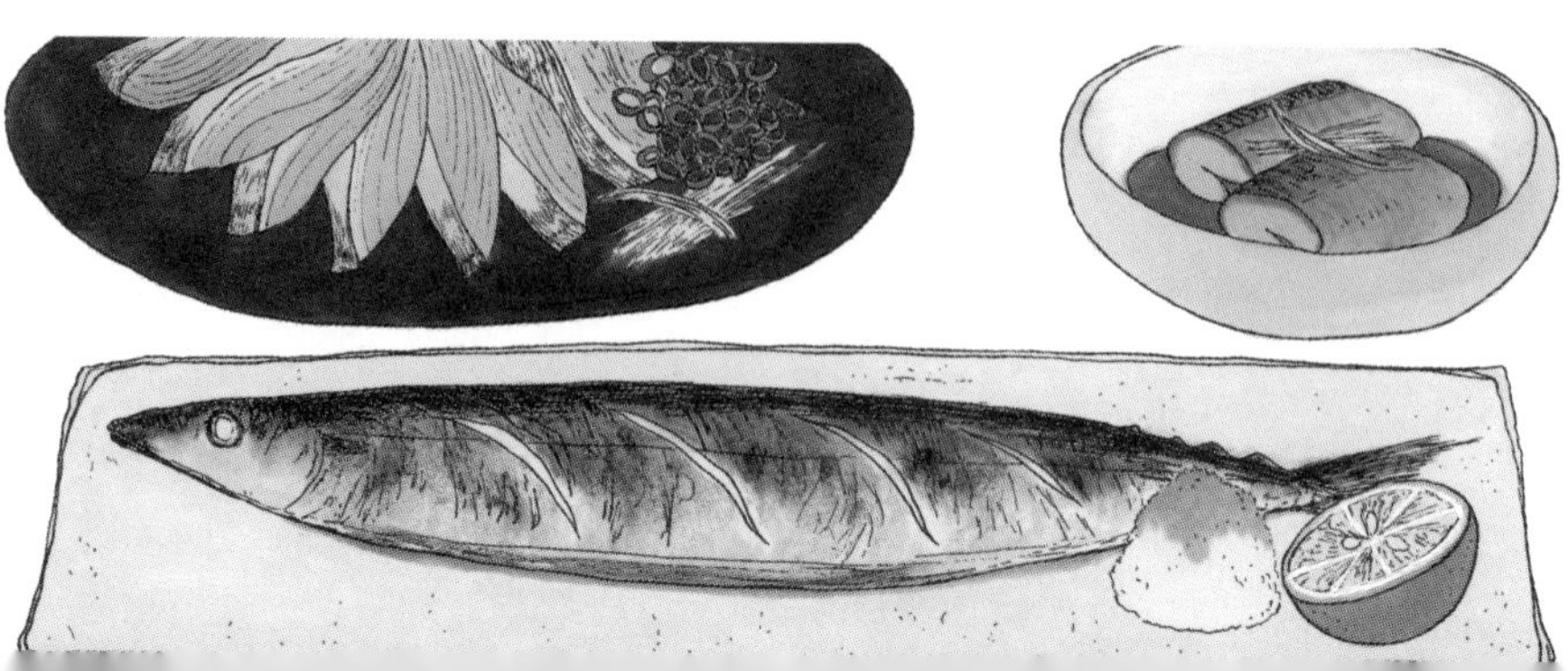

一方で、昨今はサンマの不漁に関するニュースが増えており、毎年史上最低記録を更新するのではないかと予想するメディアも多いです。その原因は漁獲量の著しい増加ではなく（実際は年々減少している）、サンマの資源量、つまり生息するサンマの数の減少だといわれています。サンマは海水温の変化に敏感ですので、地球温暖化などによる海水温の大きな変化が資源量の減少に影響しているかもしれません。しかし、サンマの生態について不明な点が多く、なぜ資源量が減ってきているのか、どうすれば増やせるのか、はっきりとはわかっていません。持続可能なサンマ資源の実現について、今後の調査や研究の進展から目が離せません。

栄養成分

## イワシやブリと比べてみると…

サンマの栄養成分の特徴を、同じ青魚のイワシやブリと比較してみました。サンマはイワシやブリよりも、脂質が多いため、カロリーが高くなっています。脂溶性ビタミンも多いのではないかと予想されますが、じつはビタミンEはイワシやブリに及びません。また、鉄の供給源としてもイワシのほうが優れています。その一方で、サンマは構成脂肪酸に多価不飽和脂肪酸を約3割含んでおり、イワシやブリよりも多いのが特徴的です。構成脂肪酸として、一価不飽和脂肪酸が最も多く、飽和脂肪酸も2割強含まれることとは予想外でした。

**サンマの栄養価**（100gあたり） イワシやブリとの比較

| | さんま 皮つき・生 | いわし まいわし・生 | ぶり 成魚・生 |
|---|---|---|---|
| エネルギー | 287 kcal | 156 kcal | 222 kcal |
| たんぱく質 | 16.3 g | 16.4 g | 18.6 g |
| 脂質 | 22.7 g | 7.3 g | 13.1 g |
| 飽和脂肪酸 | 4.84 g | 2.55 g | 4.42 g |
| 一価不飽和脂肪酸 | 10.58 g | 1.86 g | 4.35 g |
| 多価不飽和脂肪酸 | 6.35 g | 2.53 g | 3.72 g |
| 鉄 | 1.4 mg | 2.1 mg | 1.3 mg |
| α-トコフェロール（ビタミンE） | 1.7 mg | 2.5 mg | 2.0 mg |
| 灰分 | 1.0 g | 1.2 g | 1.1 g |
| 水分 | 55.6 g | 68.9 g | 59.6 g |

出典：「日本食品標準成分表2020年版（八訂）」（文部科学省）

the Secret of Functional ingredients

# サンマの機能性成分 EPA（IPA） DHA

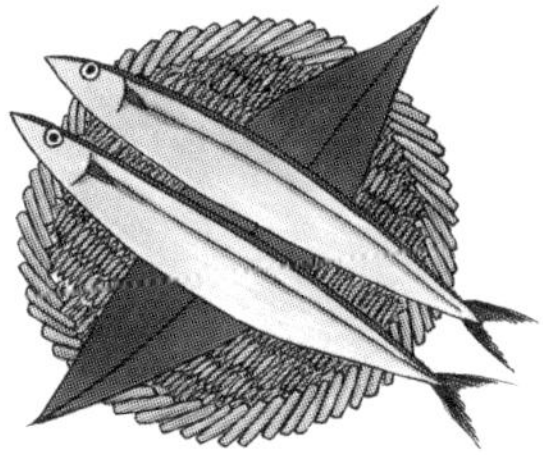

サンマの特徴的な成分は、比較的含有量の多い多価不飽和脂肪酸で、健康機能が注目されています。じつは、EPA（エイコサペンタエン酸）やDHA（ドコサヘキサエン酸）以外にも、オクタデカテトラエン酸やドコサペンタエン酸も多く含まれていますが、これらはDHAの合成過程の中間体です。なお、一般にEPAと呼ばれる脂肪酸は、化学的にはIPA（イコサペンタエン酸）と表記されます。

**サンマ（皮つき・生）に含まれるおもな多価不飽和脂肪酸**
（可食部100gあたり）

| | |
|---|---|
| （エ）イコサペンタエン酸 | 1,500mg |
| ドコサヘキサエン酸 | 2,200mg |
| オクタデカテトラエン酸 | 1,000mg |
| ドコサペンタエン酸（n-3） | 310mg |
| リノール酸 | 300mg |

化学的特徴

## 酸化しやすく劣化しやすい

n-3系多価不飽和脂肪酸に分類され、8割がた共通した構造を持つEPAとDHAですが、大きさが少し違います。それぞれの名前にはギリシャ語由来の数字を表わす接頭語が含まれていますが、EPAのエイコサが20で、炭素数が20であることを意味しています。また、ペンタが5で、炭素-炭素二重結合（エン）が5つあることを表わしています。一方、DHAはドコサが22、ヘキサが6ですので、炭素数が22、炭素-炭素二重結合が6つの脂肪酸という意味です。

まず、EPAとDHAに共通する化学的特徴ですが、飽和脂肪酸や一価不飽和脂肪酸と比べて、はるかに酸化的に劣化しやすいことがあげられます。たとえば、魚の血合い肉は保存が悪いと、血なまぐさいにおいが気になりますが、これは多価不飽和脂肪酸だけでなく、酸化を促進する鉄も多いことが理由です。多価不飽和脂肪酸の酸化はたんぱく質やアミノ酸の分解も促進するので、アルデヒドやアミンなどの臭気物質の生成も増やします。ですので、サンマを含む青背の魚の保存や下ごしらえは、充分に気をつけて行なう必要があるといえるでしょう。

ＥＰＡやＤＨＡは魚に多く含まれるので、魚が作る脂肪酸のように思いがちですが、じつは魚は作ることができず、餌の植物プランクトンに由来します。また、ヒトもＥＰＡやＤＨＡを一から作ることはできませんが、おもに植物由来の必須脂肪酸（体内で合成できないために体外から摂取することが不可欠な脂肪酸）のα-リノレン酸を原料にして合成できます。炭素数や二重結合の数がより多いＤＨＡがこの合成経路の最終産物で、ＥＰＡはその中間産物です。ただし、これらの合成には複数の酵素反応とエネルギーが必要ですので、α-リノレン酸の一部しかＥＰＡやＤＨＡに変換できません。したがって、ＥＰＡやＤＨＡは食事からの摂取が推奨されています。

栄養学的特徴

## ほかの脂肪酸とのバランスがたいせつ

では、どの程度ＥＰＡやＤＨＡなどのｎ-３系脂肪酸を摂取すればよいのでしょう？

現在、油脂が栄養学的に欠乏する危険性よりも、生活習慣病のリスクを考慮すべきであるという観点から、油脂の摂取で気をつけるべき点は、量的にとりすぎないことと、質的なバランスです。日本人の平均的な食事では、動物：植物：魚類を４：５：１の割合で長年摂取してきています。この各素材の構成脂肪酸量から、ｎ-６系多価不飽和脂肪酸：ｎ-３系多価不飽和脂肪酸は１：４という割合が理想的とされています。n-3系の割合を増やすべきではないか、と思うかたもいるかもしれませんが、n-6系脂肪酸の摂取が足りないと、健康の維持に不可欠な生理活性脂質を充分に作れなかったり、n-3系脂肪酸の機能性を最大限に引き出せなかったりします。よって、n-6系脂肪酸とn-3系脂肪酸をバランスよくとることがたいせつだと考えられます。

医薬品としての作用

## 両者にあるのは脂質代謝の改善作用

ＥＰＡの機能性を世界的に有名にしたのが、１９６０～70年代にデンマークの植民地だったグリーンランド島原住民（イヌイット）とデンマーク本国の白人とを比較した疫学研究です。高脂肪食のイヌイットのほうが心筋梗塞《こうそく》での死亡率が有意に低く、血中の脂肪酸ではＥＰＡ量に大きな差があったことから、ＥＰＡの心筋梗塞の予防への関与が示唆されました。

現在では、ＥＰＡ単独、またはＤＨＡとの混合物が、閉塞《へいそく》性動脈硬化症や高脂血症の治療用医薬品として利用されています。具体的な薬理作用としては、脂肪の分解促進作用、脂肪やコレステロールの合成抑制作用、血小板凝集抑制作用や血圧調節作用などが明らかになっています。

ちなみに、脂質代謝の改善作用はＥＰＡとＤＨＡに共通してありますが、血小板凝集や血圧に対する作用はＥＰＡだけです。その理由は、ＥＰＡから作られるプロスタグランジン$I_3$が血小板凝集抑制作用や血管拡張作用を示したり、トロンボキサン$A_3$がn-6系脂肪酸のアラキドン酸からできる血小板凝集因子の作用を阻害したりしますが、ＤＨＡからはこのような活性物質が作られないからです。

その一方で、医薬品は用法・用量を誤ると副作用が起こる可能性が高くなりますが、ＥＰＡも例外ではなく、ＥＰＡを過剰に摂取すると、この作用機序が副作用にもつながることに注意が必要です。

食品成分としての機能

## 効能を期待しての積極的な摂取は時期尚早

では、ＥＰＡやＤＨＡを油脂として食事から摂取する場合の機能性についてはどうでしょうか？油脂中に含まれるＥＰＡやＤＨＡの小腸での消化・吸収は、医薬品の場合とほぼ同様ですので、医薬品のＥＰＡやＤＨＡと類似した効果が期待されますが、油脂の構成脂肪酸のすべてがＥＰＡやＤＨＡではなく、これらは約3分の1しか含まれていないことに注意が必要です。消化・吸収・代謝において、ＥＰＡやＤＨＡ以外の共存する脂肪酸の影響を受けますので、作用の現われ方が医薬品のように鋭敏ではなくなりますし、効果に必要な用量も異なることが予想できます。

現在、ＥＰＡやＤＨＡを含む油脂は、血中中性脂肪が気になる人への保健用途の表示が認められる食品に利用されています。この製品としての有効性は一定の評価を得ていますが、すべての人に有効であるわけではなく、効果に個人差があることを強調しておきます。さらに、アトピーやアレルギーの緩和、糖尿病の予防、認知症の予防や脳機能改善など、さまざまな疾患や病態へのＥＰＡ、ＤＨＡの影響について、数多くの介入試験や疫学研究が行なわれています。

これらの疾患に対して、ＥＰＡやＤＨＡのヒトでの有効性を支持する結果も一部で報告されつつありますし、特に、ＤＨＡは脳に多く含まれる脂肪酸ですので、脳機能改善への期待は高いといえます。しかし、いずれの研究も、特に再現性や確実性において科学的根拠が不足していますので、これらの効果を期待してＤＨＡやＥＰＡを積極的に摂取するのは時期尚早だと思います。

魚介類

# シジミ

Clam

酒飲みの強い味方?

シジミ（蜆）は春が最もおいしい季節であることから春の季語ですが、「土用蜆」や「寒蜆」のように夏や冬の季語に使われることもあります。賞味される時期が長く、季節に合った味わいを見せるシジミに焦点を当てます。

機能性成分

オルニチン

解毒や成長にかかわるアミノ酸

登場成分

オルニチン

アルギニン

シジミといえば

Book『水仙』

　太宰治の短編小説『水仙』は、主人公の「僕」と知人の妻「静子夫人」との関係を通して、主人公の芸術を志す人間としての葛藤と破滅を描いた物語です。「僕」と「静子夫人」との対比が物語を通して描かれるのですが、その一つにシジミ汁のシーンがあります。主人公がお酒を飲んだ後にシジミ汁を食べるのですが、あまりにもおいしく、シジミの身も箸（はし）でかき出して食べていました。すると夫人は「そんなものを食べてだいじょうぶなのか」と聞いてきたので、主人公はたいへん驚き、シジミの身を食べない上流階級との身分の差を感じ、夫人と距離を置くようになったのでした。

　では、本当にシジミ汁にすると栄養成分やうま味はほとんど汁に出てしまい、身を食べる価値はないのでしょうか。じつはそういうことはありません。カルシウムといったミネラルなど、物質によって流れ出やすいものはありますが、それでも半分以上は身に残っているとされていますし、うま味やこくに影響を与えるアミノ酸や有機酸も多くは身のほうに残っているようです。シジミの砂抜きは真水ではなく塩水でするべきだというのも、真水では組織内部へ水が浸透し、その圧力で組織がこわれるため、溶出する成分が多くなってしまうからです。塩水で砂抜きするとうま味が増すという報告があるのも興味深いですね。

歴史

## 縄文時代から食べられてきた

シジミはシジミ科に属する二枚貝の総称です。名前の由来は、貝殻の小ささや模様、身を煮ると縮むなどの特徴を表わす「ちぢみ」で、それが転じてシジミになったというのが通説の一つです。日本人が古くから食してきた在来種のシジミである、ヤマトシジミ、セタシジミ、マシジミは、いずれも小さく、2～3㎝程度です。

これらの中で、現在日本で流通する国産シジミの99％以上がヤマトシジミです。生息分布も広く、北海道から九州までの海水と真水が入り混じる汽水湖や河川感潮域（潮の干満の影響で水位が変化する下流域）の砂礫底に生息しています。主要な産地としては、北海道の網走湖、青森県の十三湖、小川原湖、島根県の宍道湖、茨城県の涸沼、那珂川などが有名です。

一方、セタシジミやマシジミは淡水性です。セタシジミは琵琶湖原産、マシジミは北海道を除く全国の田園の小川に多く生息していましたが、河川の環境変化や外来種のタイワンシジミ類の繁殖などにより激減し、現在ではほとんど流通していません。

シジミは、ほぼ日本全国で縄文時代の約1万年以上前から食べられてきたと考えられています。貝塚やその時代の地層から出土する貝にシジミが多く見られるからです。貝塚はおもに東日本に多く、現在のシジミの産地とも重なっていますが、北海道から九州まで広く分布しています。貝塚に捨てられた無数のシジミの貝殻は、シジミが日本人の重要な栄養源としての役割を古来担ってきたことを表わしているように思われます。

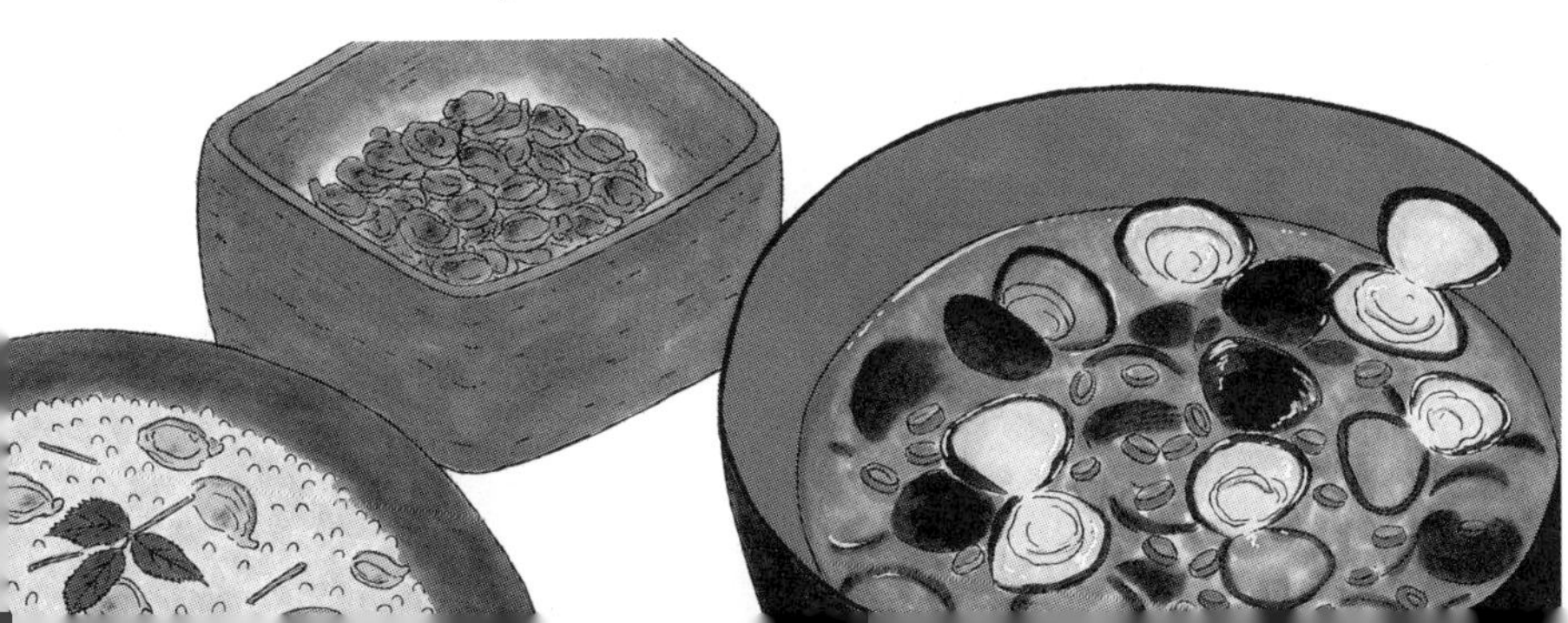

江戸時代にはシジミが庶民の台所に定着していたことは落語や川柳などからも明らかです。たとえば、鼠小僧次郎吉が主人公の「蜆売り」という落語では、新橋汐留で子どもがみずからシジミをとり、売りにくるという場面があります。このころは現在のような漁業権が設定されておらず、採取や販売が自由だったこともこの落語からうかがい知れます。また、シジミを売りにくる行商の声に朝早く起こされることが詠まれた川柳もあり、江戸の長屋の風情にシジミがなじんでいたことが容易に想像できます。むき身にして樽《たる》で売りにくるので、江戸では佃《つくだ》煮やしぐれ煮、饅《ぬた》として食べられることが多かったようです。

栄養成分

## エビやイカと比べてみると…

シジミの栄養成分の特徴をエビ（ブラックタイガー）やイカ（コウイカ）と比較してみました。シジミはやや低カロリーで、たんぱく質やアミノ酸の量はエビやイカに及びませんが、炭水化物がやや多いです。その一方で、エビやイカには少ない、カルシウム、鉄、マンガンなどの灰分やビタミンA（レチノール）、ビタミン$B_2$、ビタミン$B_{12}$を多く含んでいるのが特徴的です。データは示しませんが、このシジミの栄養学的特徴はほかの貝、たとえばアサリやカキと比べても優れており、これらのビタミン、ミネラルの貴重な供給源として記憶しておきたいですね。

**シジミの栄養価**（100gあたり）　**エビやイカとの比較**

| | しじみ 生 | ブラックタイガー 養殖・生 | こういか 生 |
|---|---|---|---|
| 廃棄率 | 75 % | 15 % | 35 % |
| エネルギー | 54 kcal | 77 kcal | 64 kcal |
| 利用可能炭水化物 | 6.4 g | 3.7 g | 4.1 g |
| たんぱく質 | 5.8 g | (15.2 g) | 10.6 g |
| カルシウム | 240 mg | 67 mg | 17 mg |
| 鉄 | 8.3 mg | 0.2 mg | 0.1 mg |
| マンガン | 2.78 mg | 0.02 mg | 0.02 mg |
| レチノール | 25 μg | 1 μg | 5 μg |
| ビタミン$B_2$ | 0.44 mg | 0.03 mg | 0.05 mg |
| ビタミン$B_{12}$ | 68.0 μg | 0.9 μg | 1.4 μg |
| 水分 | 86.0 g | 79.9 g | 83.4 g |

出典：「日本食品標準成分表2020年版（八訂）」（文部科学省）
（　）つきは推計値を示す。

the Secret of Functional ingredients

# シジミの機能性成分 オルニチン

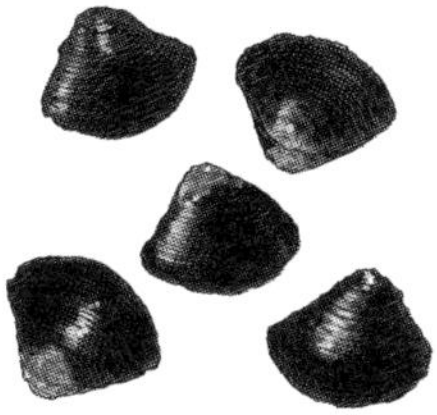

## シジミの代名詞であるアミノ酸

シジミには220ページにあるようなビタミンやミネラルだけでなく、たんぱく質や遊離アミノ酸も豊富に含みます。「土用蜆」として知られるように夏場の栄養素補給源として、また飲酒後の回復のために古くから利用されてきました。今回はシジミに多く含まれる遊離アミノ酸のオルニチンに注目して、その体の中での役割をご紹介しますが、ヒトの健康機能にすぐに影響するものではないことをお断りしておきます。

オルニチンはα-アミノ酸に分類される物質です。たんぱく質の構成因子となるアミノ酸と同じ基本構造を持ちますが、たんぱく質にはいっさい含まれず、私たちの体では遊離した形で存在します。

オルニチンは体内でアルギニンというアミノ酸の分解により作られます。ヒトを含むほぼすべての生物が、オルニチンをアミノ酸の代謝物として含有していたり、ほかの物質の代謝を助ける物質として利用していたりします。

一方で、オルニチン自体は苦味を示します。しかし、その呈味性は非常に弱いことが知られており、シジミの味には大きく寄与しないようです。最近の研究からはほかの成分による苦味をやわらげたり、こくを増したりする作用が示唆されており、味をまろやかにする呈味改善の役割が期待されています。

なお、シジミに特に多いと思われているかもしれませんが、じつはえのきたけやなめこ、しめじなどのきのこ類に最も多く含まれており、チーズにも多いことが知られています。貝類の中ではシジミが最も多い供給源です。一方、サプリメントや飲料に含まれるオルニチンは発酵法で微生物により作られたものが利用されています。

## 肝臓によいとされるそのワケは？
## アンモニアの処理を担う肝臓の働きに不可欠だからでしょう

アンモニアはたんぱく質やアミノ酸の分解で生じる物質で、腐敗臭の原因にもなりますが、生体にとって有害です。私たちの体はアンモニアを無害化するシステムをいくつか持っていますが、その一つである尿素回路(アンモニアを尿素に変換する酵素反応系)をオルニチンが媒介しています。細胞内で生成したアンモニアは炭酸水素イオンなどと結合した後、オルニチンと反応して、シトルリンという化合物に変換されます。シトルリンはさらに2段階の反応を経てアルギニンへと形を変えます。最後にアルギニンは尿素とオルニチンへと分解され、オルニチンは再び尿素回路で利用されます。

尿素は非常に安全で水溶性も高いことから、水溶液として容易に体外に排泄《はいせつ》できます。成人は尿素を1日に30g程度排泄するといわれていますから、この尿素回路の重要さがうかがい知れます。肝臓が尿素回路の臓器として重要なのは、体じゅうの筋肉で生成したアンモニアの処理を担っているからですが、そのため肝臓でのオルニチンの必要量も多いのです。尿素回路ではフマル酸という有機酸も副産物としてできますが、このフマル酸は酵素によりリンゴ酸へと変換され、エネルギー代謝に重要なクエン酸回路にとり込まれることが知られています。

したがって、尿素回路がうまく働いている間はリンゴ酸も継続的にでき、エネルギー代謝もうまく亢進《こうしん》できるという理屈が成り立ちます。そこから、オルニチン摂取が肝機能改善や疲労予防につながるのではないかと期待され、さまざまなレベルで研究が行なわれています。

ほかにどんな研究が進んでいる？

## 傷が治る速度を速められるのではないかと研究がなされています

オルニチンは生命活動に必要なポリアミンとプロリンの原料としても知られています。ポリアミンとは、3つ以上のアミノ基が炭化水素鎖により直鎖状につながれた物質の総称です。あらゆる生物の生体内に含まれ、細胞分裂やたんぱく質の合成などに寄与する、生体にとって必須の成長因子と考えられています。特に増殖している細胞で多く合成されています。このポリアミンはオルニチンとメチオニンというアミノ酸から作られます。

プロリンはたんぱく質を構成するアミノ酸の一つで、特にコラーゲンの構成アミノ酸として有名です。細胞などを用いた基礎研究から、プロリンには表皮細胞の増殖刺激作用やコラーゲン合成の亢進作用が報告されています。このプロリンもオルニチンが原料であり、2段階の酵素反応と1段階の非酵素的閉環反応で作られます。

このように、オルニチンが細胞分裂やコラーゲン合成にかかわる物質の原料であること、また成長ホルモンの分泌《ぶんぴつ》を促す可能性も見いだされていることから、創傷治癒作用を促進できるのではないかと考えられています。これまでに動物実験を用いた基礎研究から、オルニチンの原料でもあるアルギニンとともに、オルニチンには皮膚の傷が治る速度を速める効果が認められています。

◆

以上のように、オルニチンはヒトの体の中にいつも存在し、生命現象においてきわめて重要な役割を担う物質です。また、多めに摂取したオルニチンが肝臓での尿素回路の亢進に寄与できる可能性も基礎研究から示唆されています。

しかし、オルニチンは重要な物質ですが、摂取が不可欠な栄養素ではありません。オルニチンを摂取しなくても、私たちの体はアルギニンから作ることができます。また、アンモニアの無毒化に重要な尿素回路のオルニチンは毎回再利用されることから、基本的には外からの補充は必要ありません。

したがって、体に不必要な分のオルニチンは体に蓄積しておく必要はなく、速やかに分解されたり、排出されたりしてしまいます。シジミ100gにはオルニチンは約10mgしか含まれませんが、サプリメントでの摂取目安量は800mg以上と非常に高く設定されています。代謝の速いオルニチンの体内での濃度を高めて効果を期待するためには、この摂取量が必要という基礎研究データや判断があるのでしょう。しかし、食品成分としてのオルニチンに期待される健康効果については、ヒトでの有効性を支持するための科学的根拠が不充分であることを再度強調しておきたいと思います。

**食品のオルニチンの含有量の報告例**（100gあたり）

| | |
|---|---|
| シジミ | 10.2～14.1 mg※1 |
| えのきたけ | 120 mg※2 |
| なめこ | 182 mg※2 |
| フェタチーズ | 1.1～52.8 mg※3 |

※1 S Okamoto et al. Nippon Suisan Gakkaishi, 78（3）, 444-453（2012）
※2 H Yoshida et al. Nippon Shokuhin Kogyo Gakkaishi, 43, 748-755（1996）
ただし、乾燥重量100gあたりの含有量。生の重量100gあたりの含有量はこの10分の1程度となる。
※3 M.C. Katsiari et al. Int. Dairy J., 10, 635-646（2000）発酵の程度で大きく変動する。

魚介類

# タコ

Octopus

## 滋養強壮や疲労回復への効果は？

「多幸」の字が当てられることから、おせち料理にも使われるタコ。動きが独特で、ゆでると真っ赤になるので、擬人化されやすい生き物です。

機能性成分

**タウリン**

栄養ドリンク剤で有名な成分

登場成分

タウリン

歴史

### 弥生時代から親しまれてきた

タコは軟体動物の頭足類に属し、イカやオウムガイ、化石で有名なアンモナイトの仲間です。体はほぼ筋肉で柔軟性が高く、かたい部分は脳を包む軟骨とクチバシだけです。日本では弥生時代の遺跡から蛸壺が出土しており、すでにタコの漁が行なわれていたようです。

タコといえば

Book

### 『春情蛸の足』

『春情蛸の足』（1987年）は田辺聖子の短編集で、男女の8つの情（春情、慕情、人情、無情、薄情、多情、事情、同情）と8つの食べ物（蛸、きつねうどん、すきやき、お好み焼き、くじら、たこやき、てっちり、味噌）が描かれる8つの物語が収録されています。作者が生まれ育った大阪が舞台ですので、タコを使った食べ物も出てきます。

1つ目は、おでんのタコ（「春情蛸の足」）。何年かぶりに再会した初恋相手と行ったおでん屋で、やわらかすぎない、歯ごたえのあるタコの足に、主人公はお酒のつまみにちょうどよい煮方だと感心します。もう一つはたこ焼き（「たこやき多情」）。盛り場の端の屋台で、一杯引っかけたあとに一舟買い、公園のベンチで食べる主人公。あつあつのタコと甘いソースに最初は気をとられますが、おちついてくると紅しょうがの辛味に気づき、青のりの香り、カツオ節のうま味が追っかけてきて、本来のたこ焼きのうまさを味わうシーン。そして、しょうゆ味のたこ焼きの描写も垂涎ものですが、「タベモノは何でも、一緒に食う相手によるねんな」という主人公の言葉で、少しの間空腹感を忘れました。

世界のタコ消費量の5割以上を日本が占めていて、タコを食べる国は限られています。テナガダコの踊り食い（サンナクチ）で有名な韓国、ギリシャやスペインなどの地中海沿岸では古くから食べていたようですが、ヨーロッパ北部や中部では悪魔の魚という言い伝えから食べませんでした。また、インドや中国、イスラム系のほとんどの国々でも食べません。一方、日本でも大ダコが妖怪として扱われる場合もありますが、蛸薬師や蛸地蔵のような地名にあるように人間を救ったという寓話《ぐうわ》も存在します。道具を使うなど高い知能を持つともいわれ、日本では古くから身近な存在であったことがうかがい知れます。

**種類**

## 基本的にマダコ科を食用に

世界に300種類以上のタコが存在しますが、基本的に食用として利用されているのはマダコ科に属するタコです。食用にされる主要なタコの種類を順に紹介します。

まず、最も漁獲高の多いのが、マダコ（真蛸）です。温かい海を好み、日本の本州より南で一般的な種類です。兵庫県の「明石ダコ」が有名で、煮物や干物、たこ焼きや明石焼きの具などに利用されます。近年、供給が間に合わないため、日本の水産会社がマダコの完全養殖を目指して研究を進めており、実用化まであと少しというところまできているようです。

北海道や東北地方で水揚げ量が多いのがミズダコ（水蛸）で、東北地方より北の寒い海を好みます。世界最大で、名前はそのみずみずしさに由来します。マダコよりも大

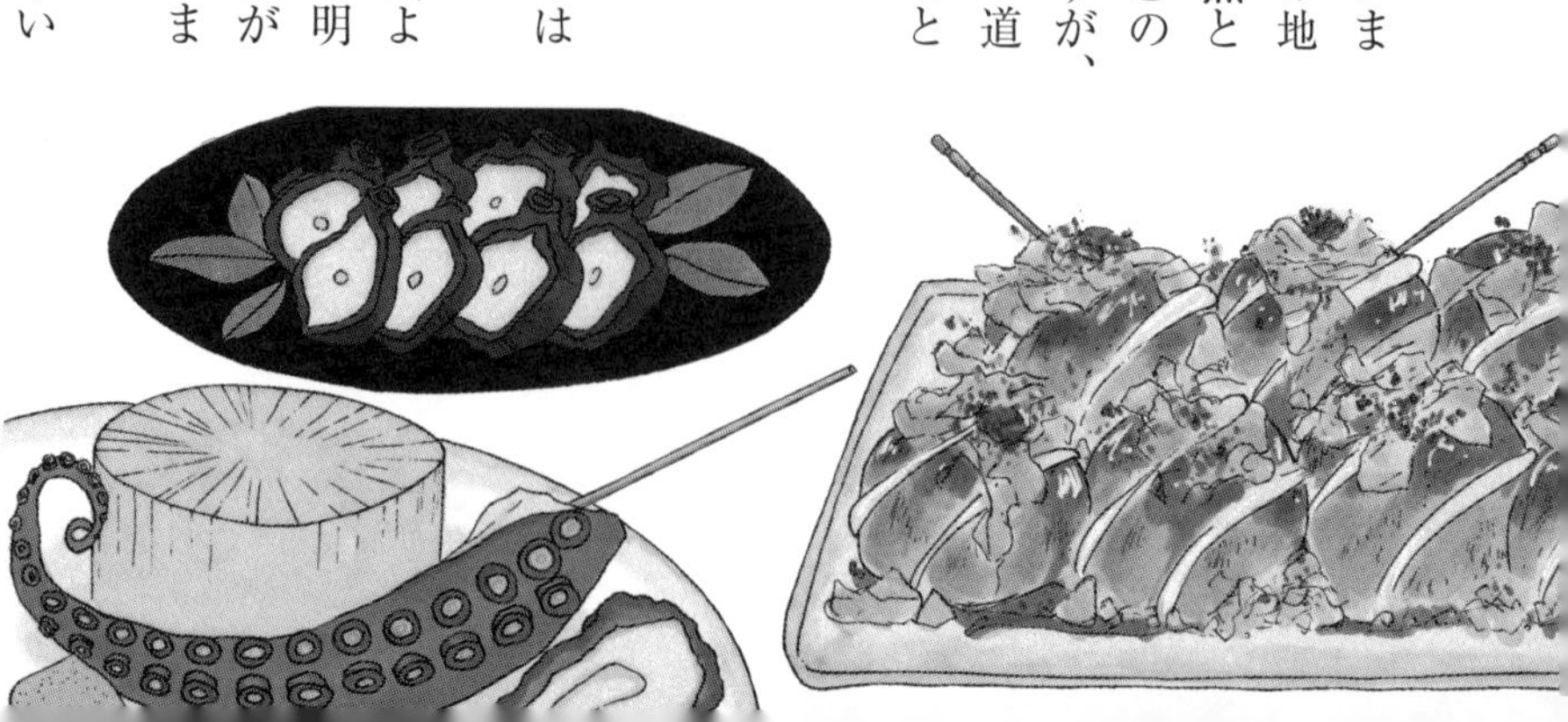

きくてやわらかく、水分が多いため、刺し身で食べるのに適しているといわれています。後述するタウリンの含量もマダコよりも多いようです。

一方、小型のイイダコ（飯蛸）は、産卵直前のメスの頭（胴部）にぎっしり詰まった卵胞が飯粒に見えることが名前の由来です。イイダコの旬は冬から初春にかけて。この時期にはメスの卵胞が大きく成長しており、まるごと使って、煮物やおでん、炊き込みごはんの具として重宝されます。

栄養成分

## イイダコや頭足類のイカと比べてみると…

マダコの栄養成分の特徴を、イイダコや同じ頭足類のイカ（スルメイカ）と比較してみました。マダコの特徴はスルメイカとほとんど違いがありません。低カロリーで低炭水化物ですが、独特の食感に重要なたんぱく質やうま味を与えるアミノ酸が豊富です。灰分はスルメイカよりもやや多いですが、コレステロールの量はタコのほうが少ないのも特徴的です。一方、ビタミンA（レチノール）や葉酸などのビタミンが豊富なのが、内臓などもまるごといただけるイイダコの特徴で、それぞれ、マダコの7倍から9倍含まれていることは覚えておきたいですね。

**マダコの栄養価**（100gあたり）
**イイダコやスルメイカとの比較**

| | まだこ 生 | いいだこ 生 | するめいか 生 |
|---|---|---|---|
| エネルギー | 70 kcal | 64 kcal | 76 kcal |
| 利用可能炭水化物 | 5.3 g | 4.5 g | 4.7 g |
| たんぱく質 | 11.7 g | (10.6 g) | (13.4 g) |
| 脂質 | 0.2 g | 0.4 g | 0.3 g |
| コレステロール | 150 mg | 150 mg | 250 mg |
| 灰分 | 1.7 g | 1.3 g | 1.3 g |
| レチノール | 5 μg | 35 μg | 13 μg |
| 葉酸 | 4 μg | 37 μg | 5 μg |
| 水分 | 81.1 g | 83.2 g | 80.2 g |

出典：「日本食品標準成分表2020年版（八訂）」（文部科学省）
（　）つきは推計値を示す。

the Secret of Functional ingredients

# タコの機能性成分 タウリン

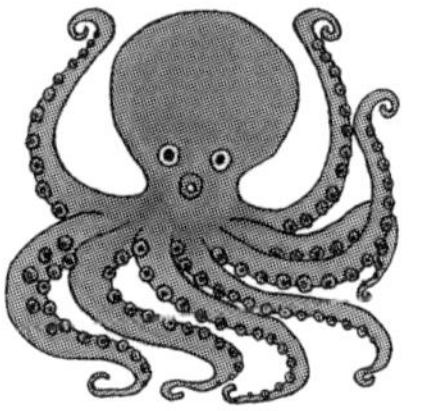

タコはたんぱく質や遊離アミノ酸を豊富に含みますが、アミノ酸に特徴がよく似たタウリンも多く含んでいます。大阪では半夏生《はんげしょう》（夏至から11日目。太陽暦では7月2日ごろ）や土用にタコを食べる習慣があり、夏場の栄養素補給源として重宝されてきました。また栄養ドリンクのCMの影響もありますが、タウリンには滋養強壮や疲労回復の効果が期待されています。

## 猫に必須の栄養素！

タウリンは別名2-アミノエタンスルホン酸とも呼ばれる物質で、アミノ酸と似た化学的特徴を持ちますが、たんぱく質の構成要素にはなりません。1827年に牛の胆汁中から発見され、ギリシャ語で雄牛を意味する「Tauros」にちなんで名づけられました。

タウリンは動物の体の中で豊富に存在することが知られており、ヒトでは体重の約0.1％にも達するといわれています。動物の体内のすべての組織にあるとされ、特に心臓や骨格筋、肝臓、脳、網膜などに多いといわれています。動物の中でも、海産物の魚介類に豊富に含まれます。魚では赤身の魚の血合いの部分、貝ではサザエやトコブシに特に多いですが、タコもタウリンを多く含みます（**表**）。その一方で、植物にはほとんど存在しないといわれています。

タウリンは動物性食品に多いので、これらを摂取することでタウリンを容易に体内にとり込むことができます。しかし、ヒトは食事から摂取しなくても、たんぱく質を構成するα-アミノ酸のメチオニンやシステインから合成することができるので、タウリンは栄養素ではありません。また、タウリンは発見の経緯から、体内で不要となったメチオニンやシステインの単なる分解物であり、エネルギー源にもならず、胆汁酸に結合されて排出されるのが生物学的な意義だと長い間考えられてきました。

しかし、このように信じられてきた定説が１９７５年にくつがえされます。猫はタウリンを体内で作ることができませんが、タウリンを欠乏させた食事を猫に与え続けると、網膜に障害が出て、最終的に失明することが明らかとなりました。この報告が世界で最初にタウリンが生物の健康に重要な役割を担っている可能性を示したものとなり、猫にとってタウリンは健康維持に必須な栄養素であることが証明されたのです。さらに、ヒトの母乳にタウリンが多く含まれること、乳幼児はタウリンを合成する能力が低いことなどが明らかとなり、タウリンがヒトの健康に与える影響について研究が行なわれるようになりました。

## 生体内での役割は浸透圧の調節

なぜヒトを含めた動物がタウリンを体の中に多く持つのか、その意味については猫での役割の発見よりも前から考えられてきました。タウリンは海水中に住む海洋生物に特に多く含まれること、アミノ酸に似て水によくとけること、毒性がとても低いことなどから、オスモライトとして機能していることが予想

**表　食品におけるタウリンの含有量の報告例**（100gあたり）

| | |
|---|---|
| ●マダコ | 593 mg※ |
| ●イカ類 | 160～342 mg※ |
| ●貝類 | 116～1,250 mg※ |
| ●クルマエビ | 199 mg※ |
| ●鶏肉 | 203 mg※ |
| ●牛肉 | 48 mg※ |

※食品安全委員会「飼料添加物評価書　タウリン及び飼料添加物として使用されるタウリンの食品健康影響評価について」（2008年6月）より改変引用。筋肉組織の新鮮重量100gあたりのmg数。

されてきました。

オスモライトとは、浸透圧調節物質という意味です。たとえば、細胞の外側が高濃度の食塩水にとり囲まれると浸透圧のバランスがくずれ、細胞の外側に水が流出してしまいます。そのようなストレスに対して、生物は細胞内に水溶性物質のオスモライトを蓄積して浸透圧のバランスを維持し、細胞を守る機能があります。実際、動物細胞を用いた実験でもタウリンのオスモライトの効果が証明されており、海洋生物が海で生存できる理由だけでなく、動物においても浸透圧調節に重要な役割を担っていることが明らかです。

## 肝臓での効果が動物実験で判明⁉

では、そのほかにタウリンにはどのような効果が期待されているのでしょうか?

タウリンはおもに肝臓で作られますので、やはり肝機能に対する効果についての基礎研究が以前から盛んです。ヒトを含めた動物の肝障害において、タウリン含量が大きく減少することがたびたび観察されています。障害によってタウリンの合成能力が低下する結果だと考えられますが、前述のオスモライトに加えて、タウリンはある種の活性酸素種を捕捉する効果があるため、タウリンの減少は障害のさらなる悪化が予想されます。タウリンの投与が肝障害を改善することは、動物実験ではすでに明らかにされていますので、今後の研究の進展が期待されます。

タウリン含量が多い臓器である心臓、特に心筋に対するタウリンの効果についても研究が進んでいます。たとえば、臨床的にヒトのうっ血性心不全に有効であることが報告され、心不全治療薬としてすでに利用されています。疫学調査からも、タウリン摂取量と虚血性心疾患リスクとの間には負の相関があるという報告もあり、タウリンが虚血性心疾患に予防的に作用することも期待されています。

そのほか、タウリン含量の多い脳や神経系の障害に対する作用や抗炎症作用についても注目されていますが、特に近年タウリンにスポットライトが当たったのは、国指定難病のミトコンドリア病に対する効果です。ミトコンドリア病はその名のとおりミトコンドリアの異常によって、脳や筋肉などに障害が起こる、根治法のない病気です。ある種のミトコンドリア病の患者さんにタウリンを大量に長期間投与したところ、脳卒中のような発作が改善したという臨床試験結果が報告されています。有効な治療法がなかった難病の克服に向けて、タウリンの挑戦が始まったといえるでしょう。今後の研究の進展に注目したいと思います。

以上のように、さまざまな研究からタウリンがヒトの健康維持に重要な役割を担っていることが明らかになってきて、一部の疾患に医薬品として有効であることもわかっています。また、通常範囲で摂取した場合の安全性も充分に示唆されています。しかし、もともと体に充分に蓄積されているタウリンを、サプリメントとして多く摂取することにどのような効果が期待できるのかについては推測の域を出ていません。おそらく不要な分は速やかに排出されてしまうでしょう。食品や栄養ドリンクのタウリンに期待されている疲労回復や肝機能改善などの効果について、ヒトでの有効性を支持するための科学的根拠はいまだ不充分であることを強調しておきます。

## タウリンは食品に添加できるか

タウリンには合成と天然がありますが、両方とも化学的にまったく同じで、安全です。合成のタウリンは栄養ドリンク（医薬部外品）に比較的多量に配合されています。一方、天然のタウリンは、牛の胆汁から抽出したり、魚介類エキスを濃縮したりしたもので、やや高価です。合成タウリンは医薬品の材料と同じ規格で作られるので、食品には添加できず、医薬部外品としてしか使えません。天然タウリンは魚介類から濃縮した未精製のものを食品添加物として少量なら添加可能ですが、栄養ドリンクと同じ機能をにおわせるような多い量（数百mg）の添加は、食品としては許可されていません。

魚介類

# ホヤ

Squirt

ホヤが認知症予防に役立つ!?

その見た目から「海のパイナップル」と呼ばれるホヤは、初夏から夏にかけてが旬です。うま味、甘味、塩味、酸味、苦味のすべての基本五味を持つ特徴から、ウニ、このわた、からすみに続く珍味として脚光を浴びつつあります。ホヤは生物としても独特で、貝よりもヒトに近いのです。

## 機能性成分

### プラズマローゲン

脳機能を改善する!?

脳や心臓に多い脂質

**登場成分**

- プラズマローゲン
- EPA
- DHA

ホヤといえば

Book 『海鞘の話』

『海鞘(ほや)の話』(1995年)は、『オール讀物』に掲載された三浦哲郎(てつお)の随筆です。八戸出身の著者は子どものころホヤを食べる習慣がなく、汽車にいた行商人が運んでいるのを中学生(旧制)のころに見たのが初めてでした。ホヤに関する情報やその味を知る前にまるごとの成体を目にし、グロテスクと感じてしまいます。これが、強い嫌悪感までいだくようになった理由でした。行商の女性がホヤの中の液体(ホヤ水)を、のどを鳴らしながら飲む様子も、著者にとっては強烈な経験でした。

著者はその後、『火の中の細道』(1970年)という小説で、ホヤを中毒なほどに偏愛する少年兵を描きます。しかし、この小説の執筆時にはまだホヤを食べたことがなかったそうです。後年、著者はあれだけ苦手だったホヤを、ちょっとしたことをきっかけに大好きになり、この少年兵の気持ちがわかるようになったそうです。雁(がん)も鳩(はと)も食わねば知れぬ、といいますし、経験することが真価を知るいちばんの方法です。でも、ホヤを嫌悪する著者の心の底にはあこがれやうらやましさもあったのではないでしょうか。心で強く感じることもたいせつだと思いました。

歴史

## ホヤは貝類よりもヒトに近い

ホヤは海に生息する動物の一つで、世界に2000種類以上いるといわれています。中でも、マボヤとアカボヤの2種が日本で食用にされています。マボヤの主要な産地は三陸海岸ですが、日本海や三河湾以北の太平洋沿岸、中国の渤海《ぼっかい》や黄海沿岸、朝鮮半島沿岸にも生息します。ホヤは日本以外にも、韓国や南フランス、チリやペルーでも食用にされています。

ホヤはかたい殻におおわれているので、殻をさいてとり出した身やわた（内臓）が食用になります。マボヤの殻にはパイナップルのように模様や突起がありますが、アカボヤには模様や突起はなく、熟したマンゴーのようです。また、マボヤの身は黄色から橙色《だいだい》で、アカボヤの身はさらに赤みが強い色です。

では、ホヤはどのような動物と同じ仲間なのでしょうか？　俗称で「ホヤ貝」と呼ばれますが、貝類のような軟体動物ではありません。同じ軟体動物で、貝殻が退化したイカやタコとも違います。また、海鮮の珍味として有名なナマコやウニ（ともに棘皮《きょくひ》動物）とも同じ仲間ではありません。ホヤは、ヒトと同じ背骨のある脊椎《せきつい》動物の親戚で、尾索《びさく》動物と呼ばれる動物群に属します。尾索動物の幼生の尾の部分には脊椎動物に似た棒状の主軸（脊索）や神経、筋肉が存在しますが、これが尾索動物という名前の由来です。つまり、生物の分類学上、ホヤは貝類やイカ、タコ、ナマコやウニよりもヒトに近い生物といえます。

ホヤの体の構造や生態にも、脊椎動物の親戚である尾索動物共通の特徴が見られま

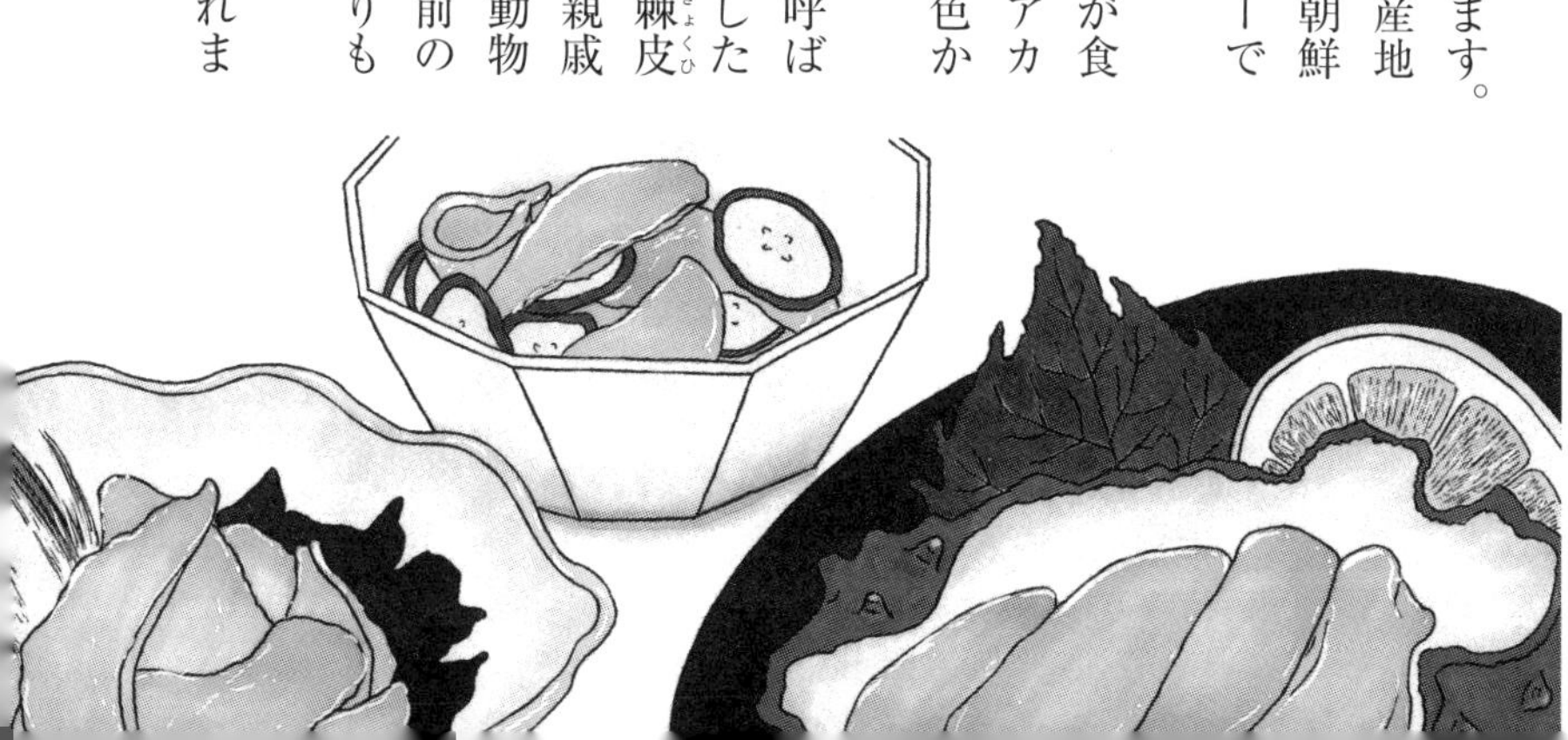

す。幼生は海を漂う動物プランクトン※ですが、尾のあるオタマジャクシのような形をしていて、泳ぎます。ホヤは成体になると形を大きく変えますが、尾が消滅してしまいますし、体全体を筋肉性のかたい殻でおおいます。そして岩場などに固着して移動しません。ホヤの頭部にある大きな2つの突起が入水口と出水口で、殻を収縮させて水流を起こし、餌の植物プランクトンや酸素をとり入れ、老廃物や二酸化炭素を排出しています。生命維持活動をこの水の出し入れに頼っているため、水揚げしたあとに呼吸ができず、老廃物がたまりやすくなるので、鮮度の落ちが早く、味やにおいが変化しやすいことにつながっているのでしょう。

栄養成分

## ナマコやカキと比べてみると…

ホヤ（マボヤ）の栄養成分の特徴を、代表的な海産珍味のナマコや海のミルクとも呼ばれるカキ（牡蠣）と比べてみました。ホヤは、ナマコと同様に、カキよりもカロリーが少なく、これは炭水化物や脂質の含量が少ないことが理由です。一方、ホヤにはたんぱく質がナマコやカキと同等に含まれますし、灰分は約2倍多いことも特徴といえます。海水を多く含んでいるためナトリウムも多いですし、亜鉛もカキの3分の1程度含まれていますが、なんといっても鉄が多く、加工品ではない生の海産物では最上位の部類です。

**ホヤの栄養価**（100gあたり）
**ナマコやカキとの比較**

| | ほや<br>生 | なまこ<br>生 | かき<br>養殖・生 |
|---|---|---|---|
| エネルギー | 27 kcal | 22 kcal | 58 kcal |
| 利用可能炭水化物 | (0.7 g) | 1.7 g | 6.7 g |
| 脂質 | 0.5 g | 0.1 g | 1.3 g |
| たんぱく質 | 5.0 g | 3.6 g | 4.9 g |
| 灰分 | 4.6 g | 2.4 g | 2.1 g |
| ナトリウム | 1,300 mg | 680 mg | 460 mg |
| カリウム | 570 mg | 54 mg | 190 mg |
| 鉄 | 5.7 mg | 0.1 mg | 2.1 mg |
| 亜鉛 | 5.3 mg | 0.2 mg | 14.0 mg |
| 葉酸 | 32 μg | 4 μg | 39 μg |
| 水分 | 88.8 g | 92.2 g | 85.0 g |

出典：「日本食品標準成分表2020年版（八訂）」（文部科学省）
（　）つきは推計値を示す。

※水流に逆らえるだけの遊泳能力を持たない浮遊生物。

the Secret of Functional ingredients

# ホヤの機能性成分 プラズマローゲン

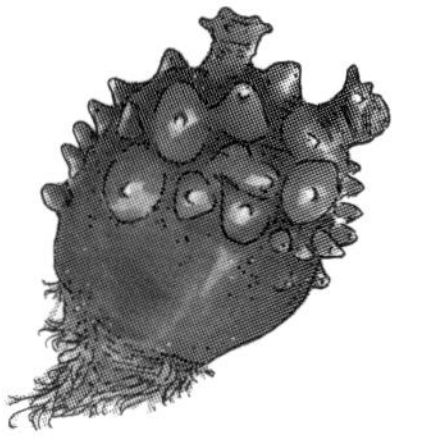

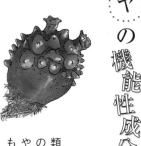

ホヤにはカリウムや鉄などのミネラル、葉酸やビタミン$B_{12}$などのビタミン、魚介類に多いタウリンが比較的多く含まれています。その一方で、近年注目されているのが、プラズマローゲンという脂質成分です。（エ）イコサペンタエン酸（ＥＰＡ）やドコサヘキサエン酸（ＤＨＡ）などのｎ－３系多価不飽和脂肪酸の供給源としても脚光を浴びつつあります。

## 脳に多く含まれる脂質の一つ

プラズマローゲンは、細胞膜を構成するグリセロリン脂質の一つです。グリセロリン脂質は、極性頭部というリン酸とアルコールからなる水溶性の部分と、脂肪酸などからなる水にとけにくい疎水性部分をあわせ持ちます。細胞膜の表面はこの水溶性部分のおかげで水になじみやすいのですが、細胞膜の内側は強い疎水性のため、水や水にとけた糖やイオンなどの物質が自由に行き来することができません。このようにして、グリセロリン脂質は細胞の内外をきっちり区画することができるのです。

プラズマローゲンの構造は、細胞膜を構成する主要なグリセロリン脂質と少し異なります。たとえば、お菓子作りの乳化剤としてもよく使われるレシチン（物質名はホスファチジルコリン）は動物の細胞膜に多いグリセロリン脂質ですが、疎水性部分は２本の脂肪酸で構成されています。

一方、プラズマローゲンは、疎水性部分が1本の脂肪酸と1本の長鎖不飽和アルコール（1つの炭素-炭素二重結合を持つ）からなります。また、脂肪酸は多価不飽和脂肪酸であることが多いです。ホヤのプラズマローゲンでは、ドコサヘキサエン酸（DHA）結合型が約半分含まれています。ヒトの脳にもDHA結合型が多いことから、ホヤのプラズマローゲンが注目されるようになりました。

プラズマローゲンはヒトの体にも幅広く存在します。特に神経や脳、心臓に多いことが知られています。しかし、プラズマローゲン自体の生理的機能は不明ですし、プラズマローゲンの構造の違いがなにを意味するかも、まったくわかっていません。多価不飽和脂肪酸を含むものが多く、神経や心臓など形の変化や動きが大きい臓器に多いことから、細胞の区画に働くというよりも、膜の流動性や柔軟性に寄与していると考えられています。

また、多価不飽和脂肪酸の貯蔵庫や抗酸化物質としても機能しているようです。遺伝子欠損によりプラズマローゲンを作れなくしたマウスでは発育低下だけでなく、精子形成異常による不妊や神経発育不全などが認められたことから、ヒトでも成長や神経系の発達、生殖機能に重要な役割を担っていることが示唆されています。

## 脳の疾病で減る成分

脳に存在するプラズマローゲンが脳の機能に重要ではないかと考えられ始めたのは、アルツハイマー病などの神経変性疾患患者では健常人よりも、脳プラズマローゲン量が大きく低下していることが観察されたからです。さらに、記憶力の低下と相関する加齢でも脳プラズマローゲン量が徐々に減ることも報告されました。その後、神経変性疾患患者では血清プラズマローゲン量も健常人より低下していることや、特にプラズマローゲン中の多価不飽和脂肪酸の酸化的劣化が激しいことも明らかにされています。

この脳や血清中のプラズマローゲン量の減少が神経変性疾患の原因なのか結果なのかはいまだに不明です。しかし、少なくともこれらの減少が脳機能の低下と強く相関しているため、プラズマローゲンの積極的な摂取が予防や症状の緩和に有効ではないかと考えられるようになりました。さらに、基礎研究からこの仮説を支持する研究結果が続々と報告されています。

たとえば、プラズマローゲンの投与が神経細胞を酸化や低栄養のストレスから保護し、神経細胞死を抑制することが確認されています。また、動物実験からは、プラズマローゲンの投与により、脳のプラズマローゲン量が増加することや、アルツハイマー病の原因とされる不溶性線維たんぱく質（β-アミロイド）の蓄積や炎症が改善することが認められました。

そこで、プラズマローゲンの供給源に適している食材の探索研究が始まるわけですが、鶏胸肉やホタテなどの貝類に加えて、ホヤが海産物の中でも含量の多いことがこれまでに明らかにされています。

特に、ホヤは生育年数とともにプラズマローゲンが増えることや、可食部だけでなく、廃棄することの多い内臓にも多いことがわかっています。現在では、ホヤを含めた各食材からのプラズマローゲンの抽出、精製、濃縮の方法が開発され、サプリメントなどに利用できるようになりました。

## 脳機能の改善に期待？

この状況を受けて、プラズマローゲンを対象としたヒト介入試験が行なわれ始めています。たとえば、ホヤ由来プラズマローゲンの健常人の積極的な摂取により、認知機能の一つである視覚的な記憶力を維持する機能を改善する可能性が示されています。これを根拠として、「記憶力の衰えを感じる人に適した食品」という機能性を表示したサプリメントが市場に出まわり始めました。ホヤ以外の食材由来のプラズマローゲンでも認知機能の一部を改善する可能性が示されており、プラズマローゲン自体の脳機能改善効果がますます期待されています。

しかし、じつはこれらの臨床研究結果の再現性や確実性を確かめた研究例がまだ非常に少ないことが問題です。ですので、これらの効果を期待してプラズマローゲンを積極的に摂取するのは時期尚早でしょう。

また、ヒトでの有効性についても、あらゆる年代や健康状態の人にでも期待できるのか、などに関する科学的根拠が、現時点ではまだ充分ではありません。さらに、由来によって構造の異なるプラズマローゲンでは作用の仕方や強さが異なるのか、よくわかっていません。いずれにせよ、今後の研究の進展に期待します。

なお、安全性については、これまでの食経験から、日常的に食品から摂取する範囲であれば問題はないでしょう。一方、サプリメントなどの濃縮物として摂取する場合に関して、信頼できる情報がほとんどありません。過剰な摂取にならないように注意が必要です。

## 食物繊維のセルロースを作る唯一の動物！

ホヤは脊椎動物の親戚ですので、ヒトと同様に筋肉でブドウ糖をグリコーゲンとして貯蔵しています。グリコーゲンはブドウ糖の結合様式が植物のでんぷんと同じですが、でんぷんよりもはるかに分岐が多く網目構造をしていて、消化されにくい食物繊維としての特徴があります。基礎研究からは腸管での免疫賦活作用や抗がん作用が明らかにされています。

その一方で、ホヤは動物では唯一、植物性食物繊維のセルロースを作り、かたい殻や岩への固着に利用しています。ちなみに、鮮度の落ちたホヤ特有の、ガソリン臭とも形容される臭気成分ですが、シンチアオールなどの中鎖不飽和アルコール混合物であることがわかっていて、ホヤの食料である植物プランクトンの分解でできてくると考えられています。

気になる！

# ヒアルロン酸には美肌効果がある？

ヒアルロン酸（ヒアルロナン）は動物の体内に普遍的に存在する粘液成分（ムコ多糖類）の一つです（254ページ図）。関節の軟骨などの結合組織をはじめ、皮膚や体液にも多く存在します。保水性が非常に高いため、水を多くとり込んで、粘性を示すのが特徴です。ヒアルロン酸は分岐のない直鎖状の多糖のみで構成されています。構成糖のグルクロン酸とN-アセチルグルコサミンが交互に結合したくり返し構造をしています。加齢や物理的ストレスなどによって減少することから、皮膚や関節の機能低下の原因と考えられています。そのため、ヒアルロン酸の体内への注射が関節症の治療法や皮膚の形成外科療法などの医薬品として認められていますし、化粧品の外用保湿剤としても利用されています。

その一方で、食品添加物としても認められており、経口摂取による作用にも注目が集まっています。乾燥肌を改善する機能を表示した食品もすでに販売されています。しかし、これらの機能性表示食品は、「ヒアルロン酸」の臨床試験データをシステマティックレビュー※で評価し、有効性の根拠としていますが、その食品（製品）自体を用いた臨床試験は行なっていないことに注意が必要です。また、添加物としてのヒアルロン酸は100％の純品ではなく、それ以外の成分のほうが多く含まれており、原料や製法によってその構成が大きく異なります。たとえば、主要な原料である鶏のとさかから抽出したヒアルロン酸の場合、たんぱく質やアミノ酸も少なからず含まれていますので、これらが機能性にプラスに影響している可能性を否定できません。ですので、ヒアルロン酸を含む食品ならなんでも、同様の作用が得られるとはいえないでしょう。

※学術論文データベースのキーワード検索で関連論文を抽出し、絞り込んだうえで疫学的データを統計学的手法で解析し、有効性を考察する手法。

肉類

# 鶏肉

Chicken

アメリカでは、かぜを引いたらチキンスープ!?

豚肉と並んで日本人に最も食べられている肉類、鶏肉。良質なたんぱく質の供給源という健康的なイメージから消費量を伸ばしています。健康志向の高まりから、ペプチドなどの機能性成分にも注目が集まっています。

機能性成分

イミダゾールジペプチド

鶏肉由来の抗疲労物質!?

**登場成分**

- イミダゾールジペプチド
- カルノシン
- アンセリン

鶏肉といえば

Cinema 『おくりびと』

『おくりびと』(2008年)は、楽団の解散によって失職したプロのチェリストが、実家のある山形で納棺師という職に就き、自身の父親を含めたさまざまな人の死と向き合いながら、成長する姿を描いた映画です。この映画によって、納棺師の仕事のたいへんさやきびしさだけでなく、遺族に配慮しながら故人の旅立ちを準備してくれる重要な役割、そして静謐で美しい所作がクローズアップされました。

死と向き合うことのたいせつさもさることながら、改めて生きることを見つめ直すことも、この映画の重要なメッセージであるように感じました。最初は寄り添ってくれない主人公の妻の描かれ方もそうですが、たびたび登場する仕事終わりの食事シーンも、生きる人の「業」を醜くもおかしく描いているように見えます。たいへんな仕事のあとでも、その緊張がとけたらだれでもおなかがすきます。そして、揚げたてあつあつのフライドチキンを、音を立てて、骨までしゃぶるそのシーン。ふだんなら、ぱりぱりの皮目、うま味とスパイスの絶妙な味のコンビネーションを想像するのでしょうが、演者の凄まじい食いっぷりに見ほれるばかりでした。

歴史

## ニワトリが家禽になった過程は複雑

鶏肉は世界で最も食べられている家禽《かきん》のお肉ですが、宗教的な理由による食のタブーに触れることが少ないことも、その理由の一つです。ニワトリは肉だけでなく、砂肝などの内臓や軟骨も食用となりますし、卵も重要な食品です。また、骨はスープの原料になり、皮の脂肪からは鶏油が作られます。このように捨てるところがないニワトリですが、その歴史は人の文明とともに歩んできたことがわかります。

ニワトリの祖先は、現在も東南アジアに生息するセキショクヤケイ（赤色野鶏）とする説が有力です。ニワトリの骨は約4000年前のインダス文明の遺跡から見つかっていますが、どのように家禽化してきたかについてはよくわかっていません。たとえば、セキショクヤケイはカロテノイド分解酵素遺伝子を持つため、ニワトリのような黄色い足をしていません。遺伝子の比較研究からも、飼育と野生化をくり返す中でハイイロヤケイなどの別の種と交雑するなど、家禽化の過程はとても複雑であることが示唆されています。現在でも、ニワトリがどのように家禽化されてきたのかを究明しようと研究が続けられています。

このような研究が必要である理由の一つが鳥インフルエンザです。鳥インフルエンザの流行がニワトリの飼育数を短期間で激減させるだけでなく、市場に大打撃を与える可能性も指摘されています。この病気に対するさまざまな予防策に加えて、ニワトリにかわる代替種の準備が急務だといわれていますが、ニワトリの遺伝子研究がその第一歩になるからです。

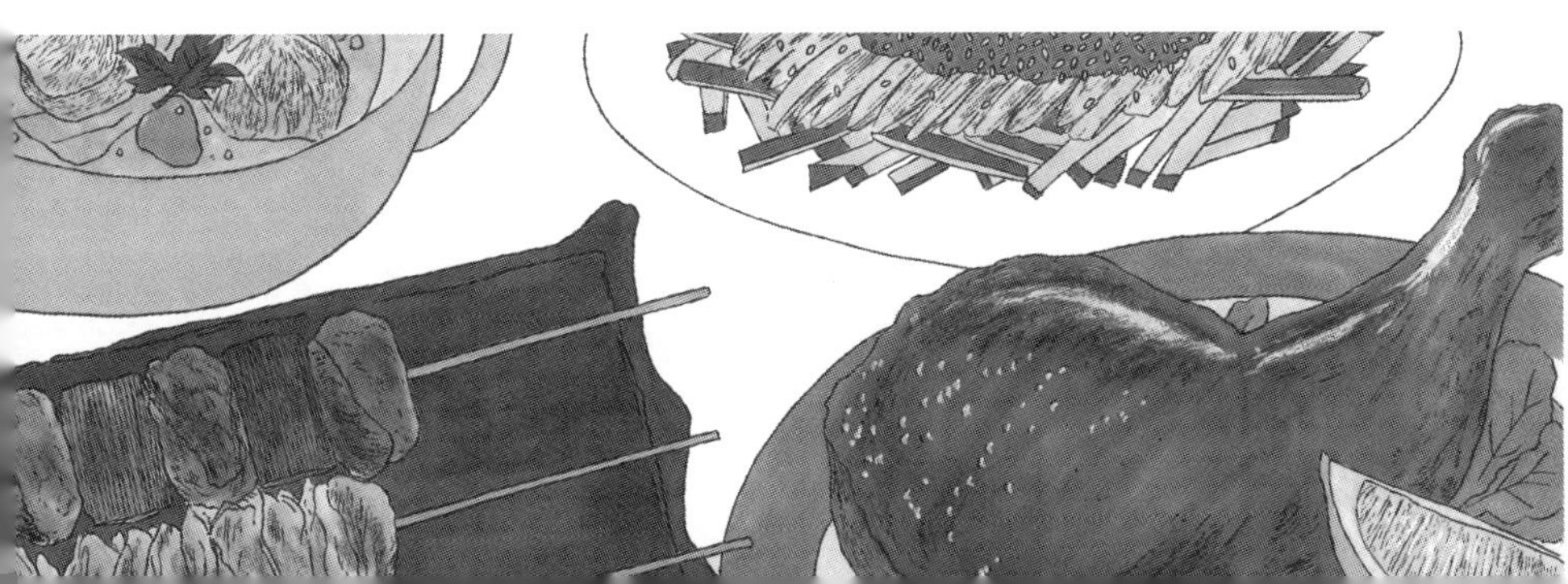

栄養成分

## 胸肉、もも肉、ささ身で比べてみると…

鶏肉の栄養成分の特徴を、若鶏の部位の違いで比較してみました。鶏肉の特徴はやはり高たんぱく質低脂肪で、特に皮を除いた胸肉やささ身100gでは、脂質（トリアシルグリセロール当量）がそれぞれ1.6g、0.5gともも肉（4.3g）よりも少ないですし、相対的にたんぱく質の量も多くなります。しかし、皮つきの胸肉100gは脂肪が5.5gと増えますし、さらに皮つきのもも肉になると13.5gと豚もも肉や牛ヒレ肉並みに多くなることには注意が必要です。鶏肉は赤身が少ないので鉄分では牛肉にかないませんが、葉酸やビオチンを牛肉や豚肉より多く含んでいます。

**鶏肉の栄養価**（100gあたり）
**胸肉、もも肉、ささ身**

| | にわとり［若鶏］ | | |
|---|---|---|---|
| | むね 皮なし・生 | もも 皮なし・生 | ささみ 生 |
| エネルギー | 105 kcal | 113 kcal | 98 kcal |
| たんぱく質 | 19.2 g | 16.3 g | 19.7 g |
| 脂質 | 1.6 g | 4.3 g | 0.5 g |
| 利用可能炭水化物 | 3.4 g | 2.3 g | 2.8 g |
| 灰分 | 1.1 g | 1.0 g | 1.2 g |
| 葉酸 | 13 μg | 10 μg | 15 μg |
| ビオチン | 3.2 μg | 3.6 μg | 2.8 μg |
| 水分 | 74.6 g | 76.1 g | 75.0 g |

出典：「日本食品標準成分表2020年版（八訂）」（文部科学省）

the Secret of Functional ingredients

# 鶏肉の機能性成分 イミダゾールジペプチド

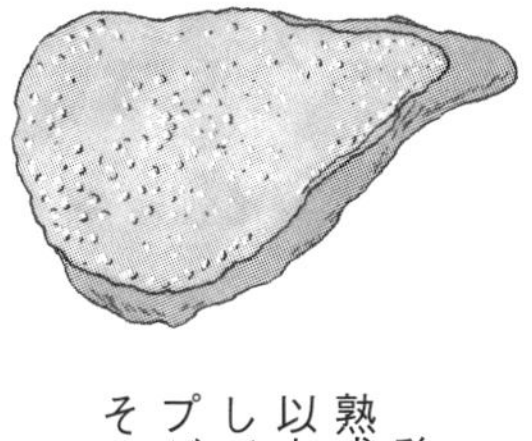

鶏肉はイノシン酸やグルタミン酸などのうま味成分も多く含んでいます。肉類は熟成させることでうま味成分が増加し、肉質もやわらかくなりますが、鶏肉も2日以上の熟成でうま味が大きく増えるといわれています。熟成中にたんぱく質が分解して、ペプチドやアミノ酸に変化するからです。アメリカではかぜにはチキンスープがよいという言い伝えがありますが、近年、鶏肉に含まれるある種のペプチドとその健康機能が注目されています。

## ペプチドの多くは機能性成分である消化ペプチド

近年、鶏肉の「イミダゾールジペプチド」が疲労回復に効くといわれ、ネットでもそのような記事が多数見受けられますが、そもそもペプチドとはどのようなものでしょうか。ペプチドとはアミノ酸2個以上がアミド結合（-CO-NH-）で鎖状につながったものです。アミノ酸が2個のものはジペプチド、10個以下のものはオリゴペプチド、アミノ酸の数がさらに多くなればポリペプチドと呼ばれ、たんぱく質はポリペプチドの一種です。たんぱく質はアミノ酸が50個以上のものを指すようですが、例外も多く、ペプチドとたんぱく質の境界はあいまいです。

食品に含まれるペプチドには、食品中のたんぱく質が発酵や酵素により分解されてできた消化ペプチドと、たんぱく質由来ではないペプチド（非リボゾームペプチド※）があります。特に、さまざま

※リボゾームとはRNAの情報からたんぱく質を合成する過程で重要な働きを持つ細胞内小器官。
非リボゾームペプチドはたんぱく質として合成されてから分解してできるものではなく、直接アミノ酸から酵素で合成される。

な食品に由来する消化ペプチドには、これまでに健康に関連する機能性が見いだされてきています。

たとえば、アンジオテンシン変換酵素を阻害する消化ペプチドには血圧降下作用が期待されています。牛乳や大豆、カツオ節などのたんぱく質分解物から発見されており、一部は特定保健用食品の関与成分として認可を受けているものもあります。そのほか、抗菌性や鎮痛（オピオイド）作用などを示す消化ペプチドも報告されています。じつは鶏肉由来の消化ペプチドにも、血圧降下作用やカルシウム吸収促進作用があることが基礎研究から明らかになっています。

## イミダゾールジペプチドは消化ペプチドではない

鶏肉にはイミダゾールジペプチドというアミノ酸2個がアミド結合したジペプチドが2種類含まれています。イミダゾールジペプチドは4種類ありますが、一つは魚にしかなく、もう一つは筋肉にはありません（神経のみ）。共通するアミノ酸としてヒスチジンが含まれているので、ヒスチジンの持つ環構造の名前（イミダゾール）にちなんで名づけられました。

最初に発見されたのがカルノシンで牛肉エキスから、次にアンセリンでガチョウの筋肉から、見いだされました。イミダゾールジペプチドは消化ペプチドではありませんが、その理由は構成するアミノ酸にあります。鶏肉には、カルノシンとアンセリンが存在しますが、カルノシンはβ-アラニンとヒスチジン、アンセリンはβ-アラニンと1-メチル-ヒスチジンで構成されています。ヒスチジンはたんぱく質に含まれるアミノ酸ですが、β-アラニンや1-メチル-ヒスチジンはたんぱく質には含まれません。つまり、非リボゾームペプチドとして2つのアミノ酸のアミド結合により作られます。

イミダゾールジペプチドは、動物の体内ではエネルギー消費の激しい骨格筋や脳に多く含まれます。どのイミダゾールジペプチドがどのくらい含まれるかは動物種によって異なりますが、畜肉の中で最も多いのが鶏肉の胸肉やささ身で、100ｇあたり1ｇ以上含まれるという報告があります。鶏肉に含まれるイミダゾールジペプチドはアンセリンが多く8割程度を占め、残りの2割がカルノシンです。

では、私たちが鶏肉からイミダゾールジペプチドを摂取した場合、どのように吸収、代謝されるのでしょうか。アンセリンやカルノシンは腸内では分解されず、そのまま吸収されます。しかし、腸の上皮細胞の中で酵素により分解され、ヒスチジンとβ-アラニンとなって血中から全身に運ばれます。骨格筋や脳にはカルノシン合成酵素があり、再びカルノシンに合成されます。それ以外の組織、たとえば肝臓や腎臓、血液には分解酵素が存在しており、イミダゾールジペプチドがあまり見られません。

## イミダゾールジペプチドの機能

イミダゾールジペプチドは加齢によって減少することや、運動機能に密接に関係していることが判明しつつありますが、なぜニワトリがわざわざ合成するのか、その生理的意義についてはまだはっきりわかっていません。骨格筋はエネルギーを生産するために酸素を多く消費するので、活性酸素による傷害を受ける危険性にさらされています。イミダゾールジペプチドを構成するアミノ酸のヒスチジンは、ビタミンEやポリフェノールと比べると弱いものの、酸化を促進する銅イオンやフリーラジカルを捕捉して、抗酸化作用を示します。これが抗疲労作用を期待させる理由の一つです。

また、筋肉の疲労や組織に傷がつくことによってpHが低下することが知られていますが、このようなpHの変動をゆるやかにする緩衝作用がヒスチジンにはあります。特に中性pHで有効であることから、筋肉疲労の緩和や運動の持続性を向上させる機能があるのではないかと期待されています。

そのほか、創傷治癒作用や脳の活動亢進《こうしん》作用などの機能が基礎研究から明らかにされつつあります。これまでにヒトでの有効性を示すいくつかの研究報告がなされていますが、抗疲労や運動パフォーマンスの向上といった点での有効性を支持する科学的根拠は、まだ不充分でしょう。

安全性については、通常の食品に含まれる量を超える摂取については データが不足しているので注意が必要です。イミダゾールジペプチドがそのままの形では体の中に入らないことや、その生理機能を支えているのは構成アミノ酸のヒスチジンであることから、イミダゾールジペプチドでないといけないわけではなく、ヒスチジンの摂取でも代替可能であることは覚えておいたほうがいいでしょう。

## 鶏肉のおいしさはどこから？

食品のおいしさは味、香り、食感が大きく寄与します。鶏肉のうま味については、グルタミン酸とイノシン酸が担っており、スープのだしによく使われることからもうま味の強さが容易に想像できるでしょう。香りについては、脂肪の分解に由来する香りが動物種によって異なり、独特の特徴を与えますが、鶏肉に特徴的な香り成分としては2,4-デカジエナールが知られています。また、鶏肉のジューシーさやこくにも脂肪がかかわります。低脂肪の鶏肉ではありますが、おいしさには脂肪がけっこう大事ですね。

# 肉類

# 羊肉

Mutton

## 羊特有の香りがくせになる？

日々の疲労に負けないためにはスタミナをつけないといけません。特に、栄養価の高い食材は食欲をそそります。中でも羊肉は古くから、体力を回復させる効果があり、食べても太りにくいといわれますが、実際はどうなのでしょうか。

## 機能性成分

### カルニチン

脂肪を燃やす働き⁉

**登場成分**

- カルニチン
- イミダゾールジペプチド

羊肉といえば

Cinema

### 『羊たちの沈黙』

『羊たちの沈黙』(1991年)は、連続殺人事件の捜査にかかわることになったFBIの女性訓練生クラリスと、彼女に捜査の助言をする元精神科医で、猟奇殺人犯のレクター博士との交流を描いたサイコサスペンス映画です。FBIは連続殺人犯の心理学的分析に関して、レクター博士に助言を求めていました。当初は協力を拒絶していましたが、クラリスの過去の告白と引きかえに、助言することを約束します。

この作品には、キリスト教の寓話のように、羊にちなんだり、喩（たと）えられたりする事柄が多く登場します。たとえば、主人公クラリスのトラウマとして、子羊たちの悲鳴が心に刻まれていますが、彼女がこのトラウマとどのように向き合うのかが、この物語の大きなテーマの一つになっています。また、美食家のレクター博士は収容所での最後の食事に超レアのラムチョップを注文します。なぜ彼はそれを選んだのか、その理由がとても気になり、この作品を見た夜、眠れなくなりました。

歴史

## 羊毛と脂肪の貴重な供給源

羊肉は食肉の中で生産量が特に多いわけではありません。鶏肉や豚肉、牛肉に遠く及びませんが、羊肉は宗教上の禁忌にほぼ触れないため、実際に口にしている人口はかなり多いです。羊肉の消費が多い国は、飼育が盛んなオーストラリア、ニュージーランドをはじめ、イスラム教信者の多いペルシャ湾岸諸国、モンゴルや中国などがあげられます。日本でも北海道や岩手など、局地的に常食されている地域もありますし、近年、地域活性化の材料として消費も増えつつありますが、これらの国々にはまだまだ遠く及びません。

羊は鯨偶蹄目《くじらぐうていもく》のウシ科ヤギ亜科の動物です。家畜化が早く、紀元前7000～6000年ごろにはメソポタミア文明発祥の地のレヴァント地方で飼育されていたという説が有力です。現在では世界各地の環境に適応した品種が数多く作られ、世界じゅうで飼育されています。家畜品種の遺伝学的な研究からは、多くの品種が「アジアムフロン」「西洋ムフロン」「ウリアル」「アルガリ」の4種類の特徴を引き継いでいるので、原種が1種類に絞れないようです。これらの4種の生息域は大きく異なりますが、交配や品種改良が長い時間をかけて徐々に行なわれ、世界各地への移動をくり返し、今日のような家畜品種の原形が作られたと考えられています。

羊が家畜として重宝されるようになった理由は、特に毛（ウール）と脂肪の利用価値が高かったからだといわれています。毛の品質を中心とした羊の品種改良は古くから行なわれ、古代バビロニアや近代のスペインの繁栄を支えました。一方、羊と同様に

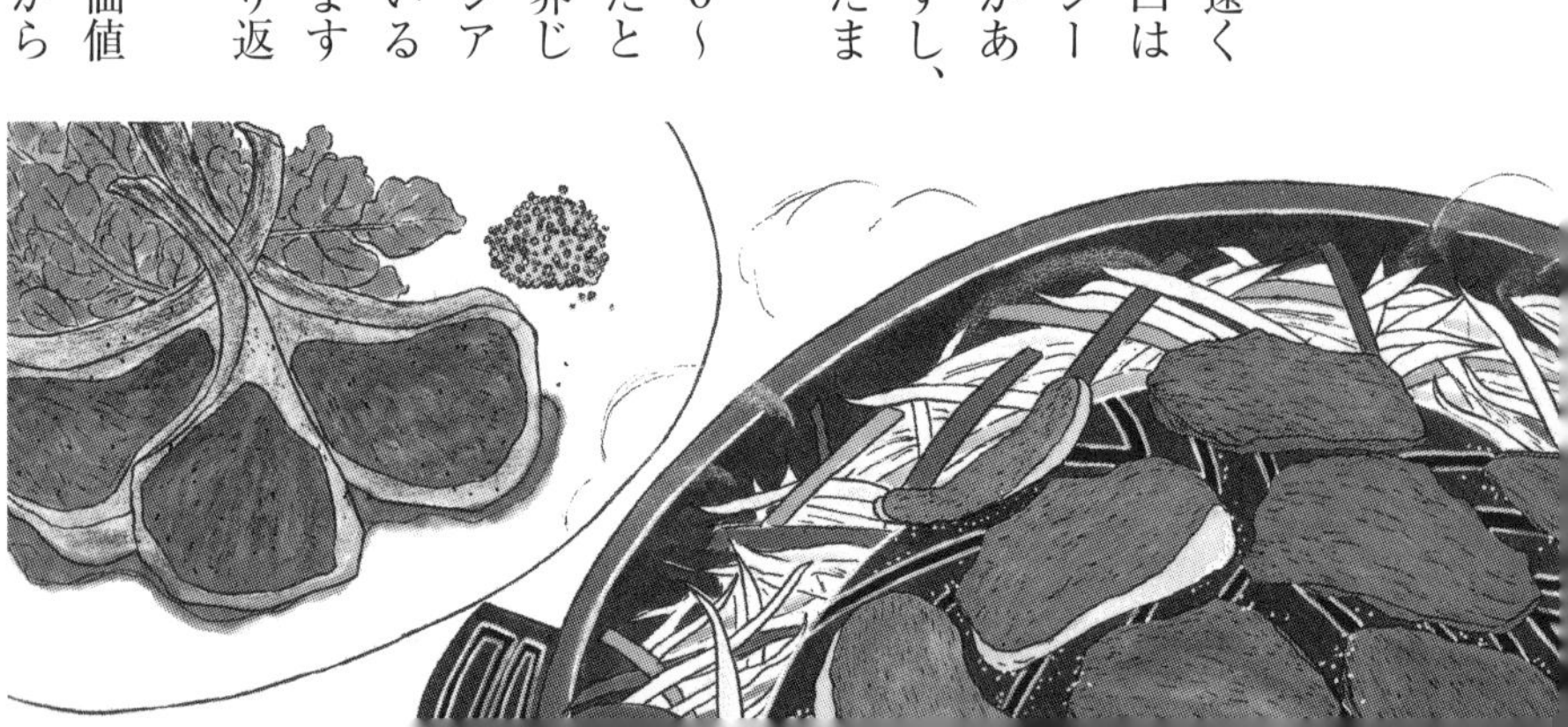

家畜化が古いやぎですが、やぎ肉は脂肪が少ないため、栄養面で羊肉に劣ることが古くから知られていたようです。また、羊は筋肉や内臓だけではなく、尾部や臀部《でんぶ》に脂肪を蓄積するので、高温の環境でも体温をうまく調節でき、しばらく水を飲まなくても生存できるなど、らくだと同様に乾燥に強い特徴があります。脂肪は食用だけでなく、石けんの原料にもなるため、らくだのこぶと並ぶ供給源として重宝されてきました。ちなみに、化粧品や軟膏《なんこう》の基材として利用されるラノリンは脂肪ではなく、羊の皮膚から分泌《ぶんぴつ》されるワックス（ろう）を精製したものです。

## 栄養成分

### 豚肉や牛肉と比べてみると…

羊肉（マトン）の栄養成分の特徴を、豚肉（大型種）や牛肉（乳用肥育牛。いわゆる国産牛）の、もも肉で比較しました。脂質の含量が比較的少ないため、カロリーは牛肉とあまり差がありませんでしたし、たんぱく質の量も豚肉や牛肉とほぼ遜色《そんしょく》がありません。一方、ミネラルでは鉄が赤身の牛肉よりも多く、ビタミンではビタミンA（レチノール）やビタミンK、ビタミン$B_{12}$の含量が豚肉や牛肉よりも優れています。もも肉では、羊肉の脂肪酸の総量が最も多いだけでなく、飽和脂肪酸の割合も多いのが特徴です。そのため、脂肪の融点が高いので、加熱調理後にさめるとかたまりやすいですね。

**羊肉の栄養価**（100gあたり）
**豚肉や牛肉との比較**

| | めんよう<br>マトン<br>もも・脂身つき・生 | ぶた<br>大型種肉<br>もも・脂身つき・生 | うし<br>乳用肥育牛肉<br>もも・脂身つき・生 |
|---|---|---|---|
| エネルギー | 205 kcal | 171 kcal | 196 kcal |
| 利用可能炭水化物 | 3.4 g | 4.6 g | 4.6 g |
| たんぱく質 | 17.2 g | (16.9 g) | (16.0 g) |
| 脂質 | 13.6 g | 9.5 g | 12.6 g |
| 脂肪酸総量 | 12.98 g | 9.07 g | 12.07 g |
| 飽和脂肪酸 | 6.88 g | 3.59 g | 5.11 g |
| (%※) | (53 %) | (40 %) | (42 %) |
| 灰分 | 0.8 g | 1.0 g | 1.0 g |
| 鉄 | 2.5 mg | 0.7 mg | 1.4 mg |
| レチノール | 7 μg | 4 μg | 3 μg |
| ビタミンK | 18 μg | 2 μg | 5 μg |
| ビタミン$B_{12}$ | 1.6 μg | 0.3 μg | 1.2 μg |
| 水分 | 65.0 g | 68.1 g | 65.8 g |

出典：「日本食品標準成分表2020年版（八訂）」（文部科学省）
（　）つきは推計値を示す。※脂肪酸総量に対する百分率。

the Secret of Functional ingredients

# 羊肉の機能性成分 カルニチン

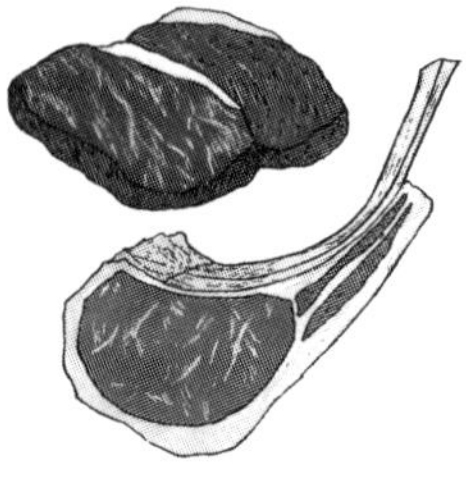

羊肉にはアミノ酸の供給源であるたんぱく質、鉄などのミネラル、ビタミンA・K・B12などのビタミン、肉類に多いカルノシンなどのイミダゾールジペプチドが比較的多く含まれています。その一方で、近年注目されているのが、カルニチンというアミノ酸誘導体です。特に、脂肪の燃焼にかかわることが知られているため、ダイエットやさまざまな生活習慣病への作用が期待されています。

## 脂肪酸の燃焼によるエネルギー産生に不可欠

カルニチンは生体内でおもに脂肪酸代謝にかかわる広義のアミノ酸の一つ（γ《ガンマ》-アミノ酸）です。以前はビタミンと考えられていました。その後、ヒトは合成できることがわかったため、現在では否定されています。

カルニチンの最も重要な機能は、脂肪酸の燃焼によるエネルギー産生に不可欠な働きをすることです。しかし、カルニチンは直接脂肪酸を分解したり、酸化したりするわけではありません。

脂肪の分解で作られた脂肪酸（長鎖脂肪酸）が燃焼するためには、ミトコンドリアという細胞内の小器官に運ばれなければなりません。まず、脂肪酸は細胞内の水溶液（細胞質）中で補酵素Aと反応し、アシル補酵素A（アシルCoA）という物質に変換されます。しかし、ミトコンドリアは2枚の膜でおおわれていて、簡単にアシルCoAを通しません。じつは、ミトコンドリアは、必要なときにだけ、効率よくアシルCoAをとり込むシステム（カルニチンシャトル）を持っており、その重要な構成要素がカルニチンなのです。

このシステムは、エネルギーが不足した状況になると活性化され、充分にあるときは抑制されます。ミトコンドリア内のエネルギー産生に必要な、補酵素Aなどの因子には数に限りがありますので、このように生体内のエネルギー供給状況に応じて、アシルCoAのミトコンドリアへのとり込みを制御しています。ですので、体脂肪を燃やしたいときに燃やそうとしても、状況によっては活性化させることが困難なことは容易に想像できるでしょう。

カルニチンはそのほかにも、毒性物質の排出や抗酸化作用に寄与することが明らかになりつつありますが、ヒトでの生理的な重要性については明確になっておらず、さらなる研究が必要のようです。

## 積極的に摂取しても増えるとは考えにくい

カルニチンは肝臓や腎臓で、必須アミノ酸のリシンとメチオニンの2つのアミノ酸から合成することができます。ヒト（成人）で1日に約16㎎合成しているといわれています。[※1] 一方、食事からは平均して1日に約50㎎程度は摂取していますし、摂取したカルニチンが腸管から吸収されることも確認されています。

カルニチンを多く含む食品[※2]として有数なのは羊肉（マトン）で、100gあたり200㎎と多いです。しかし、羊肉でもラムでは80㎎と少なくなります。ほかには、牛肉（ランプ）で130㎎含まれ、豚ロース肉は70㎎、鶏もも肉では30㎎と、畜肉に多く含まれることがわかります。その他、魚介類や野菜にも

※1 Stanley CA. Carnitine deficiency disorders in children. Ann NY Acad Sci 2004; 1033: 42-51. による。
※2『カルニチン欠乏症の診断・治療指針　2018』（日本小児科学会）による。

少量含まれています。畜肉を食べる人はカルニチン摂取量も多くなりますし、野菜中心の人は少なくなりますが、日常的な食事から、比較的容易に摂取できることは明らかです。

体内のカルニチンは、おもに心臓、骨格筋などの筋肉組織や肝臓に蓄積されています。成人男性では16～20g、小児でも約半分程度保持していますが、この差は骨格筋の量だと考えられています。一方、食事からの摂取量と体で新たに合成されたカルニチン量との合計とほぼ同程度のカルニチンが毎日尿から排出されています。

このように、生体内のカルニチン量は一定に保つように厳密にコントロールされています。ですので、日常の食生活を普通に送れていれば、欠乏の心配はありません。一方、サプリメント等で積極的に摂取しても、摂取量が多いと排出量も多くなるため、必要以上に体内にとどめておくことが困難だともいえます。

## ヒトでの機能性についてはさらなる研究が必要

体内のカルニチンが不足すると、筋力低下やけいれんなどの症状とともに、体にさまざまな不調をきたします。たとえば、カルニチンの合成や蓄積を担う肝臓、腎臓、筋肉に重篤な疾病がある患者ではカルニチンが不足しやすいことが知られています。特に腎臓はカルニチンを合成するだけでなく、必要以上に排出しないために尿からの再吸収も行なうため、腎機能が低下するとカルニチン不足に陥りやすいとされています。

また、その他の疾病や高齢が原因で起こる継続的な低栄養状態もこのリスクを高めます。これらによって起こるカルニチン欠乏は、カルニチン製剤の積極的な補給で治療されます。

以上のような背景から、日ごろからカルニチン欠乏に陥らないために、カルニチンサプリメントやカルニチンを含む食品の積極的な摂取が推奨されるようになっています。さらに最近では、カルニチンの主要な機能である脂肪の燃焼や肥満に関連する疾病の予防を期待する声をよく耳にするようになりました。

これまでの研究から、すでにカルニチン欠乏が原因であることがわかっている症状に対して、カルニチンの摂取が改善効果を示す報告がなされています。たとえば、腎不全や急性心筋梗塞《こうそく》の予後、狭心症による運動耐性の低下、がん治療が原因の倦怠《けんたい》感などの一部においてです。しかし、同じ症状でもカルニチンに効果がなかったとの研究結果も数多くあります。また、健康な人での積極的な摂取による運動能力や肥満への影響に関しては、肯定的に評価できる報告例は見当たりません。つまり、カルニチンのヒトでの有効性に関して最終的な結論を得るまでには至っていません。今後の研究の進展に期待します。

安全性については、適切に摂取する場合は問題ないでしょう。しかし、カルニチンを長期間、過剰摂取した場合には、腸内微生物叢によって動脈硬化発症のリスクを上昇させる代謝物を生じる可能性が指摘されています。この点についても最終的な結論を得るにはさらなる研究が必要ですが、過剰な量の摂取には注意が必要です。

## 羊肉特有の香りはどんな成分？

フレーバー（風味）はおいしさに影響を与える重要な要素です。グリルした羊肉には、「調理したマトンフレーバー」と「パストラル（牧歌的、牧畜的）フレーバー」と呼ばれる2タイプの香気成分が含まれています。前者には分岐鎖中鎖脂肪酸の4-メチルオクタン酸などが含まれ、羊の年齢に依存して増えます。後者には、3-メチル-インドールやp-クレゾールなどが含まれ、グリルした反芻《はんすう》動物の肉に共通の成分です。

これらが羊肉の消費を妨げている理由の一つだと考えられていますが、含量と消費者の好みには相関がなかったという研究結果も報告されています。つまり、羊肉を好む人にとっては欠かせないフレーバーなのかもしれません。

かいつまみ Column

気になる！

# 機能性成分でひざなど関節の痛みを改善できる？

最近、関節の働きを改善する機能が期待されている食品成分が多く市場に出まわっています。具体的には、ムコ多糖類やその構成成分を指します（**図**）。

関節の柔軟性や弾力性を担っているのは、ムコ多糖類の「ヒアルロン酸」やコアたんぱく質と結合してプロテオグリカンを形成する「コンドロイチン硫酸」をはじめ、繊維状たんぱく質の「コラーゲン」ですが、これらの分解物や構成成分の「グルコサミン」が機能性成分として利用されています。

これらのムコ多糖類やその構成成分を利用した、ひざの関節の違和感などを改善する機能を表示した食品では、おもにシステマティックレビュー※を用いて有効性の根拠としています。しかし、これらの機能性成分の由来や製法が異なるとムコ多糖類や構成成分の組成や含量がまったく異なるため、本当に同様の作用が期待できるかどうか、はっきりと断言できません。また、有効性を示唆する臨床試験データもまだ数が非常に限られているので、ひざへの機能性を期待して積極的に摂取するのは時期尚早と考えます。

図　ムコ多糖類とその構成成分

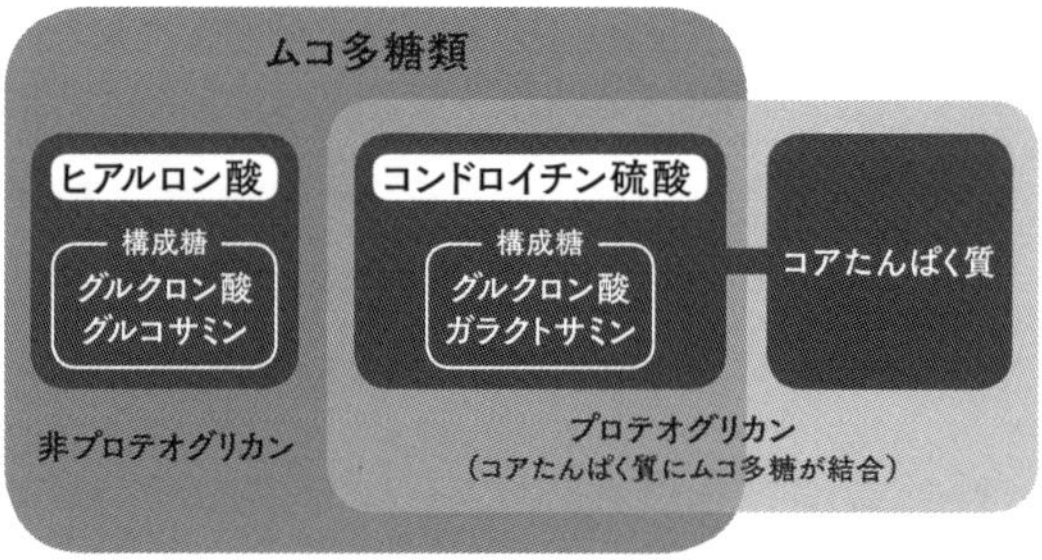


※学術論文データベースのキーワード検索で関連論文を抽出し、絞り込んだうえで疫学的データを統計学的手法で解析し、有効性を考察する手法。

# その他の食品類

油脂の脂肪酸や、チョコレートに含まれるカカオポリフェノール、緑茶に含まれる茶カテキン、とうがらしに含まれるカプサイシンなど。料理をおいしくする「油脂類」や「調味料・香辛料類」、生活に潤いを与える「菓子・し好飲料類」に豊富な機能性成分があります。

油脂類

# オリーブオイル

Olive oil

## 油の中で、健康的なイメージなのはなぜ？

「太陽の木」ともよばれるオリーブですが、地中海周辺の晴天に恵まれ温暖で乾燥した気候を好みます。生の果実を絞るため、おいしさや健康機能に関与する特有の成分が含まれています。

機能性成分

オレイン酸
脂肪代謝の中心的役割

辛味成分
香辛料同様の生理活性!?

登場成分

- オレイン酸
- オレオカンタール
- オレウロペイン
- 2-ヘキセナール

オリーブオイルといえば

Cinema 『ロレンツォのオイル／命の詩』

難病の副腎（ふくじん）白質ジストロフィーに悩む一人息子のロレンツォを助けるため、自力で治療法を探す銀行家のオドーネ夫妻の実話に基づく映画です。

この物語には、いわゆる“ロレンツォのオイル”を食事療法として用いる場面が出てきます。ロレンツォのオイルとは、オレイン酸（炭素数18の一価不飽和脂肪酸）を豊富に含むオリーブオイルとエルカ酸（炭素数22の一価不飽和脂肪酸）を豊富に含むレイプシードオイル（従来種の［品種改良されていない］菜種搾油）を4：1の割合で配合したもので、一価不飽和脂肪酸を豊富に含む特徴があります。これらの一価不飽和脂肪酸は、副腎白質ジストロフィーで増大し病気の進行に影響する「極長鎖脂肪酸」（炭素数23以上の脂肪酸）を減少させる働きが知られています。映画ではそのことをオドーネ夫妻が見いだし、その後、副腎白質ジストロフィーの多くの患者の進行を食い止めたことも描かれているのです。進行した副腎白質ジストロフィーを治す効果があるわけではありませんが、これまでの研究から発症予防や初期の症状緩和効果が期待されています。

歴史

## 宗教儀礼の聖油として用いられる

オリーブオイルは、キリスト教やユダヤ教、イスラム教において、宗教儀礼の聖油として用いられますが、ヘブライ語の「救世主（メシア、ギリシア語訳はキリスト）」の語源が「膏（あぶら）を注がれた者」であり、この油がオリーブオイルであるといわれています。イエス・キリストがエルサレム滞在中最後の夜を過ごし、捕らわれる前に最後の祈りを捧げたとされるのが、古くからオリーブ畑であったオリーブ山という名で呼ばれる場所です。このようにオリーブは宗教と関係が深いだけでなく、「ノアの方舟《はこぶね》」の物語にも出てくるオリーブの枝は幅広く平和の象徴としても用いられてきました。人々がオリーブオイルに自然と信頼を寄せることがあるのはこれらに起因するのではないでしょうか。

製法

## 果実を搾って得られる油

植物油の多くは、有機溶媒や加熱で抽出され得られるのに対して、オリーブオイルは生の果肉から非加熱で果汁を搾り、油分を分離することで得られます。これが最大の特徴です。オリーブオイルは製法や精製度によりさまざまな呼び名がありますが、特に果汁から遠心分離などによって直接得られた油をバージンオイルと呼び、さらに精製したものはピュアオイルと呼びます。バージンオイルの中でも香り、味がともに良好で、油脂としての品質が最も高いものを特にエキストラバージンオイルと呼びます。

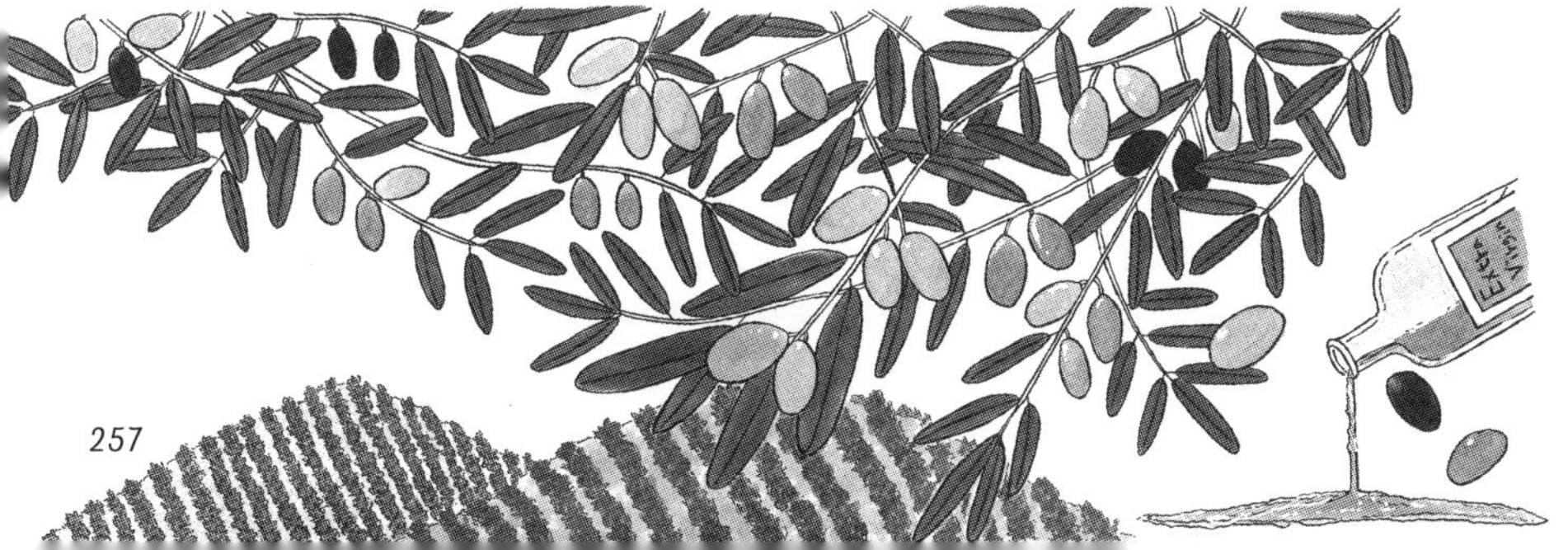

品質

## エキストラバージンは酸度が低い

エキストラバージンオイルは酸度が0.8％以下と低く、油脂回収率（精度）もわずかです。つまり、加水分解による劣化の指標である遊離の脂肪酸（オレイン酸）量がきわめて少なく、有機溶媒や加熱による抽出を経ず常温で搾った果汁しか用いないため、回収できる油分も少なく、オリーブオイルの中でも最も品質が高いのです。

一方で、エキストラバージンオイルの品質や定義が、国際市場において無秩序のまま放置されていて問題になっています。エキストラバージンオイルの品質保証／認証（偽装防止）を確実にするためには、エキストラバージンオイルに特有の成分を簡易に分析し、定量する方法ができるだけ早く確立されることが望まれます。

栄養成分

## 一価不飽和脂肪酸が多い

「果実の恵み」などと表現されますが、精製度の高いオリーブオイルは、基本的にはほぼ中性脂肪と微量の脂溶性ビタミンしか含まれていません。脂肪酸は一価不飽和脂肪酸を多く含むのが特徴で、そのほとんどがオレイン酸です。飽和脂肪酸としてはパルミチン酸が、多価不飽和脂肪酸としてはリノール酸が含まれています。

**オリーブオイルの栄養価**（エキストラバージン100gあたり）

エネルギー 894kcal

| | |
|---|---|
| 脂質 98.9 g | |
| ● 飽和脂肪酸 13.29 g | β-カロテン 180 μg |
| ● 一価不飽和脂肪酸 74.04 g | α-トコフェロール（ビタミンE） 7.4 mg |
| ● 多価不飽和脂肪酸 7.24 g | ビタミンK 42 μg |

出典：「日本食品標準成分表2020年版（八訂）」（文部科学省）

the Secret of Functional ingredients

# オリーブオイルの機能性成分 オレイン酸 辛味成分

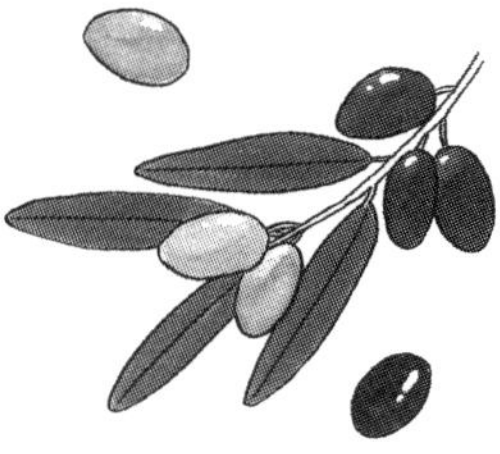

エキストラバージンオイルにはオレイン酸をはじめとする脂肪酸のほか、オレオカンタールやオレウロペインなどの呈味成分が含まれています。

呈味成分とは私たちの味覚（甘味、酸味、塩味、苦味、うま味、辛味、渋味など）を刺激する成分のことで、近年その受容の分子機構が明らかになりつつあります。どの味が舌の味蕾《みらい》で受容されているのか、味としてではなく別の刺激として認識されているのか、などがわかってきています。

## オレイン酸

**幅広く含まれるのでその特性の研究はむずかしく、効果は未知。しかし脂肪代謝の中心的役割を担う。**

オレイン酸は脂肪酸の一種です。一価不飽和脂肪酸といって炭素の二重結合を1つ持つ脂肪酸であり、動物性油脂に多く含まれる飽和脂肪酸と比較して血中コレステロール値を上昇させにくいことから、動脈硬化予防作用があるとして以前から注目されています。また、地中海食が総死亡率や心血管疾患リスクを低減する可能性があることは多くの疫学的研究により示され、その効能がオリーブオイルに多く含まれる一価不飽和脂肪酸によるものではないかと考えられるようになりました。

しかし、オリーブオイルはオレイン酸の割合が多いという点ではかなり特徴的であるものの、炭素の二重結合の数という点では一般的な日本人が摂取する平均的な油脂の脂肪酸バランスと大きな相違はありません。

オレイン酸は動植物の油脂に幅広く含まれています。オレイン酸自体の機能性が示される場合、オレイン酸含有率の低い動物性油脂や飽和脂肪酸と比較した場合の研究例であることが多いので、その点に注意して情報を読む必要があります。血中ＬＤＬレベル（いわゆる悪玉コレステロール）を上昇させにくいということも、飽和脂肪酸と比べた場合であり、オレイン酸に限らず不飽和脂肪酸全般にいえることです。

栄養の実験科学分野ではオレイン酸に特化した生理機能を見いだすことはきわめてむずかしいといえます。広く含まれ毒性がきわめて弱いことから、実験において基本的な栄養素として用いられます。これは、食事や餌からオレイン酸を完全に除いた実験群が作れない、つまりオレイン酸自体の効果を観察する実験がとてもやりにくいことを意味しています。

一方で、オレイン酸は脂肪代謝の恒常性維持（生体がいつも同じ状態を保ち続けようとすること）にかかわる重要な脂肪酸です。

細胞内の飽和脂肪酸の割合が多くなりすぎると融点が高くなりすぎたり、毒性が生じたりするため、細胞はオレイン酸などの一価不飽和脂肪酸を合成するための不飽和化酵素を持っています。この機能が働かなくなると脂肪の合成や蓄積がうまくいかなくなることなどから、オレイン酸は脂肪代謝の中心的役割を担っているといえます。また、オレイン酸をたとえ多く摂取しても、あるいは肝臓に過剰に蓄積しても、飽和脂肪酸ほど問題にならず、飽和脂肪酸の合成を抑制することが示唆されています。そのため、健康機能が期待されていますが、その効果の程度は未知です。とりすぎればエネルギーの摂取過多につながることも強調しておきたいところです。

# 辛味成分

**辛味の多様性をつくるオレオカンタール、オレウロペイン…etc. 抗炎症作用も期待。**

オリーブオイルは多様な呈味成分を含みます。まず、オレオカンタール。辛味（カプサイシンにある燃えるような辛さに加えて、「ペッパリー」と呼ばれるのどに特徴的なぴりぴりした刺激）と、若干の苦味と渋味（しびれのような刺激）があるとされています。

これに対し、オリーブ果実にも多く含まれるオレウロペインは、オリーブの葉のファイトアレキシン（植物が病原体等のストレスに応答して合成する抗菌性物質）として著名ですが、辛味が弱いことがわかっています。

オレオカンタールには医薬品成分イブプロフェンと同様の抗炎症作用が期待されているほか、交感神経系の活性化作用に関する基礎研究が盛んに行なわれており、香辛料の辛味成分と同様の生理活性が期待されています。自律神経系の一つである交感神経系の活性化は、冠状動脈や骨格筋内血管の拡張から血流をよくしたり、発汗や脂肪の分解を促したりすることから、体調維持への影響が研究されています。

実は熟すにつれて大きくなりますが、辛味成分も総ポリフェノール量も逆に減っていきます。そのため、早熟果実を搾った油は辛味があります。一方、渋味やえぐ味をおさえる酵素は結実後３か月から増えるので、実を味わうにはこれ以降のものが適しています。

**図　オリーブ果実の成熟と成分量の変化**

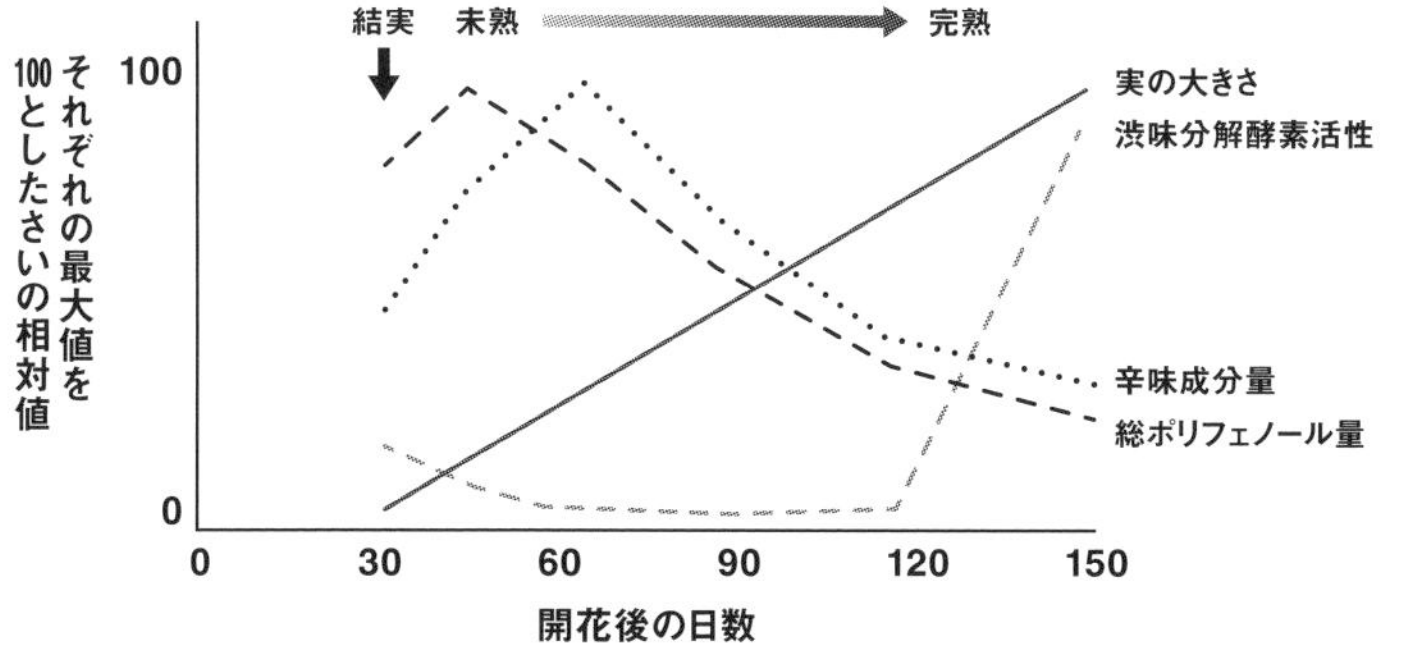

## 呈味成分を生かした調味料としての利用に注目

オリーブには熟すとぶどうのように赤や黒い色になる種類が多いですが、これは熟すさいにアントシアニン類が生合成されるからです。赤や黒になる種類であるからといって、辛味成分が少ないことはなく、どの種類でも完熟した実では辛味成分が分解されて減り（261ジペー図）、辛味は弱くなります。

ところで、この辛味を売りにした早摘み緑果オリーブのエキストラバージンオイルが人気を集めつつあります。小豆島はオリーブオイルの産地として有名ですが、この辛味の強いオリーブオイルをそうめんやうどんの薬味としてだけではなく、刺し身の調味料（薬味）としても用いています。

刺し身の薬味にはわさびやしょうが、たでなどの辛味の強いものが有名ですが、薬味には魚の不快な味やにおいをおさえ（マスキング）、逆に好ましい風味（うま味や甘味、香り）をきわ立たせる役目があります。早摘み緑果オリーブのオリーブオイルは、辛味成分を有するだけでなく、2-ヘキセナールを中心としたリノール酸分解物に由来するグリーン（青葉の香り）でフルーティーな香りがあり、マスキングの役目も果たしていると考えられます。

健康への効果はまだまだ不明な点が多いですが、オリーブオイルの特徴的な呈味成分が調味料としての魅力を作り出しており、食卓の豊かさへつながることが期待できます。

油脂類

# ココナツオイル

Coconut oil

植物油とも動物性油脂とも異なる性質

南国の象徴であるココヤシ、その果実のココナツは食材として幅広く利用されています。ココナツの中心にある液体はココナツジュース、そのまわりの固形分はココナツミルクに。そして、固形分を乾燥、圧搾して得られるのがココナツオイルです。近年その健康機能に関心が集まっているココナツオイルに注目します。

機能性成分

## 中鎖脂肪酸

ダイエットや認知症に有効？

登場成分

中鎖脂肪酸

ココナツオイルといえば

Cinema

### 『モアナと伝説の海』

『モアナと伝説の海』(2016年)は、ウォルト・ディズニー・アニメーション・スタジオが製作した3Dアニメーション映画です。ポリネシアの人々によって語り継がれてきた歴史や文化を基にした物語で、昔のポリネシアの人々が長い航海をしながら、どのようにして自然のきびしさと向き合い、豊かな海から生活の糧(かて）を得てきたのか、うかがい知ることができます。

主人公のモアナたちが旅の途中で出会うのが、キュートな見た目にもかかわらず冷酷で残忍な海賊集団のカカモラです。カカモラは海の漂流物でいっぱいの船に住んでいたり、かたいココナツでできた鎧（よろい）を身につけていたりします。ポリネシアの人々は昔からココナツをたいせつにしてきたといいます。また、島のような資源が限られた所では殻もたいせつです。じつはポリネシア神話にモデルがあるとされるカカモラですが、SDGs（持続可能な開発目標）の重要性を雄弁に語っているように見えました。

分類

## 和名のヤシ油が混乱の原因

ココナッツはヤシ科のココヤシの果実です。ココヤシは、ポリネシアや熱帯アジアが原産といわれていますが、現在では世界じゅうの熱帯地方で栽培されています。樹高はとても高く、太くて長い幹は材木として、大きな葉も葺き屋根や繊維加工品の材料として利用されてきました。果実のココナッツは、大きさが10〜30cm、重さは最大で4kgにもなります。外側にはじょうぶな繊維質の厚い層があり、ロープやたわしなどの原料として重宝されています。その中にとてもかたい殻の大きな種子があり、その中身が食用として用いられています。

この中身(胚乳)は中心の液状分と周縁部の固形分からなり、若実の液状分はココナツジュースとしてそのまま飲用されるほか、ナタデココの原料としても有名です。固形分は水やココナツジュースといっしょに加熱、裏ごしして、ココナツミルクに加工されます。このココナツミルクは独特の甘味や風味づけに使われ、特にタイなどの東南アジアや熱帯の料理に汎用されています。一方、保存中の酸敗を避けるため、固形分を天日や機械で乾燥させたものがコプラですが、総重量の半分以上も油脂を含んでいて、圧搾や抽出により簡単にオイルが得られます。これをそのまま利用したり、精製したりしたものがココナツオイルです。不乾性(酸化しにくく、かたまらない)なので、食用だけでなく、石けんや化粧品用の油状基材などにも利用されています。

日本ではココナツオイルはヤシ油とも呼ばれますが、これが定義上の混乱の原因になっています。「ヤシ」はヤシ科植物の総称としても用いられるため、ココナツオイル

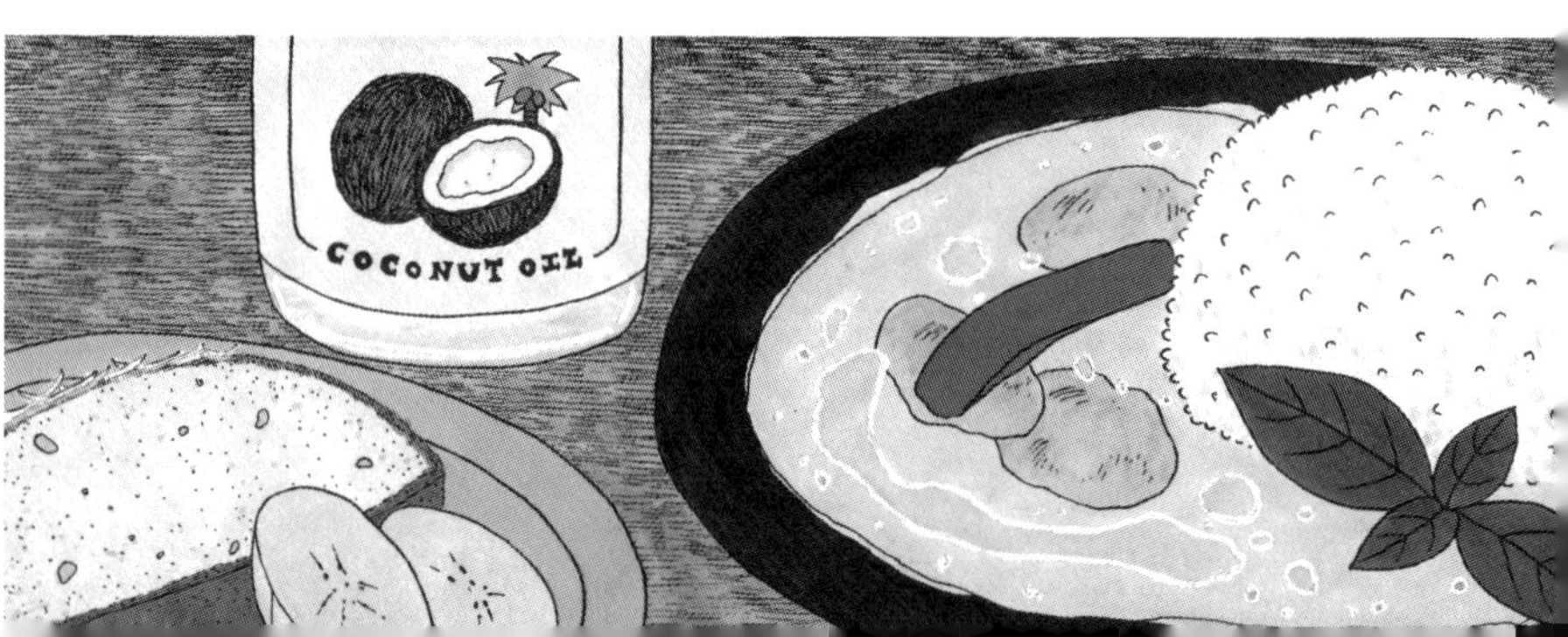

よりも生産量の多い、アブラヤシ果実に由来する油と混同されることが多いようです。また、アブラヤシ果実からも2つの異なる油がとれ、果肉由来の「パーム油」と種子由来の「パーム核油」があります。特に、パーム核油はココナツオイルと脂肪酸の組成や融点などの物理的特徴が似ていて、用途もほぼ同じですのでまちがいやすいようです。ですので、原材料を確認するようにしましょう。

栄養成分

## パーム油やパーム核油と比べてみると…

ココナツオイル（ヤシ油）の栄養成分の特徴を、同じヤシ科のアブラヤシ果実に由来するパーム油やパーム核油と比較してみました。組成はわかりやすく、脂質が約98％で、水分はもちろん、たんぱく質や（表にはありませんが）灰分は含みません。脂質には油脂（トリアシルグリセロール）や脂溶性ビタミンなどが含まれていますが、ココナツオイルやパーム核油に含まれるビタミンEはとても微量で、パーム油には及びません。パーム油の脂肪酸はほとんどが長鎖脂肪酸で、飽和脂肪酸を約半分、一価不飽和脂肪酸を約4割含んでおり、カカオ脂や動物性油脂に組成が似ています。一方、ココナツオイルやパーム核油の脂肪酸は8割以上が飽和脂肪酸で、その半分以上が中鎖脂肪酸で構成されているのが特徴的です。

**ココナツオイル（やし油）の栄養価**（100gあたり）
**パーム核油やパーム油との比較**

| | やし油 | パーム核油 | パーム油 |
|---|---|---|---|
| エネルギー | 889 kcal | 893 kcal | 887 kcal |
| 利用可能炭水化物 | 2.3 g | 1.4 g | 2.7 g |
| たんぱく質 | 0 g | 0 g | 0 g |
| 脂質 | 97.7 g | 98.6 g | 97.3 g |
| 飽和脂肪酸 | 83.96 g | 76.34 g | 47.08 g |
| ラウリン酸※1 | 43.0 g | 45.0 g | 0.4 g |
| パルミチン酸※2 | 8.5 g | 7.6 g | 41.0 g |
| 一価不飽和脂肪酸 | 6.59 g | 14.36 g | 36.7 g |
| β-カロテン | 0 μg | 0 μg | 0 μg |
| α-トコフェロール（ビタミンE） | 0.3 mg | 0.4 mg | 8.6 mg |
| 水分 | 0 g | 0 g | 0 g |

出典：「日本食品標準成分表2020年版（八訂）」（文部科学省）
※1 炭素数12の飽和脂肪酸。※2 炭素数16の飽和脂肪酸。

the Secret of Functional ingredients

# ココナツオイルの機能性成分 中鎖脂肪酸

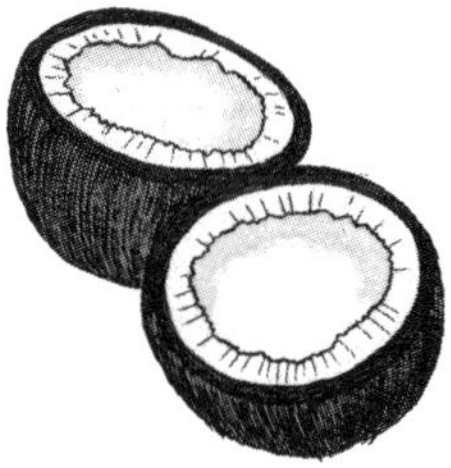

ココナツオイルには脂質が約98％を占め、前ページにも示したように、脂溶性ビタミンはごく微量で、ほぼ油脂（トリアシルグリセロール）です。その組成は、大豆油や菜種油などの植物性油脂とも、牛脂やイワシ油のような動物性油脂とも異なります。主要な脂肪酸が中鎖脂肪酸であることや飽和脂肪酸の割合が多いことが特徴的です。今回は、この中鎖脂肪酸に注目して見ていきます。

## ココナツオイルは約６割が中鎖脂肪酸

油脂（トリアシルグリセロール）には脂肪酸が３つ結合しているため、油脂の性質は脂肪酸の種類に大きく影響されます。ここでは炭素数が「短鎖脂肪酸」は６個以下のもの、「中鎖脂肪酸」は８個から12個のもの、「長鎖脂肪酸」は14個以上のものとします。私たちがふだん摂取する一般的な動物性や植物性の油脂は、炭化水素の鎖が長い長鎖脂肪酸がほとんどです。また、不飽和脂肪酸は、多くの植物性油脂では7～9割、魚を除く動物性油脂でも3～4割程度含まれます。

一方、ココナツオイルには中鎖飽和脂肪酸が多く含まれますが、具体的には、炭素数が12個のラウリン酸が最も多く、８個のオクタン酸、10個のデカン酸と合わせて、全体の約６割を占め、残りのほとんどは長鎖脂肪酸です。また飽和脂肪酸の割合も約９割と高いですが、鎖の長さが短い中鎖脂肪酸が多いので、融点は動物性油脂よりも少し低く、20～28度です。

### 中鎖脂肪酸は体にたまりにくい?

## 多種多様であり一定でない。いずれにしてもエネルギーは高い

まず、油脂の消化・吸収について説明しましょう。私たちがふだん摂取する長鎖脂肪酸が多い油脂は疎水性が高いので、消化されるには胆嚢《たんのう》から十二指腸に分泌《ぶんぴつ》される〝界面活性剤〟の胆汁酸の助けを借りて、液体中に分散しなければなりません。ですので、十二指腸の下流にある小腸で、膵臓《すいぞう》由来リパーゼによって消化されます。一方、中鎖脂肪酸の多い油脂は、長鎖脂肪酸の多い油脂よりも水になじみやすく、唾液《だえき》や胃液のリパーゼとも反応できるので、より早く消化されます。

また、小腸で吸収された長鎖脂肪酸は細胞内で再び油脂(トリアシルグリセロール)に変換されて、体内に運ばれます。しかし、中鎖脂肪酸は油脂に戻らずそのまま吸収され、蓄積されずに素早く代謝されます。さらに、中鎖脂肪酸は長鎖脂肪酸よりも燃焼しやすく、食事誘発性熱産生が多いことも、中鎖脂肪酸が体脂肪として蓄積しにくい理由だと考えられています。このような背景から、中鎖脂肪酸からなる油脂の体脂肪低下作用が期待され、さまざまな研究が行なわれてきました。

では、中鎖脂肪酸はヒトの体脂肪を低減できるのでしょうか?

結論からいいますと、中鎖脂肪酸を含む油脂に体脂肪を低下させる効果を期待するには充分な根拠がありません。中鎖脂肪酸を含む一部の油脂(油脂の長鎖脂肪酸の一部を中鎖脂肪酸に変換したもの)では、条件によって体脂肪を低下させる効果が認められ、体脂肪が気になる人用の食品として利用されています。しかし、この効果は、ある特定の年齢や体脂肪率の人でのみ観察されていて、

だれにでもその効果が期待できるものではありません。
また、ココナツオイルでは体脂肪に関するヒトでの研究例が多くなく、特に長期摂取では無効であると示唆する報告もあります。したがって、中鎖脂肪酸を含む油脂といっても多種多様であり、効果が一定ではないので、健康情報を混同しないようにしないといけません。いずれにせよ、中鎖脂肪酸が燃焼しやすいとはいえ、日常の食事にさらに追加して摂取するとエネルギーの過剰摂取になりやすいことに注意が必要です。

中鎖脂肪酸は脳機能に好影響？

## てんかん発作に対する食事療法に用いられています。今後の研究の進展に期待

中鎖脂肪酸が脳機能を改善したり、機能低下を予防したりできるのではないか、という仮説をどこかで目にしたことがあるかたも多いと思います。この背景として、最も有名なのが、中鎖脂肪酸によるてんかん発作の改善作用です。詳細は省略しますが、てんかん発作は大脳神経の過剰反応によって起こるため、大脳の栄養を制限することが有効だと古代から信じられてきました。近代には、糖質の制限とその代わりのエネルギー源として脂質とたんぱく質を多く摂取する食事法が開発され、現在でも栄養療法として用いられています。

糖質の摂取を極端に制限すると脂肪の燃焼が不完全になり、ケトン体という物質が肝臓で生成します(左ページコラム参照)。脳は糖質が枯渇してもケトン体をエネルギーとして利用できることや、ケトン体にてんかんを抑制する効果が基礎研究から見いだされたことが、この栄養療法の根拠になっています。特に中鎖脂肪酸は糖質制限下で効率よくケトン体を生成するので、ココナツオイルもて

んかん発作に対する食事療法によく用いられています。

このような背景から、その他の脳の機能に関係する疾患にも中鎖脂肪酸が適用できるのではないかと考えられています。たとえば、パーキンソン病などの神経変性疾患、認知症や神経障害などへの効果が期待され、さまざまな研究が進められています。しかし、ココナッツオイルを含め、中鎖脂肪酸を含む油脂についても、臨床試験のデータが不足しており、ヒトでの有効性について充分な根拠は得られていません。今後の研究の進展に期待したいと思います。

ちなみに、このてんかん発作に対する食事療法は、抗てんかん薬にかえてまで用いられる治療法ではなく、抗てんかん薬が無効な患者が選択できる補助的な療法です。また、管理栄養士の指導の下で、全摂取エネルギーの半分以上を脂質から得たり、極端に糖質の摂取制限をしたりするような、厳密なものです。さらに、高い確率で、便秘、低血糖症、結石など副作用が認められることや、治療の途中で脱落されるかたも多いことをつけ加えておきます。

## ケトン体ってなに？

ケトン体は脂肪酸の燃え残りです。脂肪酸の完全燃焼はクエン酸回路という、糖質の完全燃焼にもかかわるシステムで行なわれ、より多くのエネルギー分子（ATP：アデノシン三リン酸）が生成されます。しかし、脂肪酸の代謝中間体（アセチルCoA）だけではクエン酸回路が回転しない（代謝されない）ので、糖質やアミノ酸由来の代謝中間体（特にオキサロ酢酸）の補助が必要です。絶食などにより、この補助がない場合は、脂肪酸は完全燃焼されず、燃え残りとしてケトン体が生成されます。

ケトン体も条件がそろえば再び分解され、完全燃焼されますが、されないと脂肪酸に戻ったり、コレステロールの合成に使われたりします。また、かならず一部が生体内でアセトンという物質に変換されます。このアセトンはエネルギーにならないこと、弱いながらも毒性を持つことに注意が必要です。

## スーパーフードとあまに油

近年、「スーパーフード」と呼ばれる食品に注目が集まっています。もともとはマーケティング用語として広まったようですが、日本スーパーフード協会の定義を引用すると、「ある一部の栄養・健康成分が突出して多く含まれる食品」や「栄養バランスに優れ、一般的な食品より栄養価が高い食品」などと定義されています。スーパーフード発祥のアメリカやカナダのスーパーフードの例を見ますと、日本人になじみ深い一般的な食品とは異なるため、特に健康成分が突出して多く含まれる食品が皆さんのイメージにいちばん近いのではないかと思います。本書でもアサイーやアーモンド、ウコンをとり上げていますし、最近は玄米や納豆、そば、緑茶が日本発祥のスーパーフードとして注目されつつあります。

スーパーフードには種実類のオイルも多く、ココナツオイルをとり上げました。その他では、最近あまに油にも注目が集まっています。あまに（亜麻仁）とは、アマ属植物のアマの種子のことで、古くから生薬として利用されてきました。ちなみに、あまは漢字で亜麻と書き、葉茎が繊維として利用されますが、麻とは関係なく、まったく異なる植物です。成熟した亜麻仁から得られるあまに油は黄色の乾性油（空気に触れると酸化して固化する）で、塗料や油絵具の材料だけでなく、食用としても用いられてきました。あまに油の油脂を構成する主要な脂肪酸は$\alpha$-リノレン酸で、くるみよりも多く含まれています。

スーパーフードにはまだ定義されていませんが、あまに油と同じくらい$\alpha$-リノレン酸を多く含む油脂にえごま油があります。えごまはシソ科植物のシソの変種（学名は同じ）で、韓国料理で重宝されるように葉や種が食用にされてきました。えごま油はえごまの種子から得られた油ですが、じつは日本での歴史は古く、不乾性油のなたね油が出まわる江戸時代までは主要な食用や燃料用の油脂だったようです。

あまに油もえごま油も酸化しやすく、熱に不安定なので、加熱調理には向かないことに注意が必要です。

菓子・し好飲料類

チョコレートのおいしさを支える成分は？

# チョコレート・ココア

Chocolate Cocoa

チョコレートといえばバレンタイン。聖バレンタインを記念したロマンティックな日です。日本人が1年で平均２kg以上も食べるといわれるチョコレートの魅力に迫ります。

## 機能性成分

苦味成分　テオブロミン

渋味成分　カカオポリフェノール

**登場成分**

- テオブロミン
- カカオポリフェノール
- カフェイン
- カテキン
- エピカテキン
- プロアントシアニジン類

チョコレート・ココアといえば

Cinema 『ショコラ』

『ショコラ（Chocolat、2000年）』は、ジョアン・ハリスの同名小説を映画化したものです。フランスの小さな村である親子がチョコレートの店を開きます。封建的で閉鎖的なこの村の人々は、この女店主（ジュリエット・ビノシュ）になかなか近づけませんが、会話を交わす中で、悩みを打ち明ける人が徐々に出てきます。女店主はその人に合ったチョコレートを、気の利いた優しい言葉とともにすすめるのです。

女店主は古来のレシピを活用しますが、中にはとうがらしを入れたチョコレートも使います。古く中米ではとうがらしはカカオの苦味消しのために使われていましたが、この映画では、チョコレートに赤くて（カロテノイド）、辛い（カプサイシン）、体の中から熱くなるような情熱的でやや危険なイメージを与えているように見えました。女店主はチョコレートによって客人の心を解きほぐし、信頼関係を築いていきます。それはまるで機能性成分についても熟知した心理カウンセラーのよう。人生の苦味をやわらげるには辛味や甘味が必要であることを、食品化学者のぼくがいうより、はるかに説得力をもって示してくれているように感じました。

歴史

## 現在のようなチョコレートの成立は案外新しい

チョコレートは、カカオの種子（カカオ豆）を発酵、焙炒してすりつぶしたカカオマスをおもな原料として、砂糖や油脂（カカオ豆の油脂成分のココアバター）、牛乳、香料などを混ぜて練りかためた食品です。一方、ココアはカカオマスから油脂を一部除いて得たココアケーキを粉末化したものやそれをとかした飲料のことです。

工業的に作られたチョコレートでは、ココアバターの代用に植物油を加えたり、乳化剤や安定化剤、甘味料などを嗜好《しこう》特性の改善のために配合したりすることも多いです。現在のような固形のチョコレートになったのは比較的最近で、近代になってからのことです。

カカオは紀元前２０００年ごろにはメキシコやグアテマラ（中央アメリカ）で栽培されていたと考えられています。オルメカ文明やマヤ文明、アステカ文明ではとうがらしや他の香辛料などとともにすりつぶし滋養強壮などの薬用飲料としてたしなまれ、貨幣としても流通していたといわれています。

ヨーロッパに初めてカカオ豆が持ち込まれたのは、大航海時代にコロンブスがスペインにカカオを紹介したときだとされていますが、その後、スペインからフランスに広まる間に、シナモンや牛乳、砂糖などを加えることで苦味をやわらげるようになったようです。

チョコレートは飲料として長い間親しまれましたが、産業革命による蒸気力や大型機械の導入によって、カカオ豆の粉砕、微細化が容易になり、固形化して長期保存が

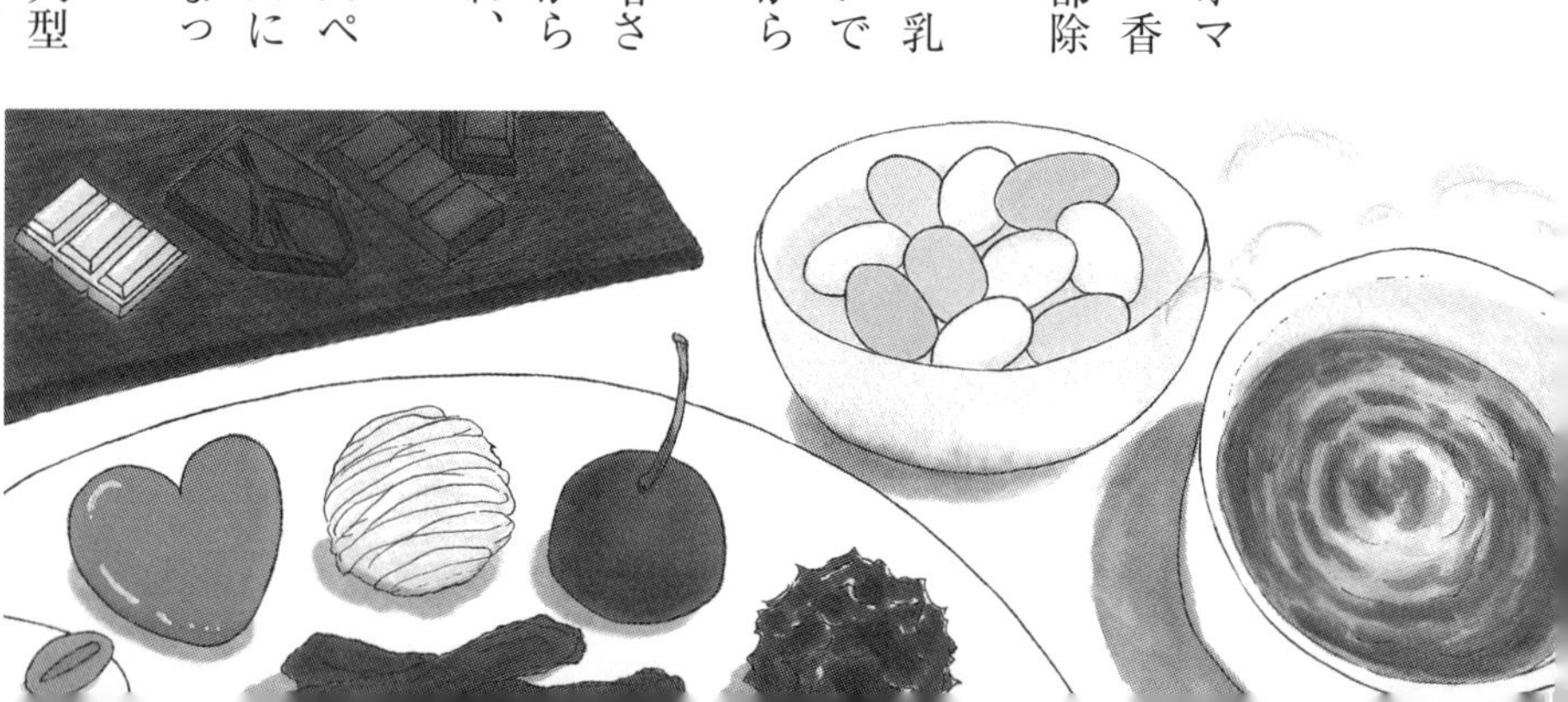

可能なチョコレートが工業的に生産されるようになっていきます。19世紀初頭までには、カカオやサトウキビの栽培が南米やアフリカに拡大されるだけでなく、チョコレート製造工場や販売会社が設立され、またチョコレートが洋菓子や料理の材料として利用されるようになったようです。その後オランダで、カカオ豆からココアバターを分離してココアパウダーを得る技術（ココアの製品としての成立）や、アルカリを加えることで苦味や酸味を除く方法も開発され、現在のようなチョコレートを作る技術が確立されました。

## 栄養成分

### チョコレートよりもピュアココアのほうが栄養価は高い

チョコレートの栄養成分の特徴をミルクチョコレート、ホワイトチョコレート、ピュアココアで比較してみました。おしなべて炭水化物と脂質が豊富に含まれ、水分の含量が極端に少なくなっています。脂質では、飽和脂肪酸と一価不飽和脂肪酸が多く、それぞれを2対1で含んでいるのが特徴です。特筆すべきはピュアココアで、灰分（ミネラル）、特に、カリウム、リン、鉄、亜鉛、銅が豊富に含まれています。チョコレートでも、カカオ分が高いものやビター、ダーク系のチョコレートですと、ミネラルなどの栄養成分が比較的多く含まれています。この傾向は後述する機能性成分にも同じことがいえます。

**チョコレート・ココアの栄養価**（100gあたり）

| | ミルクチョコレート | ホワイトチョコレート | ピュアココア |
|---|---|---|---|
| エネルギー | 550 kcal | 588 kcal | 386 kcal |
| 利用可能炭水化物 | (56.5 g) | (55.4 g) | 23.5 g |
| 食物繊維総量 | 3.9 g | 0.6 g | 23.9 g |
| たんぱく質 | (5.8 g) | 7.2 g | 13.5 g |
| 脂質 | 32.8 g | 37.8 g | 20.9 g |
| 脂肪酸総量 | 31.34 g | 36.11 g | 19.98 g |
| 飽和脂肪酸 | 19.88 g | 22.87 g | 12.40 g |
| 一価不飽和脂肪酸 | 10.38 g | 11.92 g | 6.88 g |
| 灰分 | 1.8 g | 1.6 g | 7.5 g |
| 水分 | 0.5 g | 0.8 g | 4.0 g |

出典：「日本食品標準成分表2020年版（八訂）」（文部科学省）
（　）つきは推計値を示す。

the Secret of Functional ingredients

# チョコレート・ココアの機能性成分

# テオブロミン カカオポリフェノール

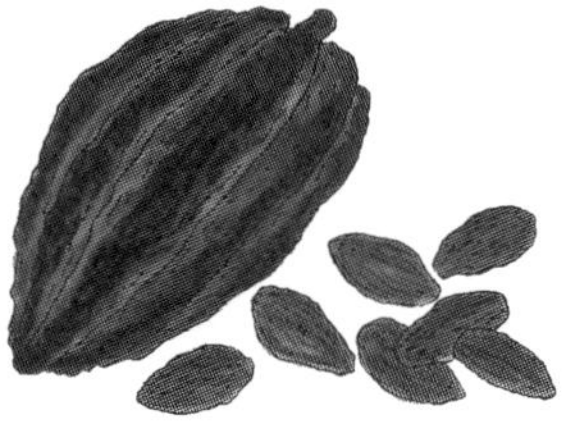

### おいしさを支える成分

チョコレートに含まれる代表的な機能性成分はテオブロミンと、カカオポリフェノールでしょう。アミノ酸の一種であるGABAには、ストレス緩和作用が期待されており、これを強化したチョコレートも最近注目されています。

テオブロミンはアルカロイド（植物中に存在する窒素を含む塩基性化合物）の一つで、苦味成分です。カカオポリフェノールはカカオ豆に含まれるポリフェノール類の総称で、渋味成分です。今回はおいしさを支えるこの2つの成分に注目してご紹介します。

## テオブロミン

カフェインと似て非なる苦味成分

### カラメル、カフェインもチョコレートの苦味

テオブロミンの名前は臭素（英語でbromine）ではなく、カカオの学名（*Theobrma*、ギリシャ語で神の食べ物）に由来します。テオブロミンはカカオ豆中に総重量の約1～3％含まれるだけでなく、チョコレートにも約0.2～1％含まれ、高カカオ分のチョコレートにより多く含まれます。

チョコレートには、糖質を高温で加熱することによって生成する濃い褐色のカラメルや、コーヒ

ーの苦味成分でもあるカフェインも含まれ（テオブロミンの約10分の1から5分の1程度の含量ですが）、これらもチョコレートの苦味を一部担っています。ヒトの体の中でカフェインが代謝されると一部がテオブロミンに変化することも知られています。

## テオブロミンとカフェインの違いは？

テオブロミンは構造的にはカフェインや医薬品のテオフィリンと非常に似ています。テオブロミンをはじめ、これらすべてキサンチン（核酸の塩基であるプリン体の一つでアデニンやグアニンと似ている）を基本構造としています。カフェインは3つの窒素原子がメチル化されていますが、テオブロミンは2つ、テオフィリンは1つと少なくなります。つまり、この3つの化合物の違いは、メチル基（$-CH_3$）の数だけです。しかし、体に及ぼす作用の強さは違います。

医薬品のテオフィリンは気管支拡張薬として気管支喘息《ぜんそく》や気管支炎の治療に用いられます。これは、アデノシン受容体への非選択的拮抗作用により、アデノシンが誘導する気管支平滑筋収縮をおさえるためと理解されています。ほかにも、心筋や骨格筋の収縮作用、中枢神経の興奮作用や利尿作用などにも寄与することが知られています。テオブロミンもカフェインも、弱いながら、このアデノシン受容体に対する拮抗作用を示します。また、前述の薬理的な作用の強弱は3つの化合物で異なりますが、テオブロミンでもカフェインでも誘発される可能性があります。たとえば、中枢神経興奮作用はカフェインが最も強く、テオブロミンが最も弱いですが、気管支拡張や利尿作用はテオブロミンがカフェインよりも強いといわれています。いずれにせよ、これらの作用は食品に期待するものでも、食品が引き起こすべきものでもありません。

したがって、チョコレートそのものの食べすぎだけでなく、利尿剤や気管支拡張薬、あるいはカフェインを多く含む食品や飲料との組み合わせには注意が必要です。犬や馬もテオブロミンに対して感受性が高いため、餌や飼料に入らないように気をつけないといけません。

## カカオポリフェノール

製造工程で適度な渋味に変化

### カテキン、エピカテキン、プロアントシアニジン類が主成分

チョコレートに含まれるカカオ豆由来のポリフェノールは、渋味成分です。苦味は甘味やうま味と同様に特異的な受容体（味覚レセプター）によって感知されますが、渋味は引きつったような触感に近い感覚で、舌や口腔《こうくう》の粘膜に存在するたんぱく質と結合し、変性させること（収斂《しゅうれん》作用）によって感知されるといわれています。したがって、渋味は基本味※ではなく、補助味に分類されます。渋味も苦味と同じように好ましい味と認識されていませんが、適度な渋味は切れのよさ（後味を残さない）などのおいしさの演出に重要な役割を果たします。

カカオポリフェノールに含まれる化合物は、フラボノイドであるカテキンやエピカテキン（緑茶カテキンの一つ）、エピカテキンの重合体のプロアントシアニジン類（別名：縮合タンニン）が主要成分です。生のカカオ豆には多量のポリフェノールが含まれていますが、チョコレート製造工程においてその含有量は減少します。渋柿などの果実から渋味を抜くことを脱渋《だつじゅう》といいますが、カカオ豆も発酵の過程でポリフェノール含量が大きく低下します。これは紅茶やウーロン茶と同様で、発

※味覚の基盤となる要素で、甘味、酸味、塩味、苦味、うま味の5つの味を基本味という。

酵といっても微生物によるものではなく、植物に存在する酸化酵素による褐変反応です。さらに乾燥や焙炒の加熱によっても失われますが、特にココアは製造工程でアルカリ処理をするため、さらに少なくなります。ただし、このような工程のおかげで、余分な渋味が減り、特徴的な香りやチョコレート色が形成されることから、おいしさにもつながると考えられます。

カカオポリフェノールやその主要成分であるプロアントシアニジン類の健康機能はチョコレートブームの追い風に乗って注目され、研究も幅広くなされています。基礎研究からは糖や脂質代謝の改善、腸内環境の改善などさまざまな研究成果が得られつつありますが、ヒトへの効果については信頼できる根拠は得られていません。今後の研究が期待されます。

## おいしさを生み出す味の相互作用

「良薬口に苦し」とはいいますが、苦味は基本的にヒトに警戒心を与えたり、高めたりするための警告の味と考えられており、苦味を感じる閾値は甘味やうま味に比べてとても低いことが知られています。苦味を呈する化合物には毒性がある可能性があり、少量でも危険を察知できるように感受性が進化の過程で高くなってきたからだと考えられています。

その一方で、苦味はその食品の持つ独特なおいしさを形作るうえで、重要な役割を果たすことも知られています。これを理解するうえで重要な現象が苦味と甘味の「相互作用」です。一つは「対比効果」で、甘味が主要な味覚を示す食品の場合に少量の苦味を加えると、さらに甘味を強く感じるようになります。もう一つは「抑制効果」で、苦味が主要な食品の場合、少量の甘味成分で苦味がやわらぐことがあります。

コーヒーや紅茶などの飲料とともに、チョコレートのおいしさもこの2つの効果をバランスよく利用していると考えられます。

菓子・し好飲料類

# 紅茶

Tea

温かい紅茶を飲めば推理も冴《さ》える？

冷えた体を温め、また、優雅な気分にさせてくれる紅茶。
それは、上品な香り、苦味と渋味のバランスが
心をおちつかせてくれるからかもしれません。
インフルエンザに効くという説もあるようですが、
実際はどうなのか、見ていきましょう。

機能性成分

テアフラビン

インフルエンザに効く？

**登場成分**

- テアフラビン
- カフェイン
- テアルビジン
- カテキン類

紅茶といえば

## 『名探偵コナン』

Comic

『名探偵コナン』は青山剛昌原作の人気の高い推理漫画・アニメ作品です。この作品でも紅茶がカギとなる殺人事件が起こります。それは「ギスギスしたお茶会」というお話で、テレビアニメでは第770～771話（2015年）として放送されました。

お茶会で起きた殺人事件。現場に残された唯一の手がかりはカップに残された紅茶やハーブティーでした。すべての色が異なっていて、判別が困難でしたが、コナンは化学反応を使ったお茶のトリックをあばきます。アントシアニンを含む青いバタフライピーのハーブティーにレモン（酸）を入れると赤く変化します。犯人はこの反応を利用して赤色に変えたあとで毒を入れ、赤いハイビスカスティーとすりかえました。そして、あとから重曹（アルカリ）を入れて再び青色に戻すことで、証拠隠蔽をはかったのでした。

紅茶の本場であるイギリスの推理小説にも紅茶はつき物です。アガサ・クリスティの『杉の柩《ひつぎ》』やコナン・ドイルの『緑柱石の宝冠』では、ポアロやホームズが紅茶のトリックをとき明かします。寒い日は紅茶を楽しみながら、難解な推理小説を読むと、心も頭も温かくなりそうです。

歴史

## 紅茶を嗜む歴史は新しい

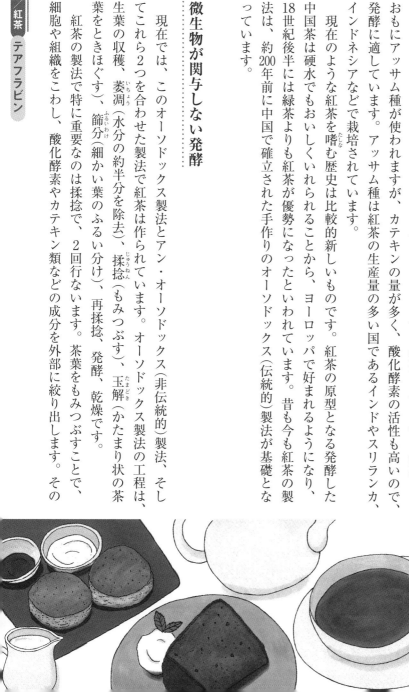

紅茶の茶葉は、緑茶と同じチャノキ（*Camellia sinensis*）の新芽を用います。紅茶にはおもにアッサム種が使われますが、カテキンの量が多く、酸化酵素の活性も高いので、発酵に適しています。アッサム種は紅茶の生産量の多い国であるインドやスリランカ、インドネシアなどで栽培されています。

現在のような紅茶を嗜《たしな》む歴史は比較的新しいものです。紅茶の原型となる発酵した中国茶は硬水でもおいしくいれられることから、ヨーロッパで好まれるようになり、18世紀後半には緑茶よりも紅茶が優勢になったといわれています。昔も今も紅茶の製法は、約200年前に中国で確立された手作りのオーソドックス(伝統的)製法が基礎となっています。

製法

## 微生物が関与しない発酵

現在では、このオーソドックス製法とアン・オーソドックス(非伝統的)製法、そしてこれら2つを合わせた製法で紅茶は作られています。オーソドックス製法の工程は、生葉の収穫、萎凋《いちょう》(水分の約半分を除去)、揉捻《じゅうねん》(もみつぶす)、玉解《たまどき》(かたまり状の茶葉をときほぐす)、篩分《ふるいわけ》(細かい葉のふるい分け)、再揉捻、発酵、乾燥です。

紅茶の製法で特に重要なのは揉捻で、2回行ないます。茶葉をもみつぶすことで、細胞や組織をこわし、酸化酵素やカテキン類などの成分を外部に絞り出します。その

結果、これらが空気に触れることで、発酵が促されます。紅茶の発酵は、いわゆる微生物の力を利用した発酵食品とは異なり、茶葉中に含まれる酸化酵素によるもので、カテキン類を酸化し、茶葉を褐色に変化させる反応を指します。具体的には、気温20～25度、湿度90％の部屋に約2時間静置して行なわれますが、発酵しすぎると、独特の香気成分が失われ、水色《すいしょく》が黒くなりすぎます。そこで最後の乾燥では、適切な時点で発酵を止めるとともに、茶葉の水分量を3％程度にまで減少させ、香りや色がそこなわれないように処理されています。

一方、非伝統的製法は、ティーバッグ用紅茶の需要の増加から開発された、より効率的な製法です。機械を用いて、揉捻などの工程を集約化、省力化しています。それぞれの産地では各地の茶の特徴が出るように、伝統的製法と非伝統的製法の組み合わせを変えるくふうがなされています。

## 栄養成分

### 玉露や煎茶と比べてみると…

紅茶の栄養成分の特徴を、緑茶の玉露や煎《せん》茶と茶葉そのもので比較しました。紅茶は製造に発酵の工程があるためか、ほぼすべての栄養素が緑茶よりも少ないのが特徴的です。ビタミンCやβ-カロテン当量はほとんどありません。しかし不思議なことに、紅茶の炭水化物と銅の含量は緑茶よりも多くなっています。酸化酵素が多いアッサム種が紅茶に使われているので酵素活性に必須の銅が多いと考えられます。炭水化物が多いことは紅茶のほんのり甘い風味に影響を与えているかもしれません。

**紅茶の栄養価**（100gあたり）
**玉露や煎茶との比較**

| | 紅茶 茶 | 玉露 茶 | せん茶 茶 |
|---|---|---|---|
| エネルギー | 234 kcal | 241 kcal | 229 kcal |
| 利用可能炭水化物 | 13.6 g | 6.4 g | 8.4 g |
| 食物繊維総量 | 38.1 g | 43.9 g | 46.5 g |
| たんぱく質 | 20.3 g | (22.7 g) | (19.1 g) |
| 脂質 | 2.5 g | 4.1 g | 2.9 g |
| 灰分 | 5.4 g | 6.3 g | 5.0 g |
| カリウム | 2,000 mg | 2,800 mg | 2,200 mg |
| 銅 | 2.10 mg | 0.84 mg | 1.30 mg |
| β-カロテン当量 | 0.9 mg | 21 mg | 13 mg |
| ビタミンC | 0 mg | 110 mg | 260 mg |
| 水分 | 6.2 g | 3.1 g | 2.8 g |

出典：「日本食品標準成分表2020年版（八訂）」（文部科学省）
（　）つきは推計値を示す。

the Secret of Functional ingredients

# 紅茶の機能性成分 テアフラビン

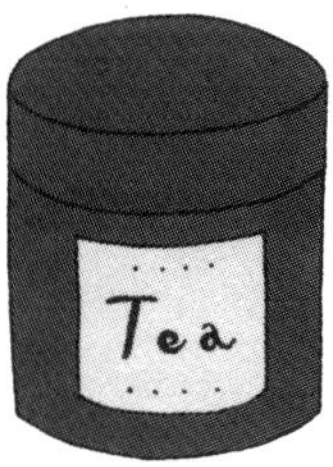


紅茶の苦味はカフェインによるものですが、共存するほかの成分とともに独特の味わいを生み出します。香りには、果物や花に特有のテルペン類などさまざまな香気成分が関与しています。そして色や渋味は、ポリフェノールであるテアフラビンとテアルビジンが担っています。今回はテアフラビンを中心に、その機能性をご紹介します。

## なぜ紅茶に特有なの?

**茶葉の発酵＝酵素によるカテキンの酸化で生成するからです。緑茶の茶葉でも酵素を反応させれば生成します。**

紅茶に含まれるポリフェノールの構造は1950年代後半から研究が進められ、早くから存在が示唆されていたテアフラビンとテアルビジンに分類されました。テアフラビン類は紅茶の約0.5～1.4%重量を占めています。純化が可能だったので、すでに構造がわかっており、茶カテキン類が二量体化した(2つ結合した)、鮮やかな赤橙色を呈する物質です。カテキン類の組み合わせにより、構造の異なるものが複数存在します。

一方、テアルビジン類は暗褐色を示し、紅茶の色調に最も影響を与えます。紅茶の8～16%も含まれますが、分子量が約1000から数万と大きく幅のある構造の複雑な混合物なので、純化が困難です。さらに、どのように生成するのか、カテキン類以外の物質も関与するのか、いまだに一部を除いて解明されていません。機能性に関する研究もほとんど進んでいないのが現状です。

先述のように、紅茶の発酵は微生物ではなく、カカオ豆の発酵と同様に茶葉に含まれる酸化酵素によるものですが、紅茶ではポリフェノールオキシダーゼという酵素が担います。この酵素は紅茶の発酵だけでなく、野菜や果物の切断面が時間の経過によって褐色や黒色に変化する現象にも関与しています。この現象は酵素的褐変反応と呼ばれ、ヒトや動物が日焼けしてメラニンができる機構とも似ています。ポリフェノールオキシダーゼが野菜や果物のさまざまなポリフェノールを酸化し、重合するために色の変化が現われます。

紅茶の発酵では、茶葉に含まれるカテキン類がポリフェノールオキシダーゼの働きによって酸化、重合することでテアフラビンが生成します。紅茶のポリフェノールオキシダーゼだけでなく、この酵素を多く含む梨やびわのような果物やなすなどの野菜の断片を用いても、カテキン類を含む緑茶と反応させることでテアフラビンの合成や色の変化を観察することができます。紅茶の発酵時にこれらの果物を加えると紅茶の発酵をもっと効率よくできるかもしれません。

カテキン類は紅茶の発酵によって色素生成に用いられ、含量は大幅に減少します。それでも、紅茶に含まれるカテキン類の量はテアフラビンよりも多く、紅茶の渋味にテアフラビンとともにかかわることがわかっています。紅茶に含まれるテアフラビンの量はそれほど多くないので、テアフラビンの合成に使われるカテキン類はごく少量です。多くはテアルビジンなどのテアフラビンとは構造の異なるさまざまな物質を作るのに使われると考えられていますが、詳細はまだよくわかっていません。

インフルエンザの予防になるの？

## ウイルスが紅茶とうまく接触することができれば可能性はありますが、紅茶うがいも含めて効果の根拠は不充分です。

テアフラビンの健康機能に関連するさまざまな研究が進んでいますが、緑茶のカテキン類に比べると研究例は多くありません。

一方で、最近、テアフラビンがインフルエンザウイルスに対して抗ウイルス効果を示し、その効果が緑茶カテキン類よりも強力であることが報告され、注目を集めています。実験室での培養細胞を用いた実験では、インフルエンザウイルスに感染した細胞が死滅します。染色すると生きている細胞だけが染まり、死んだ細胞は染まらず斑点になります。その斑点の数を数えることでウイルスに対する作用を評価しますが、紅茶の浸出液がこの斑点の数を大きく減少させた、つまり、紅茶の浸出液がウイルスに直接接触すると、感染力を弱めることが試験管内実験で証明されています。また、この効果は緑茶よりも強いようです。

一方、海外のグループが純化したテアフラビンの効果を検討していますが、インフルエンザAタイプのウイルスでは緑茶カテキン類よりも強く抑制しましたが、Bタイプのウイルスでは緑茶カテキン類よりも弱い効果しか示しませんでした。いずれにせよ、紅茶のテアフラビンはおそらくウイルス自体に直接作用することで感染力を弱めるようです。

マウスはインフルエンザウイルスを鼻から感染させると10日間ほどで死んでしまうのですが、紅茶の浸出液にウイルスをじかにつけたあとに感染させるとまったくマウスが死にませんでした。つまり、動物実験レベルでも、紅茶の直接的な接触があればインフルエンザウイルスの感染力を弱めることが証明されていることになります。では、ヒトではどうでしょうか。

紅茶でうがいをすれば、少しはインフルエンザの罹《り》患《かん》率をおさえられるのではないか、と期待させるデータがありますが、残念ながら単なる水によるうがいでの実験データやプラセボ（偽薬）実験（たとえば、紅茶にそっくりだが有効成分が抜かれた実験群）のデータがなく、紅茶でないといけないという証明が不充分です。これらの実験結果は紅茶の浸出液を用いたものであり、テアフラビンではないことにも注意が必要です。

紅茶がウイルスとうまく接触することができれば、ウイルスの影響を弱められるのはまちがいないようですが、四六時中、鼻やのどに紅茶をためておくことは現実的に不可能です。また、紅茶を飲むことで予防できることを示したデータも、科学的に信頼性の高いものはじつはありません。ですので、ヒトでのインフルエンザウイルスへの影響については、科学的な根拠が現時点では不充分だといわざるをえません。紅茶を飲んだり、紅茶でうがいをしたりすればワクチン接種をしないですむなどということはまったくありませんので、この点には十二分に注意していただきたいと思います。

## ミルクが先か、紅茶が先か

ミルクティーを作るさい、ティーカップに注ぐのはミルクが先か紅茶が先か、イギリスでは昔から論争になっていました。しかし、2003年にイギリス王立化学会は、「ミルクが先のほうがおいしい」とこの論争に終止符を打ちました。

冷たいミルク（低温殺菌の無調整乳）を先に注ぐほうが牛乳に含まれるたんぱく質が変性しにくく、風味が失われにくいことが理由だとされています。食品化学的に見ると、牛乳たんぱく質は紅茶の渋味成分であるカテキン類、テアフラビンと反応してそれらを吸着します。温度が高いほうがよく反応するので、紅茶が先のほうが苦味を残しつつ渋味がいいぐあいにおさえられるかも……実験で確かめたいです。

菓子・し好飲料類

# 緑茶

Green Tea

新茶を飲むと病気知らず？

文部省唱歌「茶摘み」に歌われる八十八夜のころに摘まれる新茶。「八十八」の縁起のよさだけでなく、新茶を飲むと病気にならず、長生きするという言い伝えもあります。緑茶の持つ多彩な生理活性が古くから注目されていたことがうかがい知れますが、実際はどのような成分が関与しているのでしょうか？

## 機能性成分

## 茶カテキン

脂肪からコロナまでの多彩な作用

**登場成分**

- 茶カテキン
- テアニン
- カフェイン
- タンニン
- 没食子酸結合型カテキン

**緑茶といえば**

Book 『日日是好日』

『日日是好日（にちにちこれこうじつ）―「お茶」が教えてくれた15のしあわせ―』（2002年）は、18年に黒木華主演で映画化もされた森下典子の自伝エッセイで、著者が茶道を通して手に入れた15の人生の教訓で構成されています。大学在学中から25年以上通い続けた茶道教室での日々の出来事だけでなく、基本の所作、茶道具、床の間の掛け軸といった茶道に不可欠な要素とそれらの意味や意義も紹介しながら、著者のそのときどきの正直な気持ちが自然に綴（つづ）られています。

教訓の一つに、視覚、味覚、嗅覚（きゅうかく）、触覚、聴覚の五感すべてを駆使して「季節を味わうこと」があります。著者は、季節の風物が表現された和菓子の見た目やその味わいをはじめ、床の間に飾られる茶花、雨やつくばい（茶道用の手水鉢）の水音、そよぐ風が奏でる音や匂いまでも味わう歓（よろこ）びを知ります。私たちは食べ物のおいしさを、味覚だけでなく、五感すべてを使って感じていますが、季節を知るとさらにおいしさが増すわけがわかったような気がしました。

歴史

## 栽培の起源は栄西

緑茶はツバキ科の常緑樹チャノキ（*Camellia sinensis*）の葉から作られる不発酵茶の一つで、紅茶とは異なり、加熱処理により発酵させずに製造したものです。高知の碁石茶や徳島の阿波番茶など、日本にも一部発酵茶がありますが、ほとんどが緑茶です。中国でも緑茶が生産量の半分以上を占めていますし、世界で最も多いのも緑茶です。紅茶にはアッサム種が使われますが、日本の緑茶には中国原産の基準変種（中国種）の低木が使われています。

茶自体が中国から日本に伝わったのは奈良時代など、諸説ありますが、平安時代の末ごろに臨済宗の祖である栄西がチャノキの種子や苗木を中国から持ち帰ったのが、日本での栽培の起源だと考えられています。当初は眠け覚ましなどの薬用が目的でしたが、栽培の普及とともに飲料としても飲まれるようになりました。その後、茶の湯（茶道）が成立し、江戸時代中期には庶民にも習い事として普及するようになる一方で、ふだんの嗜好《しこう》品として、現在と同様の煎《せん》茶が嗜まれるようになりました。

日本の茶の産地は、生産量が最も多い静岡県が有名ですが、最近2位の鹿児島県が生産量を大きく伸ばしています。その背景には、静岡県は近年国内消費が伸び悩んでいる煎茶の原料が主流ですが、鹿児島県は需要が拡大しているペットボトル茶向けの茶葉をターゲットにしていることがあるようです。その他、三重県、宮崎県、京都府の生産量が多いですが、北海道、大阪府を除くほぼ日本全国で生産されています。

日本の緑茶は大きく抹茶と煎茶（広義）に分類されますが、蒸した茶葉をもまずに乾

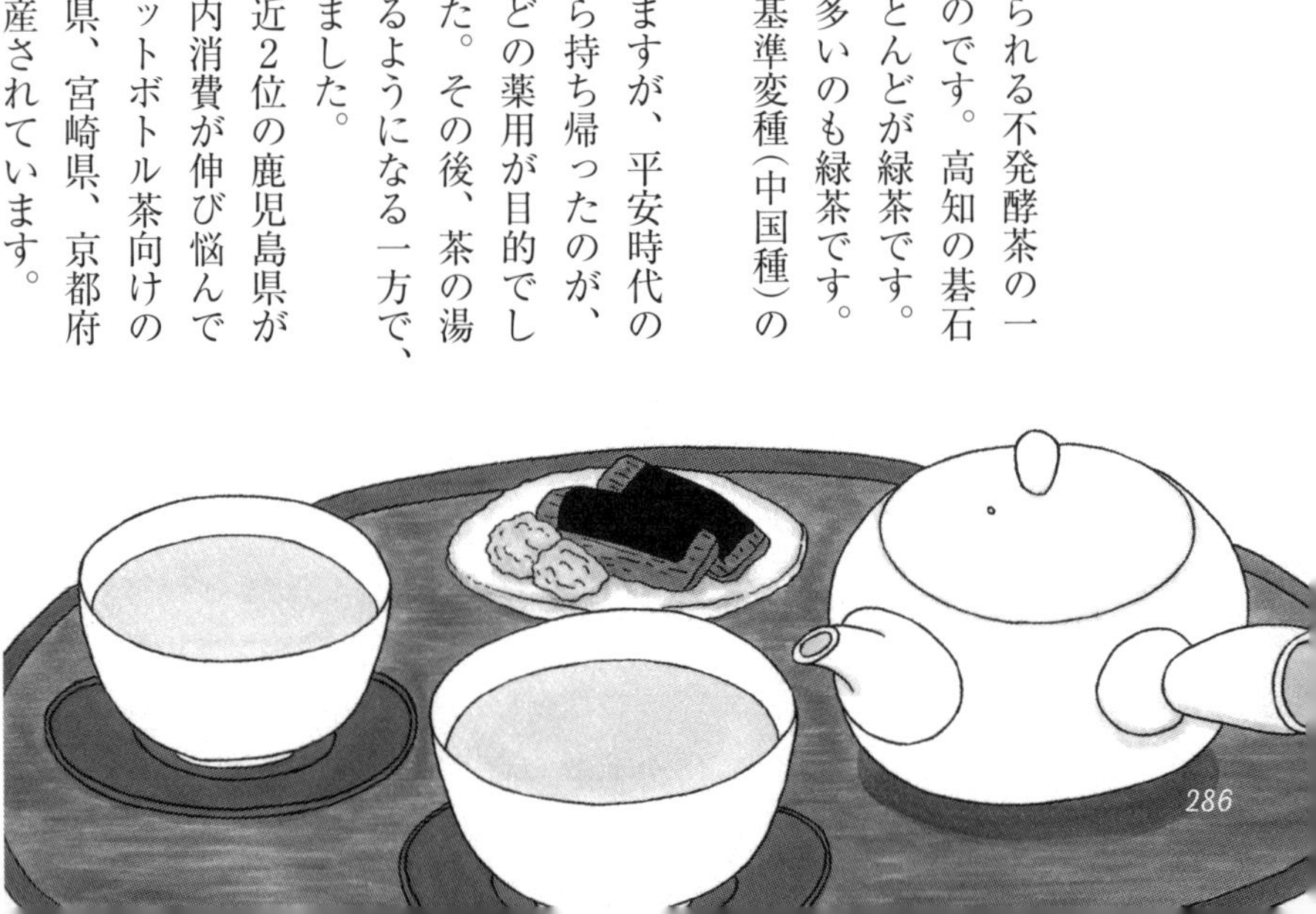

燥して粉末にした抹茶に対して、茶葉を煮出して成分を抽出するのが煎茶です。煎茶の基本的な製法では、茶葉を蒸してもみほぐし、茶葉の形を整えて乾燥することで荒茶を作ります。その後、選別や整形、火入れ（加熱）、ブレンドなどを行ない、製品となります。この広義の煎茶には、収穫の前に日光を遮った茶葉を用いる玉露やかぶせ茶、日光を遮らない一番茶や二番茶を用いる煎茶（狭義）、その他、夏以降に収穫した茶葉を用いる番茶や焙煎したほうじ茶、製造工程で蒸さずに釜で炒《い》る、九州地方に多い釜炒り茶、炒った米をブレンドした玄米茶などが含まれます。

## 栄養成分

### 緑茶と紅茶を浸出液で比べてみると…

緑茶である玉露や煎茶の浸出液の栄養成分の特徴を、紅茶と比較してみました。浸出液にすると水分が99％前後になりますので、ほぼすべての栄養素が少ないのが特徴的ですが、玉露は水分以外の成分量が煎茶の3倍以上、紅茶の7倍以上あり、たんぱく質や灰分、水溶性ビタミンも比較的多いのが特徴です。ミネラルでは、カリウム、リン、マンガンが10倍以上多く、水溶性ビタミンでは葉酸やビタミンCが豊富です。玉露の茶葉はそのやわらかさも特徴的ですが、湯の浸透性が高いため、栄養成分の抽出効率もよいためだと考えられます。

**緑茶の栄養価**（100gあたり）
**玉露や煎茶と紅茶の比較**

| | 玉露 浸出液 | せん茶 浸出液 | 紅茶 浸出液 |
|---|---|---|---|
| エネルギー | 5 kcal | 2 kcal | 1 kcal |
| 利用可能炭水化物 | 0.3 g | 0.3 g | 0.1 g |
| たんぱく質 | (1.0 g) | (0.2 g) | 0.1 g |
| 灰分 | 0.5 g | 0.1 g | 微量 |
| カリウム | 340 mg | 27 mg | 8 mg |
| リン | 30 mg | 2 mg | 2 mg |
| マンガン | 4.60 mg | 0.31 mg | 0.22 mg |
| 葉酸 | 150 μg | 16 μg | 3 μg |
| ビタミンC | 19 mg | 6 mg | 0 mg |
| 水分 | 97.8 g | 99.4 g | 99.7 g |

出典：「日本食品標準成分表2020年版（八訂）」（文部科学省）
（　）つきは推計値を示す。

*the Secret of Functional ingredients*

# 緑茶の機能性成分 茶カテキン

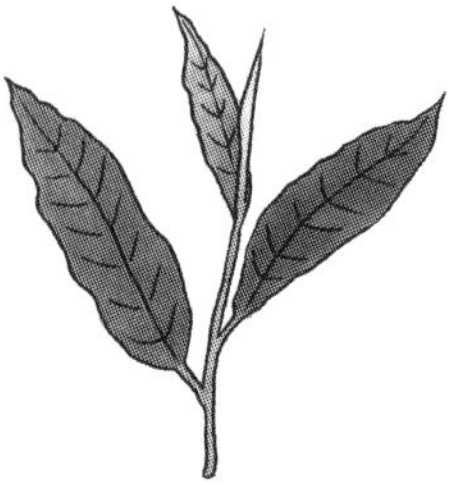

緑茶の浸出液はうま味や苦味、渋味が特徴的ですが、それらの味を担う特徴的な呈味成分が豊富に含まれています。うま味にはおもにテアニンというグルタミン酸誘導体が、苦味にはカフェインが重要な役割を果たしていますが、渋味はタンニンの茶カテキンによるところが大きいです。茶カテキンは緑茶の渋味だけでなく、健康機能の代名詞的存在になって久しいですが、今回は茶カテキンの多彩な機能性とそのメカニズムに迫ります。

## 緑茶の渋味はタンニン、おもなタンニンは茶カテキン！

緑茶にはタンニンが豊富だという印象があると思いますが、その含量は茶の種類によって大きく異なります（**表**）。たとえば、抹茶では100g中10gと多いですが、煎茶（広義）の浸出液100gでは玉露で最も多く230mg、煎茶（狭義）で70mg、玄米茶では10mgという含量です。市販のペットボトルの普通の緑茶でも30～40mg含まれています。ちなみに、発酵茶の浸出液100gの含量は、ウーロン茶で30mg、紅茶では100mgです。

緑茶のタンニンにはケルセチン配糖体なども少量含まれていますが、最も含量が多いのが茶カテキンで、約6～8割を占めます。生の茶葉に含まれる茶カテキンは、エピカテキンとその誘導体の全4つの化合物で構成されてお

**表　緑茶類のタンニン**（100gあたり）

| | |
|---|---|
| 抹茶 | 10.0 g |
| 玉露　浸出液 | 230 mg |
| せん茶　浸出液 | 70 mg |
| かまいり茶　浸出液 | 50 mg |
| 番茶　浸出液 | 30 mg |
| ほうじ茶　浸出液 | 40 mg |
| 玄米茶　浸出液 | 10 mg |

★ウーロン茶では30 mg、紅茶で100 mg（浸出液100gあたり）。
出典：「日本食品標準成分表2020年版（八訂）」（文部科学省）

り、エピカテキンより水酸基が1つ多いエピガロカテキンとそれぞれの没食子酸結合型のエピカテキンガレート（ECG）とエピガロカテキンガレート（EGCG）です。特にEGCGの含量が多く、茶カテキンの総重量の5～6割がEGCGです。ちなみに、加熱の工程によって茶カテキンの分解や構造変化が起こるため、煎茶（広義）の浸出液には構造の異なるカテキンも少量含まれています。

茶カテキンは少しの苦味を伴う渋味成分ですので、含量が多いと避けたくなる味です。しかし、適量であれば甘味のバランスをよくしたり、後味をすっきりさせたりするため、食後の一服や抹茶スイーツに活用されています。茶カテキンの中で渋味が強いのは、没食子酸結合型カテキン（ECG、EGCG）で、非結合型のエピカテキンやエピガロカテキンはそれほど強くありません。高温の湯で緑茶をいれると没食子酸結合型カテキンが多く抽出され、これらの没食子酸部分の反応性が高いため、渋味の強いお茶になります。

## 玉露が渋くないのはなぜ？

では、玉露の浸出液はタンニン全体の含量が煎茶（広義）の中で最も多いのに、それほど渋味を感じないのはなぜでしょうか？

前述の食品成分表のデータは、玉露を標準的な浸出方法（茶葉10gを60度のお湯60mLで2分30秒おいてからいれた場合）、つまり温和な条件で測定した値です。これまでの研究から、没食子酸結合型カテキンはより高温で抽出されやすく、低温では抽出されにくい性質が明らかとなっています。その一方で、非結合型カテキンの抽出効率は、うま味成分のアミノ酸と同様に、温度の違いで大きく変化しません。したがって、より低温でいれると、渋味の強い没食子酸結合型カテキンだけの抽出量が減り、ちょうどよい味のバランスになるといえます。水出しの玉露が重宝される理由もそのあたりにありそうです。

## 中でも没食子酸結合型に多彩な機能性！

没食子酸結合型を含む茶カテキンには、抗菌・殺菌作用、抗ウイルス作用、コレステロール低下作用、体脂肪低減作用など、さまざまな生理活性が知られています。たとえば、食中毒の原因は、細菌が産生した毒素と細菌自体の感染に大きく分けられます。茶カテキンは毒素と直接反応して、その毒性を消したり、細菌の細胞膜を破壊して殺菌作用を示したりすることで、食中毒予防に貢献できると考えられています。また、インフルエンザウイルスやコロナウイルス（COVID-19）に対しても、ウイルス粒子表面の感染にかかわる突起（スパイク）たんぱく質と反応することで、感染を防止できることがわかっています。

これらの作用の特徴として、茶カテキンとの直接的な化学反応が引き金となることがあげられます。ですので、他の分子との反応のしやすさから見ると、没食子酸結合型カテキンのほうが非結合型よりも強い作用を示すことは明らかですし、その強さの順序はEGCG＞ECG＞エピガロカテキン＞エピカテキンとなります。しかし、細菌やウイルスとつねに接触させることは不可能ですので、その現実性には疑問が残ります。

また、近年、茶カテキン量を強化した飲料が体脂肪や血中コレステロールが気になる人のための保健用途の表示ができる食品に応用されています。その作用メカニズムの一例として、中性脂肪の小腸での消化にかかわるリパーゼという酵素を阻害したり、胆汁酸の働きで作られ、脂質の消化・

吸収を助けるミセル（微粒子）へのコレステロールのとり込みを阻害することで、コレステロール吸収を抑制したりします。これらの作用も酵素やミセルと茶カテキンが直接的に相互作用する必要があるため、やはり没食子酸結合型カテキンの作用が強いです。以上のような理由から、茶カテキン含量の強化飲料では、すべての茶カテキンではなく、没食子酸結合型を重点的に増やすくふうがなされています。

## 緑茶のヒトでの有効性、今わかっていることは？

茶カテキンの長期的な摂取は、体内での脂肪代謝亢進《こうしん》による二酸化炭素の生成や食事誘発性熱産生が増加することが確認されており、ヒトでの体脂肪低減作用が現実的なものと考えられつつありますが、茶カテキンの摂取量と血中中性脂肪との関連についての報告では、現時点では有効性を認める結果と認めない結果の両方が存在しています。たとえば、茶カテキンによる体脂肪低減作用は年齢やボディマス指標によって、効き目に大きな差があること、若年齢ややせ形の人では効果が小さいことも知られていますので、積極的に利用するほどの科学的根拠は充分ではないといえるでしょう。

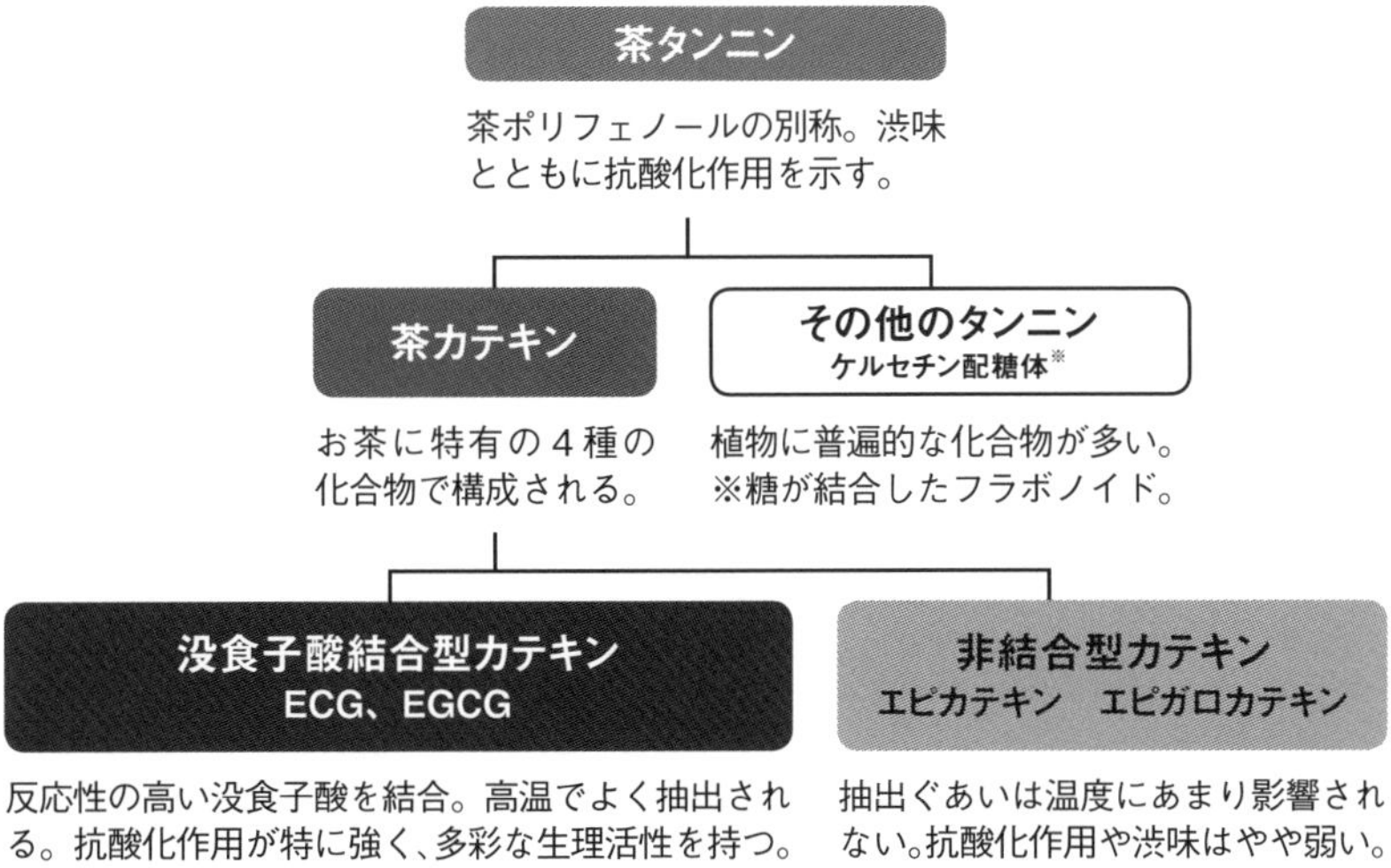
茶タンニン
茶ポリフェノールの別称。渋味とともに抗酸化作用を示す。
茶カテキン
お茶に特有の４種の化合物で構成される。
その他のタンニン
ケルセチン配糖体※
植物に普遍的な化合物が多い。※糖が結合したフラボノイド。
没食子酸結合型カテキン
ECG、EGCG
反応性の高い没食子酸を結合。高温でよく抽出される。抗酸化作用が特に強く、多彩な生理活性を持つ。
非結合型カテキン
エピカテキン　エピガロカテキン
抽出ぐあいは温度にあまり影響されない。抗酸化作用や渋味はやや弱い。

# コーヒー

Coffee

コーヒーを日常的に飲んでいる人は長生き!?

朝食とともに、仕事の合間の休憩の一服に、コース料理の最後に……。さまざまな場面で親しまれるコーヒーの魅力について、含まれる成分からひもときたいと思います。

## 機能性成分

### クロロゲン酸

コーヒーの健康機能とおいしさを支える

**登場成分**

- クロロゲン酸
- コーヒーオリゴ糖（マンノオリゴ糖）
- カフェイン
- コーヒー酸
- キナ酸
- フェルラ酸

コーヒーといえば

Cinema

### 『レナードの朝』

『レナードの朝』(1990年)はロバート・デ・ニーロとロビン・ウィリアムスが共演した映画としても有名ですが、嗜眠性（しみんせい）脳炎患者に新薬を投与し、その経過観察を記述した医師の著作を基に作られた物語です。神経疾患専門の病院に赴任したセイヤー医師は、多くの脳炎患者たちが、反射ではなく、意識を持って刺激に反応することに気づきます。そこで、セイヤーが重症患者のレナードに新薬を与え続けたところ、レナードは30年ぶりに目覚めます。

治療方針について理解を深めたい看護師のエレノアは、帰宅しようとするセイヤーをコーヒーに誘います。返事に困るセイヤーに、ではお茶でも、と聞き直しますが、予定があるからと断ります。このように人づき合いが苦手なセイヤーでしたが、レナードとの触れ合いによって、人の生命力の強さだけでなく、家族や友人のたいせつさに気づかされていきます。そして最後に、コーヒーがエレノアとの関係を深める重要なツールとして再び登場するのでした。

歴史

## コーヒー豆の原産はアフリカ

コーヒーはコーヒーノキの種子（コーヒー豆）を焙煎《ばいせん》して粉砕し、得られた粉末を熱水や冷水で抽出した飲み物です。コーヒーノキの栽培に適する赤道を中心とした帯状の地域はコーヒーベルトと呼ばれています。コーヒーノキの野生種もアフリカのコーヒーベルトに分布することから、原産地もこの周辺だと考えられています。コーヒーの三原種と呼ばれるアラビカ種はエチオピア、ロブスタ種はコンゴ、リベリカ種はリベリア周辺の西アフリカが原産とされています。

コーヒー豆に利用されるコーヒーノキはアラビカ種やカネフォーラ（ロブスタ）種などの栽培種です。中でも、アラビカ種を原種とした栽培品種が最も多く、現在生産されているコーヒー豆の約60％を占めるといわれています。アラビカ種は気候の変化や病害に対してデリケートですが、高品質で多収量な種です。また、自家受粉が可能で品種改良がしやすいだけでなく、環境や栽培方法によって風味が変わるため、現在でも栽培地域特有の新しい品種が作り続けられています。ちなみに、ブルーマウンテンやモカ、グァテマラなどのブランド名は栽培品種よりもむしろ、栽培地域の名前にちなんだものが多いです。

コーヒー豆の食用の歴史は古く、原産地のエチオピアでは生のコーヒー豆を煮て食べていたと考えられていますが、現在のような焙煎したコーヒー豆を抽出するコーヒーが成立した時代がいつかは正確にはわかっていません。コーヒー豆がアフリカからアラビア半島に伝わった後に、乾燥豆をすりつぶしてお湯で煮出したコーヒーの原型

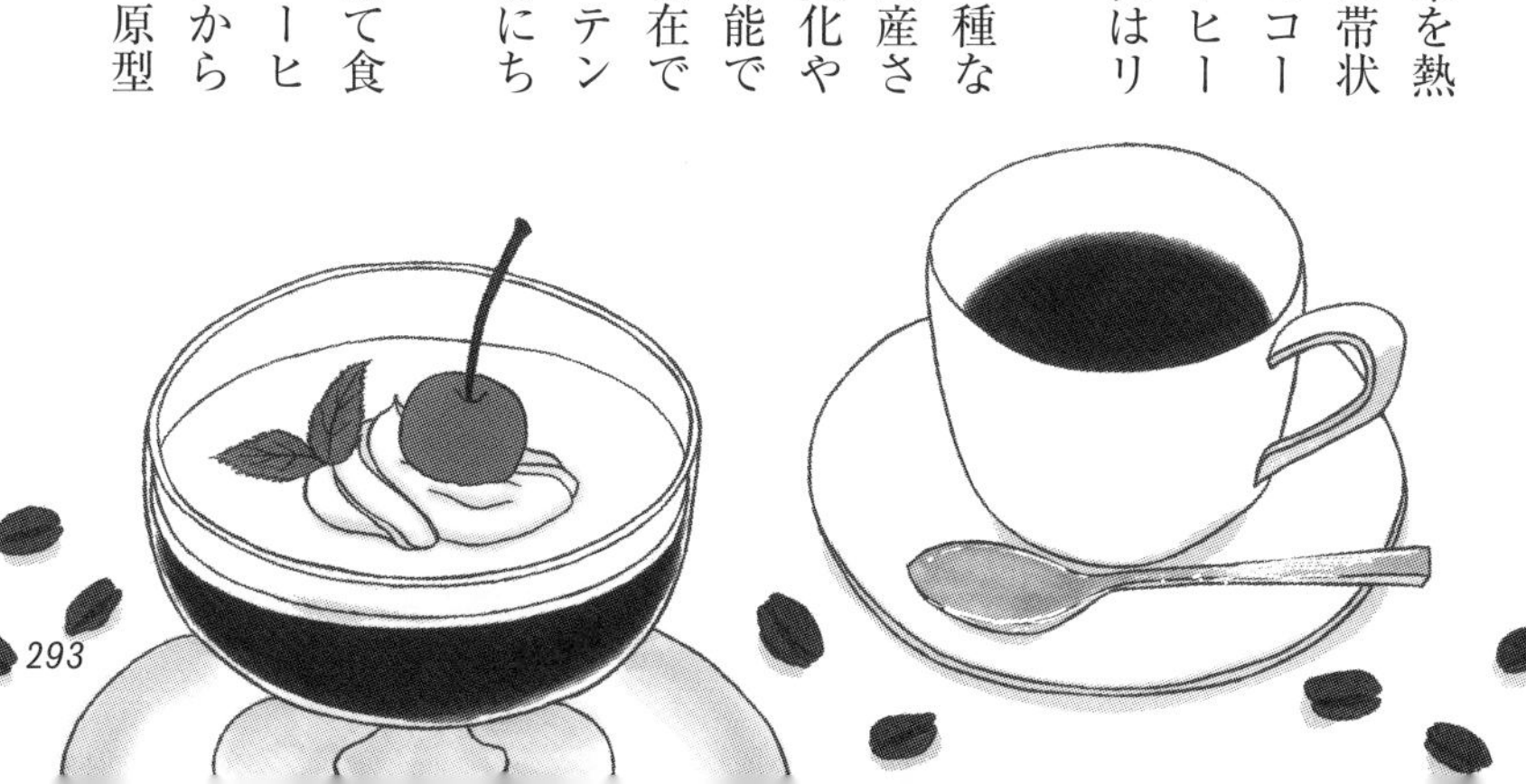

が成立したと考えられています。イスラム世界で広まる間に、香りや風味を変化させる加熱の方法やカフェインの薬理効果に理解が深まり、16～17世紀ごろまでには、人の手による栽培とともに焙煎の技術が成立したと考えられています。

その後、ヨーロッパではワインやビールの代わりに、水を加熱する衛生的な飲み物として普及し、コーヒーのいれ方の技術や器具が進化していきます。日本には明治時代になって本格的に輸入され、徐々に普及していきましたが、専門店でしか飲めない、よそ行きの飲み物でした。現在のように家庭でも親しまれるようになったきっかけは、高度経済成長期に普及したインスタントコーヒーと自動販売機の缶コーヒーの存在が大きいのではないでしょうか。

栄養成分

## 番茶や麦茶の浸出液と比べてみると…

コーヒー（浸出液）の栄養成分の特徴を、香ばしい風味が特徴の番茶や麦茶と比較してみました。浸出液では水分が99％前後になりますが、コーヒーは水分以外の成分量が最も多く、番茶の7倍、麦茶の4倍以上あり、炭水化物、たんぱく質、灰分が比較的多いのが特徴です。特にカリウムが麦茶の10倍多い一方、緑茶類に多いマンガンは番茶の6分の1程度です。水溶性ビタミンはすべて多いわけではなく、ナイアシンやビオチンは多いですが、葉酸はまったく含まれていません。

**コーヒーの栄養価**（100gあたり）
**番茶や麦茶との比較**

| | コーヒー 浸出液 | 番茶 浸出液 | 麦茶 浸出液 |
|---|---|---|---|
| エネルギー | 4 kcal | 0 kcal | 1 kcal |
| 利用可能炭水化物 | 0.8 g | 0.1 g | 0.3 g |
| たんぱく質 | (0.1 g) | 微量 | 微量 |
| 脂質 | (微量) | (0 g) | (0 g) |
| 灰分 | 0.2 g | 0.1 g | 微量 |
| カリウム | 65 mg | 32 mg | 6 mg |
| マンガン | 0.03 mg | 0.19 mg | 微量 |
| ナイアシン | 0.8 mg | 0.2 mg | 0 mg |
| ビオチン | 1.7 μg | - | 0.1 μg |
| 葉酸 | 0 μg | 7 μg | 0 μg |
| 水分 | 98.6 g | 99.8 g | 99.7 g |

出典：「日本食品標準成分表2020年版（八訂）」（文部科学省）
「-」は未測定、（　）つきは推計値を示す。

*the Secret of Functional ingredients*

# コーヒーの機能性成分 クロロゲン酸

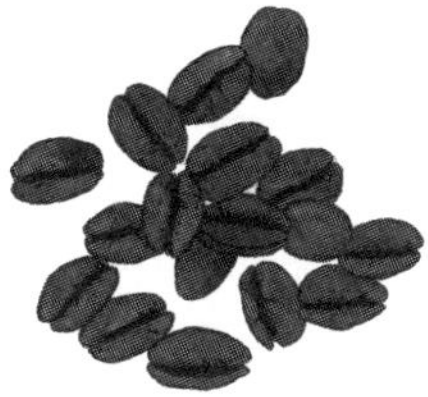

コーヒーに特徴的な成分として、クロロゲン酸などのポリフェノールやコーヒーオリゴ糖（マンノオリゴ糖）が含まれています。また、カフェインは利尿作用などの多彩な薬理作用を示します。このように機能性成分を多く含むコーヒーですので、健康に与える影響も長年研究されてきました。

## 主要な構成成分はコーヒー酸とキナ酸

## コーヒーの苦味にも寄与

クロロゲン酸は植物に普遍的に含まれるポリフェノールの一つです。ポリフェノールとしての構造や役割を担うフェノールカルボン酸（桂皮酸類縁体）とキナ酸がエステル結合した化合物の総称です。桂皮酸とその類縁体は芳香族アミノ酸のフェニルアラニンやチロシンから作られる植物の二次代謝産物です。植物は桂皮酸類を細胞壁の硬化や木質化にかかわるリグニンの原料として利用しています。クロロゲン酸を構成するフェノールカルボン酸としてはコーヒー酸がおもですが、一部フェルラ酸が含まれています。一方、キナ酸も水酸基を持つカルボン酸ですが、芳香（ベンゼン）環を持たないため、ポリフェノールではありません。キナ酸には水酸基が複数あるため、コーヒー酸やフェルラ酸の結合位置や個数が異なるクロロゲン酸が存在します。つまり、クロロゲン酸は構造の異なる複数の化合物の複合体といえます。

クロロゲン酸は最初に生のコーヒー豆から発見されましたが、新鮮重量の5～10％も含まれるといわれています。野菜や果物にも幅広く含まれますが、特にごぼう、なす、春菊、モロヘイヤなどに多く含まれています。[※1]クロロゲン酸自体は渋味が強いため、緑茶のカテキンのように、抽出時間が長すぎた場合の雑味として認識されています。

コーヒー豆を焙煎すると含まれる成分の多くが影響を受け、分解したり、ほかの成分と化学反応を起こしたりします。中でもクロロゲン酸は加熱によって最も大きく影響を受ける成分の一つです。

コーヒーに含まれる主要な苦味成分はカフェインというイメージが強いかもしれません。カフェインは生のコーヒー豆に豊富に含まれ、焙煎によってもあまり影響を受けませんし、熱水で抽出されやすい性質もあります。しかし、コーヒー豆を焙煎すると苦味がより強くなり、カフェインレスコーヒーでも充分に苦味があることから、カフェインは苦味を担う成分の一部にすぎないと考えられています。

一方、焙煎時に変化する成分に関する研究からは、クロロゲン酸の加熱物が焙煎したコーヒー独特の苦味に近い味を示すことが明らかになっています。糖やアミノ酸の加熱物も苦味を示しますが、コーヒーの苦味とは異なるようです。クロロゲン酸の加熱で生成する苦味成分として、クロロゲン酸ラクトン類やビニルカテコールオリゴマーが同定されています。[※2]

コーヒーの苦味成分の組成は単純ではなく、これら以外にも、クロロゲン酸と糖の反応で生成するフルフリルカテコール、糖とアミノ酸とのメイラード反応性で生成する褐色色素のメラノイジン、黒ビールやチョコレートにも含まれるジケトピペラジンなども寄与していることが知られています。また、クロロゲン酸は湿潤条件での加熱によってコーヒー酸とキナ酸に分解されます。これらは弱

※1農研機構・食品研究部門・機能性成分含有量データ（抜粋、2020年）参照。
※2旦部幸博『コーヒーの科学』講談社、p130-134、2016。

い酸味を示しますが、これらもバランスのよいコーヒーのおいしさを形づくる風味の一つとして寄与していると考えられています。

クロロゲン酸の機能性

## 脂肪代謝の亢進に期待

コーヒーは飲み物の中でもポリフェノールの含量が多く、同じ量の緑茶や紅茶と比べても、それらの2倍程度含まれているといわれています。つまり、コーヒーは日本人にとってもポリフェノール摂取源になる主要な飲料といえます。このような背景から、コーヒーポリフェノールの主成分であるクロロゲン酸には他のポリフェノールと同様の健康機能が期待されてきました。これまでの基礎研究から、抗酸化作用や抗肥満作用、認知機能や皮膚性状の改善作用などの多彩な生理活性が明らかになっています。特に、体脂肪の低減作用や血圧改善作用についてはヒトでの有効性が一部認められており、クロロゲン酸を有効成分とした保健用途表示や機能性表示が認められた食品も販売されています。体脂肪の低減作用は、脂肪の燃焼を亢進《こうしん》させる働きによるものと考えられています。一方、血圧調整のメカニズムについては、詳細が明らかになっていませんが、抗酸化作用の寄与が推察されています。

ただし、コーヒーポリフェノールの多量摂取による有害事象も報告されていますし、薬剤との相互作用の可能性も指摘されていますので、サプリメントのような摂取方法では注意が必要です。

## コーヒーの長期摂取は寿命を延長する⁉

最も興味深い疫学データは総死亡リスクを低下させる可能性です。また、2型糖尿病や肝臓がん、パーキンソン病などの疾患の発症リスクを低減させる可能性も示唆されています。その一方で、肺がんや膀胱《ぼうこう》がん、流死産などのリスクは逆に上昇させる可能性も指摘されています。これらの疫学データはコーヒーと疾患の発症との間の直接的な因果関係を明らかにしたのではなく、コーヒーを多く飲む人々のほうが少ない人々よりも疾患の発症率が低かった（高かった）という相関関係を表わしています。つまり、コーヒー自体が疾患の予防や発症にかかわるか否かについてはあくまでも「可能性」にとどまるものですし、どの成分が関与するかも想像の域を脱していません

また、コーヒーはおもにカフェインの薬理作用によって飲んで数分から数時間にかけて生体に影響が現われます。たとえば、中枢神経の興奮作用、骨格筋の運動亢進作用、血圧の上昇や利尿作用、胃液の分泌《ぶんぴつ》などです。これらの作用はよい側面だけでなく、悪い側面にもなりえます。また、過剰摂取が副作用にもつながります。

以上を考慮して、日常生活で嗜《たしな》む以上に、積極的にコーヒーを摂取するまでの科学的根拠はまだ不充分だと考えます。

### コーヒーも発酵食品⁉

コーヒーのおいしさには、嗅覚《きゅうかく》を刺激する香気成分も重要な役割を果たしています。コーヒーに含まれる香気成分は1,000種類以上ともいわれており、最もコーヒーらしい焙煎香の成分といわれる2–フルフリルチオールや甘い香りのバニリンが有名ですが、ワインのようなフルーティーで発酵感ある香りの成分も含まれています。これは、収穫されたコーヒーノキの果実からコーヒー豆をとり出す工程（精製の工程）で、乳酸菌や酵母などの働きによって発酵が起こり、香気成分やその原料が生成するからだと考えられています。高級なコーヒーで有名なコピ・ルアクはこの発酵工程をジャコウネコの腸内細菌叢が担っています。つまり、コーヒーも発酵食品の一つといえるでしょう。

かいつまみColumn

気になる！

# カフェインは体によい？

カフェインはプリン体の一つキサンチンを基本構造に持つ苦味成分で、名前はコーヒーから見つかったことにちなんでいます。飲料（浸出液）に含まれるカフェインの量は、レギュラーコーヒー（10g／熱湯150mL）で60mg／100mL、インスタントコーヒー（2g／熱湯140mL）で57mg／100mL、茶類では玉露（10g／60度の湯60mLに2.5分）で160mg／100mL、紅茶（5g／熱湯360mLに1.5～4分）で30mg／100mL、煎茶（10g／90度の湯430mLに1分）やウーロン茶（15g／90度の湯650mLに0.5分）で20mg／100mL含まれています[※]。一方、総合感冒薬や解熱鎮痛薬にも含まれており、この場合は医薬品の成分として扱われますが、おもに鎮痛薬の補助的な役割として利用されています。

コーヒーを飲んで数分から数時間にかけて出現する急性作用には、眠け覚ましや疲労感の回復、利尿作用などがあります。しかし、これらが強く出た場合に不快に感じることも多く、不眠やめまいの原因にもなります。

では、カフェインの長期的な摂取は健康にプラスなのでしょうか。疫学的研究からカフェインの継続的な摂取が発症リスクを下げると示唆される疾患には、2型糖尿病やパーキンソン病などがありますし、運動能力の向上にも寄与する可能性が指摘されています。これらの研究結果は摂取量とある特定の疾患の発症リスク低下との間に相関があったことを示しているだけです。その一方で、ある種の病気では発症リスクを上昇させる疑いもあります。また、代謝能力などの違いでカフェインの薬理作用や副作用の出方に個人差があることにも注意が必要です。ですので、カフェインを積極的に摂取すればおしなべて健康によいとはいいきれない、という歯切れの悪い結論になります。

※食品中のカフェイン、食品安全委員会ファクトシート、2018年改訂。

かいつまみ Column

気になる!

# お酒って結局、健康によい？

酒は発酵食品の祖ともいわれ、有史以前からの長い歴史を持ちます。飲用以外に、食品の保湿性や浸透性の改善、風味づけやにおい消しなど、食品の嗜好《しこう》性を改善する目的でも利用されています。また、酒は胃液の分泌《ぶんぴつ》を高めることで消化を助けたり、食欲を増進したりする働きもあります。しかし、酒が人にとってなくてはならない存在になったのは、以上のような食品化学的な側面だけでなく、直接ヒトの体に働きかける強い作用が最も大きな理由ではないでしょうか。それが中枢神経の抑制作用で、血流の改善や疲労の回復、コミュニケーションの活性化をもたらすなど、好ましい作用が知られています。また、お酒をまったく飲まない人よりも少し(適量)飲む人のほうが心疾患での死亡率が低いという疫学データもあります。

これに対して吉田兼好は『徒然草』で、「百薬の長なれど、よろづの病は酒よりこそ起これ」と書いており、すでに鎌倉時代には酒の好ましくない作用が指摘されていました。たとえば、強《し》いて酒を飲ませようとするアルコールハラスメントが横行しており、これをモラル的な問題として指摘していたり、過度の飲酒による身体運動機能や認知機能、感情制御の著しい低下について苦言が呈されていたりします。過剰な飲酒が与えるさまざまな社会的悪影響を万病のもとになると喩《たと》えているようですが、病は気からと同様に、精神的な不調がさまざまな病気につながる可能性を示唆しているようにも読めます。ですので、酒の健康への負の側面がこのころから懸念されていたといえるでしょう。

その一方で、酒は機能性成分の供給源としても近年注目を浴びつつあります。フランス人の心疾患リスクを赤ワインが下げている可能性を指摘した「フレンチ・パラドックス」は赤ワインとその機能性に関するさまざまな研究につながっていきました。レスベラトロールやアントシアニンなどのポリフェノールが赤ワインから同定され、心疾患のリスク低減に寄与する可能性が示唆されています。また、エタノール自体にも血中高密度リポたんぱく質（HDL）濃度を高める機能が明らかにされていましたが、フランス人にはエタノールよりもむしろワインポリフェノールによる抗血栓作用の寄与のほうが大きいと推察されました。一方、ビールやその原材料のホップに含まれる成分の機能性も明らかとなり、機能性表示食品のノンアルコールビールも市場に出まわりつつあります。

では、酒は本当に百薬の長なのでしょうか。少しのお酒を継続するほうが死亡率は低いのだから、正しいと思うかもしれませんが、少なくとも「百薬の長」ではありません。どんな医薬品であっても用法用量をまちがって使用すると効果がなくなるだけでなく、副作用を引き起こす可能性も高くなります。酒も飲み方をまちがうと同様ですが、医薬品と異なるのはよい作用も悪い作用も効き方に個人差が大きいことです。日本人の約半数は主要なエタノール代謝酵素のひとつ（ALDH2）の活性が低い遺伝子を持ち、酒酔いしやすいといわれます。中には、まったく活性がなく、お酒にまったく耐性のない人もいます。つまり、同じ日本人でも酒の量でまったく効き方が異なるわけです。その他、エタノールは少なからずカロリーもありますし、食欲を増進させるので、肥満のリスクを上昇させがちです。また、主要な代謝器官である肝臓に負担をかけますので、量が少なくても肝疾患のリスクを上昇させる要因と考えられています。酒の種類に関係なく、エタノールが体に最も影響を与える成分ですし、エタノールを代謝する能力も個人差があるので、積極的な飲酒が健康によいとはいえません。

酒の飲み過ぎに注意しながら、酒と相性の良い肴のおいしさを楽しみたいですね。

# 黒酢

Black vinegar

ほかの酢と異なる健康効果は？

食欲がないときでも、酸味のきいた料理なら食べやすいですね。酸味を演出する調味料の食酢は食欲増進だけでなく、疲労回復にもいいといわれます。中でも、黒酢は料理だけでなく、ドリンクやサプリメントとしても人気を集めています。

## 機能性成分

酢酸とアミノ酸・有機酸

血圧が気になる人への機能性成分は？

**登場成分**

| | |
|---|---|
| 酢酸 | コハク酸 |
| アミノ酸 | リンゴ酸 |
| 有機酸 | クエン酸 |

黒酢といえば

### 『大草原の「小さな家の料理の本」』

Book

『大草原の「小さな家の料理の本」』（1979年）は、バーバラ・M・ウォーカーが小説「小さな家」シリーズに出てくる料理をまとめたレシピ本です。

このシリーズの中でも「大草原の小さな家」はテレビドラマ化され、70～80年代に日本でも人気を博しました。この本では、料理のレシピだけでなく、アメリカの開拓時代の台所や調理道具、料理の保存方法などの暮らしの知恵も、物語の1シーンとともに描かれています。創意工夫と愛情にあふれた料理の数々ですが、その当時の暮らしのたいへんさもかいま見ることができます。

この本にも、食酢（りんご酢）を使った料理やお菓子が登場します。りんご酢も手作りで、現在のようなアップルサイダーを用いるのではなく、調理後に残るりんごの芯（しん）やシロップなどを集めて発酵させたものです。新鮮な果物が手に入りにくいため、レモンなどの果物の酸味をりんご酢で代用して作られるビネガーパイはどんなさわやかな味がしたのでしょうか。食酢が生地の粘りをよくすることにも、当時の人々は気づいて利用していたのだと思います。

分類

## 一般的な食酢と黒酢の違い

食酢とは、酢酸を主成分とする調味料ですが、日本農林規格（ＪＡＳ）の「食酢品質表示基準」で細かく分類・規定されています。食酢には、酢酸発酵による「醸造酢」と、氷酢酸や酢酸を水で希釈し、味をととのえた「合成酢」がありますが、家庭用の食酢はほぼ「醸造酢」です。食酢に調味料などを加えた「調味酢」は「加工酢」であり、食酢には分類されません。泡盛のもろみ粕《かす》が原料の「もろみ酢」も、酢酸発酵で作られていないので含まれません。

「醸造酢」は主要な原料によって、「穀物酢」と「果実酢」などに分けられます。「穀物酢」はさらに「米酢」「米黒酢」「大麦黒酢」などに細分化されます。いわゆる「穀物酢」は穀物を１種類以上使用したものですが、１種類の穀物のみを原料とした場合には「純○○酢」と表示できます。「米酢」は酢１Ｌを作るために使用される米の量が40ｇ以上のものです。一方、「米黒酢」は精白米ではなく、玄米のぬか層を完全にはとり除いていないものが使用され、小麦または大麦の添加だけが許されています。また、酢１Ｌに対して180ｇ以上の米を使用し、発酵や熟成によって褐色から黒褐色に着色したものを指します。「大麦黒酢」も「米黒酢」と同様で、大麦の使用量が180ｇ以上の醸造酢で、発酵や熟成により褐色から黒褐色に着色したものです。

人類最古の調味料といわれる食酢の歴史は古く、紀元前５０００年前には醸造されていた記録があります。日本にも、奈良時代より前には中国から酒とともに食酢の作り方が伝来していたと考えられていますが、現在のような米の醸造酢の製造は江戸時

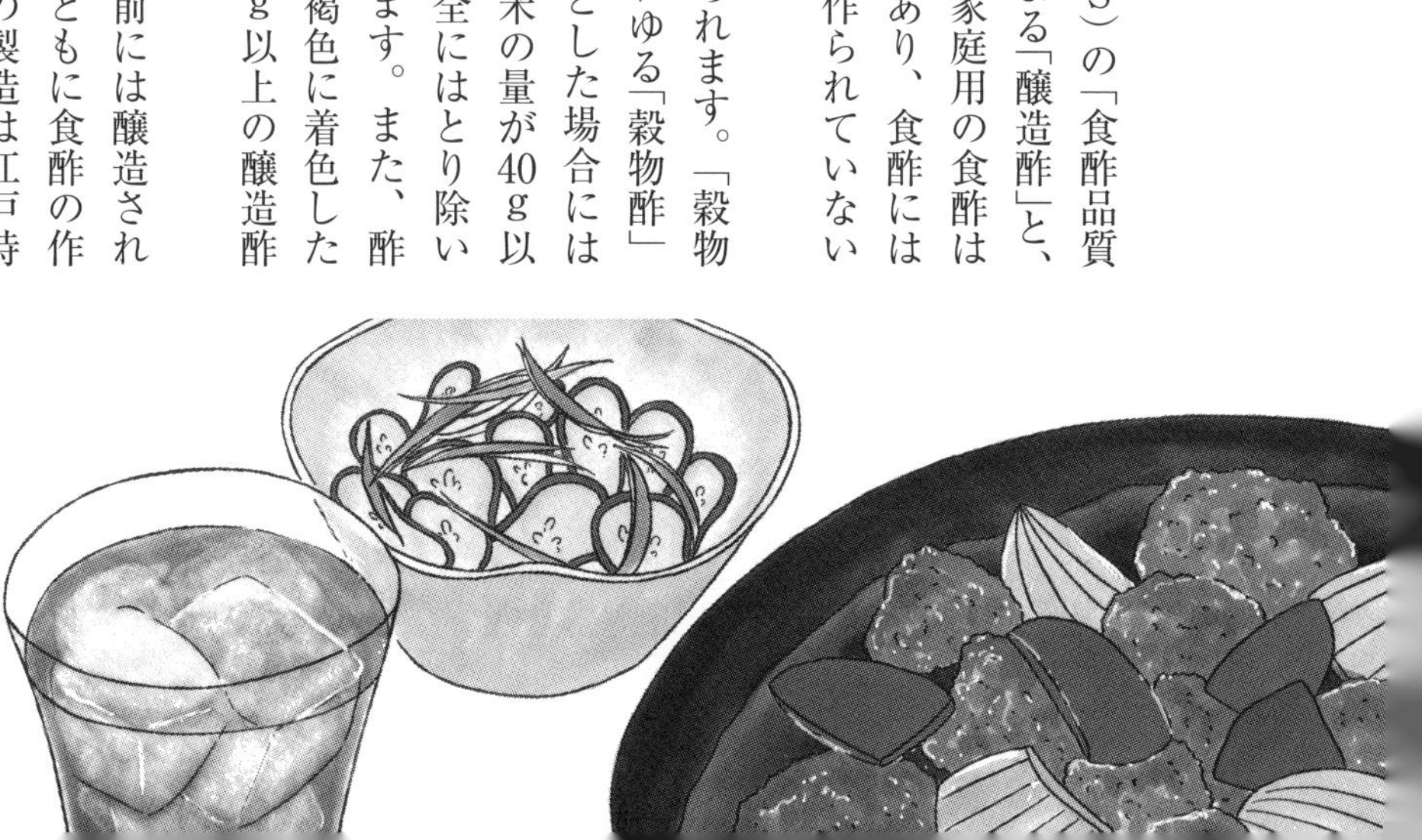

代後半に盛んになったようです。

日本の黒酢は、中国の黒酢(香醋《こうず》)とは原料や製法がまったく異なる別物で、日本独自に進化したもののようです。中国の香醋はもち米やとうもろこし、大麦などの穀物に加えて、もみ殻を入れて発酵させることで独特の黒色になりますが、長期熟成されたものが重宝されるところは日本の黒酢に似ています。一方、日本の黒酢がブランド化されたのは、鹿児島県霧島市福山で伝統的に作られていた、壺仕込みの玄米酢を「黒酢」と命名して販売したことが最初のようです。この黒酢は薩摩焼の黒い壺で1年以上長期発酵・熟成したものです。芳醇な香りやこく、角のないまろやかさが特徴的です。

## 栄養成分

### 米酢やりんご酢と比べてみると…

日本の黒酢の栄養成分の特徴を、米酢や飲料に比較的よく利用されているりんご酢と比較してみました。黒酢は水分以外の重さ(固形分や酢酸を含む)が最も多く、総重量の約15%を占めることに驚きました。脂質は含まれませんが、炭水化物とたんぱく質が米酢やりんご酢よりも多いのは、精白米ではなく、玄米や麦類を原料に用いていることが理由ですね。また、(ここでは載せていませんが)カリウムはりんご酢に及ばないものの、マグネシウムやリン、マンガンなどのミネラル、ビオチンやナイアシンなどのビタミンも、米酢やりんご酢よりも多く含まれています。

**黒酢の栄養価**(100gあたり)
**米酢やりんご酢との比較**

| | 黒酢 | 米酢 | りんご酢 |
|---|---|---|---|
| エネルギー | 54 kcal | 46 kcal | 26 kcal |
| 利用可能炭水化物 | 9.0 g | 7.4 g | 2.4 g |
| たんぱく質 | 1.0 g | 0.2 g | 0.1 g |
| 脂質 | 0 g | 0 g | 0 g |
| 灰分 | 0.2 g | 0.1 g | 0.2 g |
| マグネシウム | 21 mg | 6 mg | 4 mg |
| リン | 52 mg | 15 mg | 6 mg |
| マンガン | 0.55 mg | - | - |
| ビオチン | 1.0 μg | 0.4 μg | - |
| ナイアシン | 0.6 mg | 0.3 mg | 0.1 mg |
| 水分 | 85.7 g | 87.9 g | 92.6 g |

出典:「日本食品標準成分表2020年版(八訂)」(文部科学省)
「-」は未測定を示す。

the Secret of Functional ingredients

# 黒酢の機能性成分 酢酸 アミノ酸 有機酸

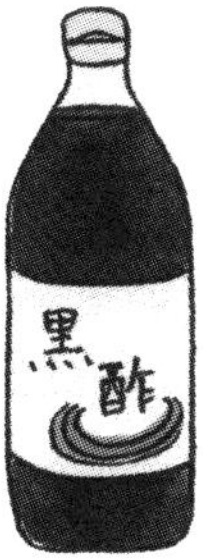


黒酢を含む食酢全体に共通して含まれる成分は酢酸ですが、酢酸自体にもさまざまな健康機能がこれまでに明らかにされています。そのほかに、アミノ酸や有機酸が含まれることが古くから知られていますが、これらは原料に大きな影響を受けますので、含まれる成分の種類や含有量は、食酢の種類によって異なります。黒酢は玄米や、精白度の低いぬか層や胚芽を残した米が原料で、たんぱく質を多く含むので、米酢に比べて酢酸の量はあまり変わりませんが、その他の有機酸やアミノ酸の量は多くなります。

## 酢酸

米酢と同様に含まれる

### 酸味のもとであり腐敗を遅らせる

酢酸には、酸味を加える調味料としての役割があります。調味料による酸味づけの意義には、油っこさを緩和したり、過剰な塩味や甘味を抑制したりする嗜好《しこう》性の改善や、唾液《だえき》の分泌《ぶんぴつ》を促進する作用があります。暑くなる時期に酸味のきいた料理が好まれるのも、この食欲を増進する役割が大きいですね。

食材を酸性にすることには、食品衛生や調理における重要な役割もあります。その一例として、静菌や殺菌作用によって、腐敗や食中毒の危険性を下げたり、ビタミンCの分解や変色を防止したりすることにも役立ちます。さらに、調理では、食材の軟化や肉と骨との分離促進のために利用されます。

## 血圧改善作用の分子機構が解明されつつある

酢酸の健康機能についても、基礎研究からこれまでにさまざまな生理活性が明らかにされています。具体的には、血圧や血流の改善作用、中性脂肪の代謝促進作用、骨の健康維持作用などです。これらの中で、血圧の改善作用が黒酢を含む一部製品に認められています。

血圧の改善作用については、詳細な分子機構研究が進められており、どのようにして酢酸が作用するのか、理解されつつあります。酢酸が細胞内にとり込まれて代謝される過程で、ATP※（アデノシン三リン酸）が分解されます。このとき、ATPの分解物であるAMP（アデノシン一リン酸）やアデノシンも生成します。AMPは血管内皮細胞に作用すると、血管拡張因子である一酸化窒素の産生を促すことが知られています。アデノシンも血管平滑筋のアデノシン受容体に作用して、平滑筋を弛緩《しかん》し、その結果、血管を拡張するといわれています。

## ヒトでの効果はまだ確証得られず

しかし、これらの応答が血圧降下に寄与することは、ヒトではまだ確証が得られていません。これらの応答は長く持続すると身体にとって危険なため、ごく短時間で消失します。また、コーヒー

※ほとんどの生物が糖質などの栄養素から代謝して作り出す高エネルギー分子で、このエネルギーを利用して生きている。

に含まれるカフェインなどは、このアデノシンの働きを阻害することが知られています。ですので、ヒトの血圧調節に酢酸がどの程度かかわっているのか、最終的な結論が得られるまで、さらなる研究が必要だと考えます。

## アミノ酸と有機酸

### 米酢より多く含まれる

### ほぼすべての種類のアミノ酸を含む

黒酢には米酢よりもアミノ酸や酢酸以外の有機酸が多く含まれることは、さまざまな研究から明らかにされています。しかし、黒酢でも製品によって各含有量の違いが大きく、米酢と同じレベルの含有量しかない黒酢もあることに注意が必要です。

実際、黒酢が発酵過程で着色するのも、アミノ酸が大きくかかわっていて、アミノ酸と糖との反応(メイラード反応)によって褐色の物質が生成します。この反応は非酵素的に、基質(アミノ酸)の量に依存して反応が進行するので、黒酢の色合いもアミノ酸含有量を反映しているといえます。アミノ酸はおもに玄米などのぬか層や胚芽に含まれるたんぱく質の分解によって生成しますので、黒酢にはほぼすべての種類のアミノ酸が含まれています。

一方、有機酸は、アルコール発酵の過程で生成する乳酸が黒酢には共通して含まれていますが、それ以外にはコハク酸やリンゴ酸が含まれています。柑橘《かんきつ》類や梅干しに特徴的なクエン酸は果実酢には豊富に含まれますが、黒酢にはほとんど含まれていないか、含まれていてもごく少量です。

## 血圧改善作用に寄与の可能性、しかし個別具体的には不明

食酢に含まれるアミノ酸や有機酸も、血圧改善作用に寄与しているものと考えられています。しかし、どのアミノ酸や有機酸がかかわっているのか、はっきりしていません。たとえば、血圧の上昇にかかわるアンジオテンシン変換酵素の活性を、黒酢を含む食酢が阻害することや、酢酸以外の成分がこの作用にかかわることがわかっていますが、どのアミノ酸や有機酸が重要なのかは不明なのです。

中国の香醋や穀物酢には、アミノ酸や有機酸が日本の食酢の10倍以上含まれるという報告もあります。しかし、どのアミノ酸や有機酸が健康に寄与するか明らかでない現状では、ほかの食酢の代わりにこれらを積極的に摂取するとよいとはいえません。香醋はアミノ酸や有機酸が多いことから香りや味が複雑で芳醇なので、純粋にそのおいしさを楽しむことに集中したほうがよさそうですね。

血圧が気になる人向けの機能表示が認められた食酢製品が市場に出ていますが、黒酢を含めたすべての食酢に同様の効果が期待できるわけではありません。ヒトの臨床試験においても、すべての研究で有効であるという結果が得られているわけではありません。

安全性についても、機能表示が認められた個別の製品でのみ確認されており、信頼できる情報がまだ不充分であるといえるでしょう。

### 黒酢は疲れをとれるのか？

激しい運動をすると筋肉に乳酸が蓄積することはご存じだと思います。筋肉の活動に必要なATPを作るために糖質が使われますが、激しい運動では酸素の供給が追いつかず、完全に分解されない糖質は乳酸に変換されるからです。なので、乳酸の蓄積は筋肉の痛みや疲れの原因だと長い間考えられてきました。黒酢を含む食酢は乳酸の分解を促進するので、疲労回復効果が期待できるともいわれています。はたして本当でしょうか？

ここには2つのうそがあります。まず、乳酸は疲労物質ではなく、運動から1時間もすれば元のレベルに戻ってしまいます。また、黒酢自体に乳酸が豊富に含まれており、酢酸による乳酸の分解促進作用もヒトでは証明されていません。ですので、疲労回復効果には科学的な裏づけがないといえるでしょう。

調味料・香辛料類

体を温める？ それとも冷やす？

# しょうが

Ginger

寒い日は、体を中から温めてくれる料理が恋しくなりますね。しょうがは体を温める作用があり、かぜの予防にも有効といわれます。その一方で、生のしょうがはさわやかな風味で、体を冷やす作用もあり、夏場には冷ややっこや冷やしめんの薬味としてよく見かけます。一見、相反するしょうがの作用ですが、その理由を成分から見ていきましょう。

機能性成分

## ジンゲロール

しょうがの辛味と健康機能を担う

**登場成分**

- ジンゲロール
- ショウガオール
- ジンゲロン
- ミョウガジアール

しょうがといえば

Book 『しょうがの味は熱い』

『しょうがの味は熱い』（2012年）は、最年少で芥川賞を受賞した綿矢りさの小説で、男女それぞれの視点から現代の同棲物語が描かれています。彼氏の絃（ゆずる）は仕事のプレッシャーに疲弊していますが、彼女の奈世はアルバイト生活で時間に余裕があるので、かいがいしく家事をこなし、彼氏に寄り添おうとします。しかし、２人の考え方の違いからすれ違いが生まれ、それが徐々に顕在化します。

夜中にふとんを抜け出し、しばらく肌寒い部屋で過ごした奈世は、体を温め直さないと眠れないと思いました。カモミールのティーバッグが入った茶わんに、沸かしたお湯を注いで、すりおろしたしょうがを砂糖といっしょに混ぜます。少しさまして飲んだお茶から、ほどよい清涼感と眠りを誘う甘い香りの中に、刺激的なしょうがの存在を確かに感じたのでした。このしょうがは「切り株のような」と描写されており、しばらく冷蔵庫に眠っていたようです。主人公たちの関係と同様に、清涼感と潤いが弱くなり、辛味が増しているように感じました。

歴史

## 古くから利用されてきたが詳細はなぞ

しょうがはショウガ科ショウガ属の多年草の一つで、和名ショウガの植物やその根茎を指します。しょうがの原産地はインドからマレー半島に至る南アジアだといわれていますが、原種が発見されていないため、具体的な場所は確定されていません。また、しょうがが、どのようにして栽培されるようになったかも不明です。

インドや中国では、紀元前にはすでに食用や薬用として重宝されていたという記録が残っています。しょうがの栽培には温かく多湿な気候が必要であるため、ヨーロッパや北アフリカでは栽培が進まず、幅広い普及は大航海時代を待たなくてはなりませんでした。日本にも比較的早くに伝わり、少なくとも2~3世紀ごろまでには中国から持ち込まれ、奈良時代から平安時代初めごろまでには、しょうがの栽培や利用が普及していたと考えられています。

種類

## 品種の多様性は限定的

しょうがは条件がそろえば花を咲かせることがありますが、栽培種は実をめったに作りませんし、できても種子を作らない不稔性《ふねんせい》と基本的には考えられています。塊茎を利用して繁殖されるため、交雑がなく、栽培品種の多様性は大きくありません。

ですので、しょうがは塊茎の大きさから、小、中、大とおおまかに分類されます。小しょうがには三州や金時、中しょうがには近江や房州などの品種があります。これ

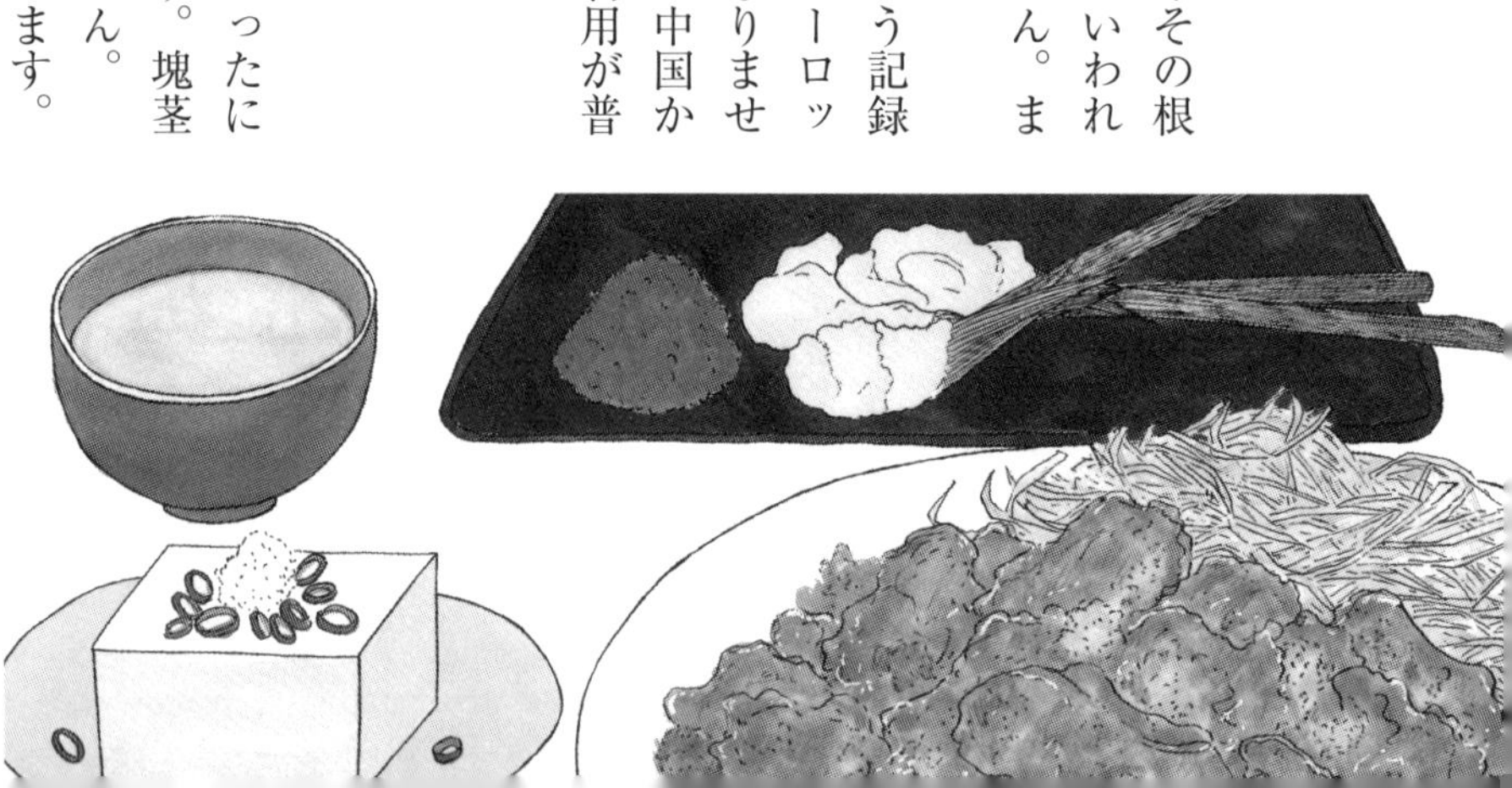

らの品種は、在来種から派生したもので、香りや辛味が強いことが特徴です。一方、大しょうがはマイルドな風味と多産が特徴で、現在は国内生産量の大部分を占めていますが、江戸時代以後に中国から渡来した別品種と考えられています。

しょうがは利用面からも名前が変わります。根しょうがは塊茎を食用とするしょうがの総称です。葉しょうがは、若い茎に葉がついた状態で出荷されるものです。初夏が旬で、新しい小さい根茎が生食に適しています。はじかみとも呼ばれる矢しょうがも葉しょうがの一種ですが、収穫前にだけ光を当てて茎が鮮やかな紅色に色づいたもので、やわらかく、和食のつけ合わせに重宝されています。

## 栄養成分

### 薬味に使われるみょうがやわさびと比べてみると…

しょうがの栄養成分の特徴を、薬味に使われるショウガ科のみょうがと、しょうがと同様にすりおろして使うわさびと比較してみました。しょうがの塊茎はわさびよりもかたくて、木質性の印象がありますが、水分含量は比較的多く、水分を除いた重量はわさびの3分の1程度しかありません。ですので、炭水化物をはじめほとんどの栄養素がわさびより少なく、β-カロテンに至っては、より水分の多いみょうがよりも少ないです。唯一、骨の形成や代謝酵素の補因子として重要なマンガンの含量が多いことがあげられますが、栄養成分については、それ以外にこれといって特徴がないといえます。

**しょうがの栄養価**（100gあたり）
**みょうがやわさびとの比較**

| | しょうが 根茎・皮なし・生 | みょうが 花穂・生 | わさび 根茎・生 |
|---|---|---|---|
| エネルギー | 28 kcal | 11 kcal | 89 kcal |
| 脂質 | (0.2 g) | 0.1 g | 0.2 g |
| たんぱく質 | 0.7 g | (0.7 g) | 5.6 g |
| 利用可能炭水化物 | 4.6 g | 0.7 g | 14.0 g |
| 食物繊維総量 | 2.1 g | 2.1 g | 4.4 g |
| カリウム | 270 mg | 210 mg | 500 mg |
| 鉄 | 0.5 mg | 0.5 mg | 0.8 mg |
| マンガン | 5.01 mg | 1.17 mg | 0.14 mg |
| β-カロテン | 4 μg | 27 μg | 7 μg |
| α-トコフェロール（ビタミンE） | 0.1 mg | 0.1 mg | 1.4 mg |
| ビタミンC | 2 mg | 2 mg | 75 mg |
| 水分 | 91.4 g | 95.6 g | 74.2 g |

出典：「日本食品標準成分表2020年版（八訂）」（文部科学省）
（　）つきは推計値を示す。

the Secret of Functional ingredients

# しょうがの機能性成分 ジンゲロール

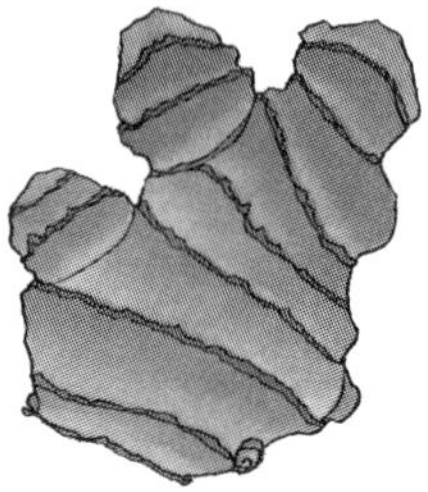

しょうがには味や香りにかかわる特有の成分が豊富に含まれており、その健康機能にも注目が集まっています。その根拠の一つとして、生のしょうがの生姜（しょうきょう）や皮をむいて蒸したしょうがを乾燥させた乾姜（かんきょう）が、解熱や健胃、鎮吐などを目的とした生薬《しょうやく》として、古くから利用されてきたことがあげられます。しょうが独特の風味を構成する主要な成分が、体を温める機能を持つ辛味成分と清涼感を生み出す精油成分です。主要な辛味成分のジンゲロールに焦点を当てました。

## 辛味成分は加熱でより辛くなる？

**加熱で成分が変化しますが、辛味が大きく増すことはありません。**

しょうがの辛味成分としてよく知られているのは、ジンゲロール（[6]-ジンゲロール）、ショウガオール（[6]-ショウガオール）、ジンゲロンの3つですが、ミョウガジアールといったジテルペンアルデヒド類などのさまざまな微量辛味成分も含まれていて、これらが協調して深みのあるしょうがの辛味を生み出しています。中でも、ジンゲロールとジンゲロンは、生や乾燥しただけの、未加工のしょうがに最も多く含まれています。ショウガオールとジンゲロールの分解によってできる成分で、しょうが中には通常、ショウガオールは平均してジンゲロールの10分の1程度しか含まれず、ジンゲロンに至ってはほとんど存在しません。ですので、しょうがの辛味を量的に担っている辛味成分はジンゲロールといえます。

この代表的な3つの成分はすべて、とうがらしの辛味成分であるカプサイシンと共通の構造（バニリル基）を持つため、すべて辛味を呈しますが、その強さが異なります。辛さを比較すると、最も辛いのがショウガオールで、ジンゲロールの約2倍の辛さですが、カプサイシンの100分の1程度です。しょうがにはジンゲロールやショウガオールの構造類縁体（炭素数が多い［8］-ジンゲロール、［10］-ジンゲロール、［8］-ショウガオールなど）も少量含まれていますが、これらの類縁体やジンゲロンは、ジンゲロールやショウガオールほど辛くはありません。

調理中にしょうがを加熱するとショウガオールの量が増加し、同時にジンゲロールの量が減少することが実験的に観察されています。また、しょうがから精油を得るさいの蒸留の過程で、ショウガオールやジンゲロンがジンゲロールから生成することも知られています。ただし、辛味成分は揮発性ではないので、蒸留されずに残渣《ざんさ》に残り、精油にはほとんど含まれません。

しょうがを加熱すると辛味が増すという情報が巷《ちまた》に流れていますが、ショウガオールが増えても元のジンゲロールよりも多くはならず、ショウガオールが増える量よりもジンゲロールの減少量のほうが多いので、加熱調理しても辛味が大きく増すことはありません。

## 体を温める作用と冷やす作用の両方があるのはなぜ？

### 継続した体温上昇は体に危険なので抑制する機構が働くからです。

辛味とは補助味で、味覚神経ではなく、体性感覚神経を介して脳に伝えられますが、ジンゲロールが刺激するのはカプサイシンと同じく痛覚や高い温度（43度以上）の受容体（TRPV1）です。このTRPV1のVはバニリル基を持つ化合物の総称バニロイド（vanilloid）にちなんでいます。ジンゲロールはカプサイシンと同様に交感神経系を刺激し、副腎《ふくじん》からのアドレナリン分泌《ぶんぴつ》を一時的に促進します。このアドレナリンが、運動器官の活性化や心拍数の上昇によって血液供給を増やし、体温の上昇を促します。この作用を基にして、寒い季節や冷房条件下において指先などの体温を維持する機能性を表示したしょうがの加工食品が市場に出まわりつつあります。

一方、スパイスやハーブは古来、体を温める作用と熱をさます作用の両方を示すことが知られてきました。たとえば、とうがらしのカプサイシンでは熱産生（体内の温度上昇）と熱放散（体の表層での温度上昇）が同時に起こることが観察されます。熱産生は体を中から温める作用ですが、熱放散は体の外側に熱を放射することや発汗と汗の蒸発によって、体を冷やす作用です。この二面的な作用にはTRPV1が重要な役割を担っているため、しょうがのジンゲロールにも熱産生と熱放散の両方の作用があると考えられています。一見、熱産生と熱放散は逆の作用のように見えますが、もともと体に危険な高い温度を継続的に受容すると、脳は危険だと察知して、体温バランスをとるために体の熱をさます方向に体温調節を働かせます。つまり、辛味成分の体を温める作用は一過性のものであるといえます。また、夏の暑いときに食べたくなるのも、精油成分の清涼感もありますが、熱放散による体温調節も少なからず貢献していると考えられます。

ジンゲロールの薬理作用には熱産生以外にも、抗炎症作用とともに解熱や鎮痛作用があります。熱産生とは反対の機能のように見えますが、先述の辛味成分による体温調節機構によるものではありません。ジンゲロールは非ステロイド性抗炎症薬のアスピリンとも類似した構造を持ち、同様の作用を示します。具体的には、炎症を起こしたり痛みを増強したりする物質のプロスタグランジンE$_2$（PGE$_2$）の合成酵素（シクロオキシゲナーゼ）を阻害することで、解熱や鎮痛、抗炎症作用を発揮します。これを期待して、かぜの症状緩和のためにしょうがが生薬や民間療法で古くから使われてきたのです。つまり、ジンゲロールは、辛味とは別の機構でも、余分な熱をとってくれるといえます。

これまでの食経験から、しょうがやその辛味成分であるジンゲロールは、日常的に摂取する範囲であれば安全性に問題はありませんが、多量摂取すると、胸焼けや下痢、口やのどの刺激感などの有害事象が発生する可能性があることに注意が必要です。また、ヒトでの有効性についても、しょうがの辛味や薬理作用はマイルドで、一過性であること、臨床研究例自体の数が少ないことなどから、現時点では医薬品の代わりに積極的に利用するほどの科学的根拠はまだ充分ではないといえるでしょう。

## 精油成分の清涼感のメカニズムが解明

しょうがには1～3% 程度の精油が含まれ、食材のにおい消しや食欲増進のための香りづけとして利用されてきました。主要な成分として、ショウガ科共通に含まれるジンギベレンをはじめ、ネラール、ゲラニアール、ゲラニオール、ユーカリプトール（1,8- シネオール）などが含まれています。ネラール、ゲラニアールはレモングラスの精油に含まれるレモンのさわやかな香りで、ゲラニオールはバラのようなフローラルな香りです。
ユーカリプトールは樟脳に似たスッキリとした香りで、しょうがのさわやかさを担う成分ですが、最近、この成分が冷涼な温度（25～28℃）の受容体 TRPM8 を刺激することで、快適な清涼感を与えていることや体内での熱産生を誘導することがわかってきています。辛味成分とはまったく反対の体温調節作用を示すのがおもしろいですね。

# 調味料・香辛料類

疲労回復や滋養強壮だけじゃない!?

# にんにく

Garlic

肉や魚特有の臭みをとるだけでなく、食欲をかきたてる風味を加えることで、スタミナをつけたいときに料理に使いたくなる、にんにく。疲労回復や滋養強壮に役立つイメージはどこからくるのか、探ってみましょう。

## 機能性成分

**アリシン**などの**含硫化合物**

スタミナのイメージにつながる成分

**登場成分**

- アリシン
- アリイン
- フルクタン
- レクチン
- サポニン
- セレノシステイン
- ジアリルジスルフィド

にんにくといえば

Cinema

## 『ゴッドファーザー』

『ゴッドファーザー』（1972年）は、アメリカのイタリア系マフィアの世界を克明に描いた小説を、フランシス・コッポラ監督が映画化した壮大な家族ドラマ作品です。移民という身分から一代で組織を最大勢力に拡大させた一家の父であるヴィトーと三男のマイケルを中心に物語は進みます。堅気のマイケルは、父の襲撃事件や続けて起こる抗争に巻き込まれていく中で、裏社会で生きる決意をします。

イタリア人は家族との食事の時間を非常にたいせつにしますが、この一家も例外ではありません。あるとき、最古参の幹部であるクレメンザがマイケルに、「今後大人数の食事を準備しないといけなくなるかもしれないから」と、スパゲティウィズミートボールの作り方を教えます。最初に、少量のオイルでにんにくをいためて香り（食欲）を強めることや、ワイン（酸味）と砂糖（甘味）が隠し味であることを伝えますが、組織でのふるまい方を暗に諭しているようにも感じました。

### 歴史

## 原種が見当たらず原産地は不明

にんにくはヒガンバナ科ネギ属の多年草の一つで、球根の中のりん茎や茎が食材として利用されています。独特の風味のある野菜が多いネギ属ですが、属名の*Allium*はにんにくのラテン語名に由来し、にんにくの種名を表わす*sativum*はラテン語で「栽培」を意味しており、古くから栽培されてきたネギ属の代表的な作物であることが学名からもうかがえます。

にんにくは原種が見当たらないため、正確な原産地は不明ですが、栽培品種の遺伝学的研究からは、原産地は中央アジアであるという説が有力とされています。その理由として、花を咲かせて種子を形成し、その種子で繁殖する稔性《ねんせい》品種が中央アジアに多く存在しますが、世界じゅうの多くの品種は不稔性であることや、中央アジアの稔性品種の中に、ロシア系品種とアジア系の別品種の遺伝的特徴をそれぞれ持つものが、別々に存在することなどがあげられます。つまり、もともとにんにくは種子を形成する能力を持ちましたが、環境変化に適応しながら伝播する過程でそれを徐々に失ってしまったのかもしれません。

にんにくは、紀元前３０００年ごろまでにはすでに古代エジプトで栽培や利用が行なわれており、ピラミッドの建設に携わった労働者に支給されていたといわれています。日本でも平安時代中期の薬物書『本草和名《ほんぞうわみょう》』に栽培が記録されており、このころまでには中国から伝わっていたようですが、禅宗では、にんにくの刺激や食欲増進効果が煩悩を増すため、食べることが禁じられました。このことから、にんにくが日本で

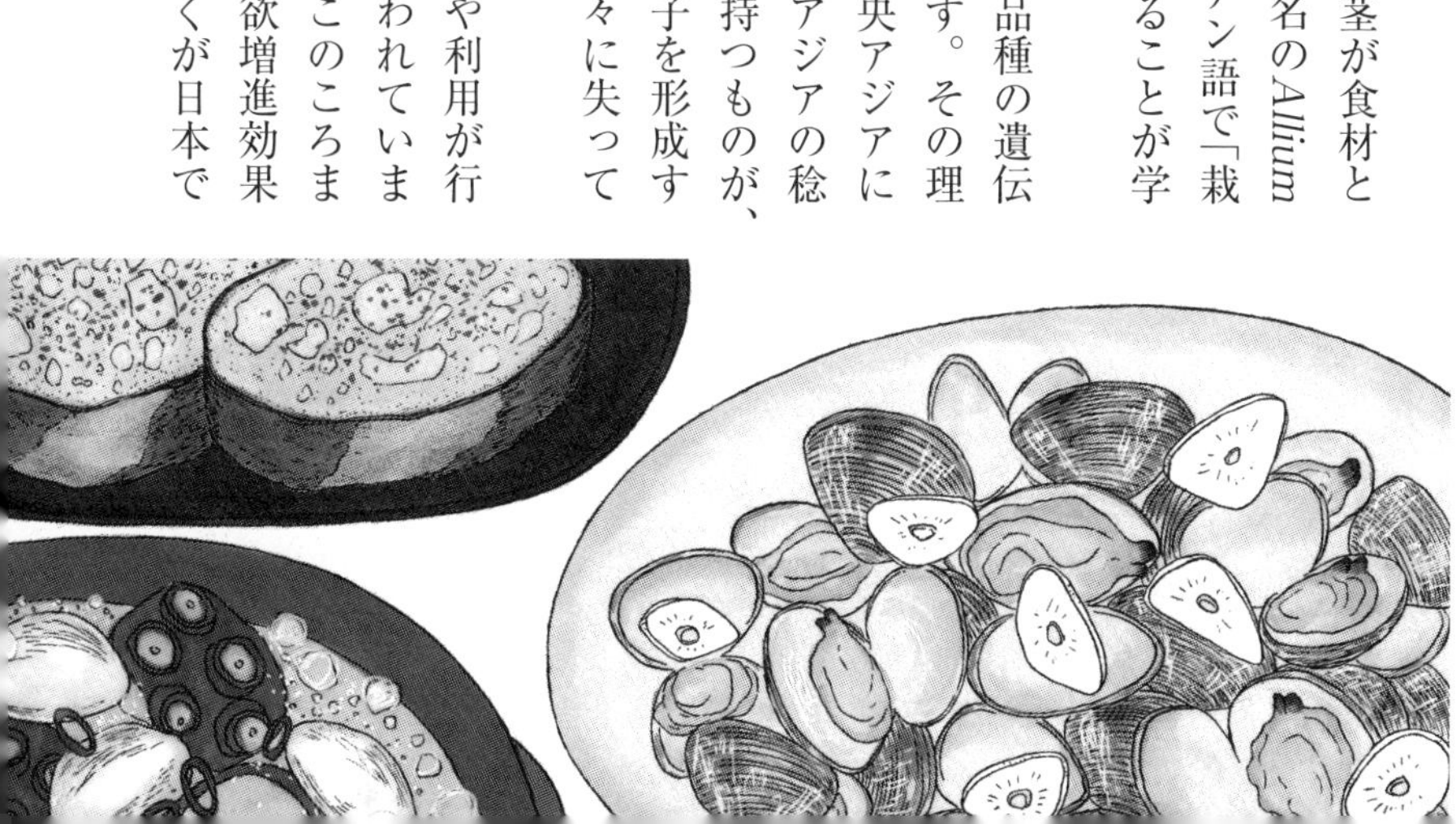

長らく普及せず、本格的に生産・利用されるようになるには食の西洋化や多様化が進む戦後まで待たなければなりませんでした。

にんにくの繁殖にはりん茎が利用されるため、品種改良は容易ではありませんが、原種は稔性であった可能性が高く、栽培の歴史も非常に長いため、現在ではさまざまな気候風土に適応した数多くの品種があり、世界各国で栽培されています。現在、最も生産量の多い国は中国で、世界市場では約80％のシェアを占めています。一方、日本では青森県の生産量が最も多く、国内総生産量の約3分の2を担っています。

**栄養成分**

## 同じネギ属の玉ねぎやらっきょうと比べてみると…

にんにくの栄養成分の特徴を、香味野菜であるネギ属の玉ねぎやらっきょうと比較してみました。にんにくのりん茎は水分含量が比較的少ないため、脂質、たんぱく質、ミネラル、そしてエネルギー量が多いのが特徴ですが、食物繊維はらっきょうには及びません。ミネラルではカリウム、リン、鉄、銅が玉ねぎやらっきょうよりも多いですし、ビタミンでもビタミン$B_1$、ビタミン$B_6$、葉酸の含量が優れています。ビタミン$B_1$は豚肉などの動物性食品ほど多くは含まれていませんが、ビタミン$B_6$はすべての食品の中でも有数であることをつけ加えておきます。

**にんにくの栄養価**（100gあたり）
**玉ねぎやらっきょうとの比較**

| | にんにく りん茎・生 | たまねぎ りん茎・生 | らっきょう りん茎・生 |
|---|---|---|---|
| エネルギー | 129 kcal | 33 kcal | 83 kcal |
| 脂質 | 0.5 g | 微量 | (0.1 g) |
| たんぱく質 | 4.0 g | 0.7 g | 0.9 g |
| 利用可能炭水化物 | 24.1 g | 6.9 g | 9.2 g |
| 食物繊維総量 | 6.2 g | 1.5 g | 20.7 g |
| カリウム | 510 mg | 150 mg | 230 mg |
| リン | 160 mg | 31 mg | 35 mg |
| 鉄 | 0.8 mg | 0.3 mg | 0.5 mg |
| 銅 | 0.16 mg | 0.05 mg | 0.06 mg |
| ビタミン$B_1$ | 0.19 mg | 0.04 mg | 0.07 mg |
| ビタミン$B_6$ | 1.53 mg | 0.14 mg | 0.12 mg |
| 葉酸 | 93 μg | 15 μg | 29 μg |
| 水分 | 63.9 g | 90.1 g | 68.3 g |

出典：「日本食品標準成分表2020年版（八訂）」（文部科学省）
（　）つきは推計値を示す。

the Secret of Functional ingredients

# にんにくの機能性成分 アリシンとその関連含硫化合物

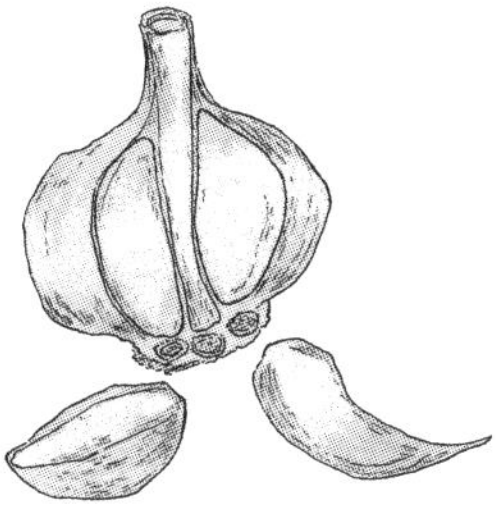

## にんにくの辛味成分とその代謝物

にんにくは多種多様な機能性成分を有し、水溶性食物繊維（フルクタン）、糖たんぱく質（レクチン）、植物ステロール配糖体（サポニン）、必須微量金属元素のセレニウムを含む有機セレン化合物（セレノシステインなど）などが含まれています。これらに加えて、その嗜好《しこう》的機能や健康機能に注目が集まって久しいのが、硫黄を含む含硫化合物です。生のにんにくの辛味や強烈な香り、刺激性だけでなく、加工や調理でこれらが変化する過程にも、この含硫化合物が重要な役割を果たしています。

## 生にんにくの辛さや刺激の正体は？

生のにんにくの嗜好的な特徴に大きな役割を果たしているのがアリシンという化合物です。アリシンはにんにくにもともと存在しているわけではなく、アリインというアミノ酸誘導体が前駆体として含まれています。これ自体は水溶性で揮発しませんので、臭くありません。しかし、にんにくを刻んだり、すりおろしたりすると、アリインの貯蔵場所とは異なる細胞に局在する分解酵素（アリイナーゼ）とアリインが出合い、そこで初めて分解反応が起こって、辛味と刺激臭のたいへん強いアリシンが生成します。

アリシンはほかの物質との反応性が高く、分解もしやすいため、長時間そのままの状態を保っていられません。この高い反応性は抗菌作用や酵素阻害活性にも寄与しますが、外敵だけでなくにんにく自体にも傷害を与えてしまいます。ですので、にんにくが外敵から攻撃されたときだけアリシンが作り出せるように、アリインとアリイナーゼを別の場所に蓄えるようになったと考えられています。

## 調理で辛味や刺激が弱くなるのはなぜ？

そんな刺激的な性質を持つアリシンですが、にんにくを充分に加熱すると辛味や刺激が弱くなるのは、酵素が失活してアリシンの生成が抑制されることと、生成したアリシンの分解も進むからです。このアリシンの分解ではジアリルジスルフィドなどの別の含硫化合物が生成しますが、生にんにくではなく、にんにくを使った料理や加工品の独特の香りといえる成分です。

これらはアリシンとは異なり、辛味や刺激性はアリシンよりもいくぶんマイルドになります。また、生のにんにくを肉の臭み消しに利用すると辛味や臭気を感じにくくなるのも、肉のたんぱく質と速やかに反応して捕捉されてしまったり、この臭み消しの工程中に分解したりするからです。ちなみに、アリシンもジアリルジスルフィドも、とうがらしのカプサイシンとは異なり、高い温度と痛みの受容体（ＴＲＰＶ１）は活性化せず、わさびの辛味成分などと同じように別の受容体ＴＲＰＡ１を活性化することで辛味を感知すると考えられています。

## 疲労回復にアリシンが効く？

疲労回復にはにんにくだけでなく、ビタミン$B_1$の補給も重要なので、「豚肉がよい」という情報を目にしているかたも多いと思いますが、これらの疲労回復効果に関する科学的根拠は不充分です。にんにくに多く含まれ、アミノ酸や神経伝達物質の代謝に関与するビタミン$B_6$や、糖や脂肪酸の代謝に重要で、欠乏すると脚気《かっけ》になるビタミン$B_1$のイメージだけが先行したのでしょう。その一方で、ビタミン$B_1$製剤の注射が一部でにんにく注射と呼ばれるように、にんにくとビタミン$B_1$を結びつける要因がほかにもありそうです。

古くから生のわらびやぜんまい、淡水魚の内臓などがビタミン$B_1$を分解し、中毒症状の原因になることが知られていましたが、にんにくも試験管内でビタミン$B_1$を分解することが1950年代初めに発見されました。続いて、ビタミン$B_1$ににんにくを作用させたものを実験動物に摂取させたところ、予想に反してビタミン$B_1$だけを摂取したときよりもビタミン$B_1$の尿中排出量が顕著に増え、にんにくにビタミン$B_1$の吸収を高める可能性が示されました。

その後の研究から、にんにくによってビタミン$B_1$が分解されたわけではなく、吸収性の高い別の物質(アリチアミン)に変換され、吸収後に体内でビタミン$B_1$に分解されて戻ることがわかったのです。さらに、このアリチアミンはビタミン$B_1$とアリシンの反応によってできることや、脂溶性が高まるため腸管からの吸収がよくなること、そしてにんにくは豚肉のビタミン$B_1$の吸収を高めることも明らかにされています。

この一連の発見こそが、にんにくとビタミン$B_1$を切っても切れない関係にした大きな要因といえます。現在でもアリチアミンから派生したビタミン$B_1$誘導体がビタミン$B_1$製剤に利用されていますが、疲労回復にビタミン$B_1$やにんにくが有効だという科学的根拠は、充分ではないことを再度強調しておきます。

## 健康機能と安全性は？

生にんにくのアリシンは非常に不安定であるため、それ自体の機能性はあまり検討されてきませんでしたが、含硫化合物の健康機能は古くから基礎研究が行なわれてきました。たとえば、抗菌性や抗がん作用、血液凝固の阻害作用や血圧調節作用など、さまざまな生理活性が明らかにされています。また、にんにく粉末の摂取が、高血圧や高コレステロール血症、糖尿病に有効であることを示唆する疫学研究も一部で報告されており、今後の研究の進展が期待されます。

安全性については、適切に摂取すれば問題ありませんが、アリシンの刺激性が強いため、生にんにくの多量の摂取により、胃腸障害や吐きけ、腹痛、アレルギー反応などを引き起こしたという有害事象が報告されています。また、その他の含硫化合物にも、医薬品との相互作用により、過度の低血糖、低血圧、血液凝固の阻害が起こる可能性も指摘されており、注意が必要です。

## 加熱調理や加工で生まれる成分
## 風味づけや抗酸化への利用に期待！

加熱調理したにんにくには、化学変化によって香りや味の成分が生まれます。アリシンの熱分解でも、ジアリルジスルフィドやジアリルトリスルフィドなどのスルフィド類ができます。基礎研究からは血液凝固阻害作用や抗がん作用に加えて、解毒亢進《こうしん》作用や抗酸化作用が明らかにされ、これらの多彩な生理活性からもスルフィド類はにんにくを代表する化合物として認められています。

一方、すりつぶしたにんにくを食用油と混合し、室温で保存することで作ったガーリックオイルには、熱による分解反応では生成しないビニルジチインやアホエンという含硫化合物ができます。これらは臭みがなく、強力な抗酸化作用を示すことから、機能性成分としての潜在能力に注目が集まりつつあります。

調味料・香辛料類

刺激の強いほど効果あり？

# とうがらし

Chili pepper

辛味成分はアクセントとして料理のおいしさを広げるだけでなく、食欲を増進させたり、新陳代謝を高めたりする効果が期待されています。辛味成分を含む代表的な香味野菜であり、調味料としても欠かせない、とうがらしに焦点を当てます。

機能性成分

## カプサイシン

とうがらし特有の辛味成分

登場成分

カプサイシン
ジヒドロカプサイシン

とうがらしといえば

Cinema

### 『大統領の料理人』

『大統領の料理人』（2012年）は女性シェフの伝記映画で、1980年代にフランス大統領に仕えたダニエル・デルプシュをモデルにしています。主人公は大統領官邸史上初の女性専属料理人で、素朴でてらいのないフランス家庭料理を好む大統領から高い評価を得ていきます。しかし、大統領の健康問題や経費削減を理由に自分の思うとおりに料理させてもらえなくなり、自分を受け入れてくれない官邸の人々にも徐々に疲れていきます。

主人公が厨房でひとり、悩んでいるところに大統領がやってきます。大統領は主人公の手料理に舌鼓を打ちながら、「自分自身も同じように苦境にある、しかし、苦境は人生のとうがらしである」とひとり言のようにつぶやきます。

辛味調味料は料理のおいしさを最高に引き立たせ、味わいを豊かにしてくれるものだと伝えることで主人公を慰めようとしているのですが、分量をまちがえると料理がだいなしになりますよね。それにとうがらしの辛味は後を引き、だんだん辛いものがほしくなりますから、激辛料理が癖になるように苦境ばかりになったら大統領はどう言い訳するのだろう。などと考えてしまう私はひねくれ者でしょうか。

歴史

## コロンブスがこしょうと勘違いして名づける

とうがらしはナス科トウガラシ属に属する植物で、その果実だけでなく、乾燥して作られた香辛料の呼び名でもありますが、ハバネロなどのほかのトウガラシ属植物を含めて総称するさいにも使われます（広義のとうがらし）。また、辛味のないピーマン、パプリカ、ししとうはトウガラシと同じ種名（園芸品種名のみ異なる）ですが、ここではいわゆるトウガラシ（園芸品種名）を中心にとり上げます。

とうがらしは中南米が原産と考えられており、ペルーやメキシコでは紀元前6000年ごろまでにはすでに利用されていたといわれています。それに比べて、ヨーロッパへの伝来は比較的新しく、コロンブスが15世紀末に西インド諸島からスペインに持ち帰ったのが最初とされています。コロンブスはとうがらしをこしょうとまちがえて伝えましたが、これが現在でもとうがらしやピーマンの英語名にこしょうのpepperが使われている理由のようです。

とうがらしは乾燥に強いことから栽培がしやすいだけでなく、乾燥した果実は長期保存が可能で、調味料や虫よけ、生薬《しょうやく》など、幅広く利用できます。その長所から、大航海時代にはこしょうにかわる商品として世界じゅうに素早く伝播しました。日本にも早く伝わり、16世紀には南蛮貿易を介して伝来したと考えられています。また、江戸時代中期には多様な形や大きさのとうがらしが流通していることを示す文献があり、日本にも短期間で定着したことがうかがい知れます。江戸時代の産地としては、江戸の内藤新宿や京都の伏見が有名でしたが、これは七味とうがらしと密接な関係があり

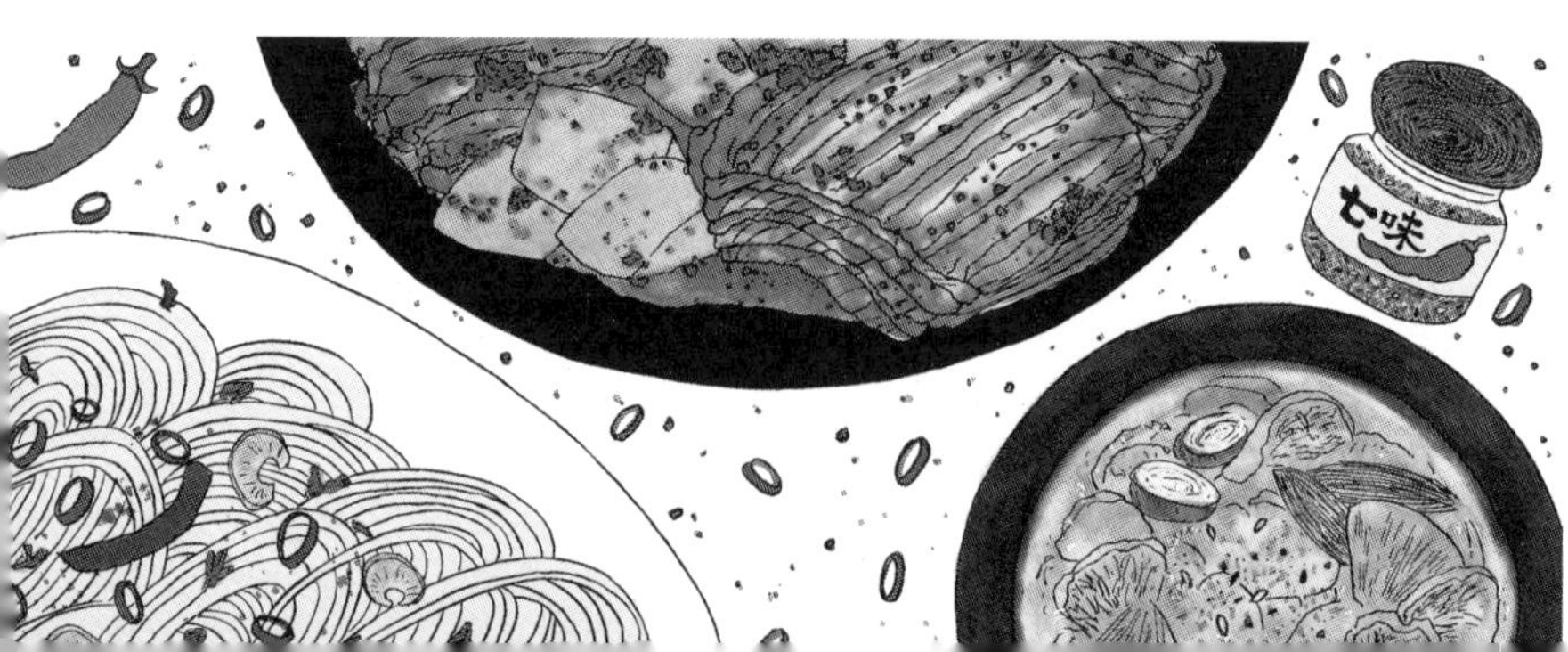

ます。江戸両国の薬研堀《やげんぼり》は医者や薬屋が集住する所でしたが、この町でふだんの食事から漢方薬が容易に摂取できるように開発された調味料が七味とうがらしで、漢方薬と同じように客の好みで調合してくれるサービスから人気となりました。

このように日本では、薬味として、あるいは魚や野菜などのおいしさを引き立てるための調味料として長い間使われてきました。現在のようにとうがらしの辛さをメーンにしたエスニック料理の本格的な登場は、戦後しばらくするまで待たなければなりません。

栄養成分

## ししとうやピーマンと比べてみると…

とうがらしの栄養成分の特徴を、同じ種名を持つししとうやピーマンと比較してみました。とうがらしはししとうやピーマンに比べて水分含量が少ないため、100gあたりで比べるとすべての栄養素の含量が多く、カロリーも高くなっています。炭水化物やたんぱく質だけでなく、カリウム、カルシウムなどの灰分やビタミンA（β-カロテン）、ビタミンE（α-トコフェロール）、ビタミン$B_2$、ビタミンCを多く含んでいるのが特徴的です。特に、脂溶性ビタミン（AとE）が10倍程度も多く、効率のよい供給源であることは特筆すべきことです。しかし、とうがらしはその辛さのため一度に多く食べられないのが残念なところです。

**とうがらしの栄養価**（100 gあたり）
**ししとうやピーマンとの比較**

| | とうがらし 果実・生 | ししとう 果実・生 | 青ピーマン 果実・生 |
|---|---|---|---|
| エネルギー | 72 kcal | 24 kcal | 20 kcal |
| 利用可能炭水化物 | （7.7 g） | 2.6 g | 3.0 g |
| 食物繊維総量 | 10.3 g | 3.6 g | 2.3 g |
| たんぱく質 | （2.9 g） | 1.3 g | 0.7 g |
| カリウム | 760 mg | 340 mg | 190 mg |
| カルシウム | 20 mg | 11 mg | 11 mg |
| β-カロテン | 6,600 μg | 530 μg | 400 μg |
| α-トコフェロール（ビタミンE） | 8.9 mg | 1.3 mg | 0.8 mg |
| ビタミン$B_2$ | 0.36 mg | 0.07 mg | 0.03 mg |
| ビタミンC | 120 mg | 57 mg | 76 mg |
| 水分 | 75.0 g | 91.4 g | 93.4 g |

出典：「日本食品標準成分表2020年版（八訂）」（文部科学省）
（　）つきは推計値を示す。

# とうがらしの機能性成分 カプサイシン

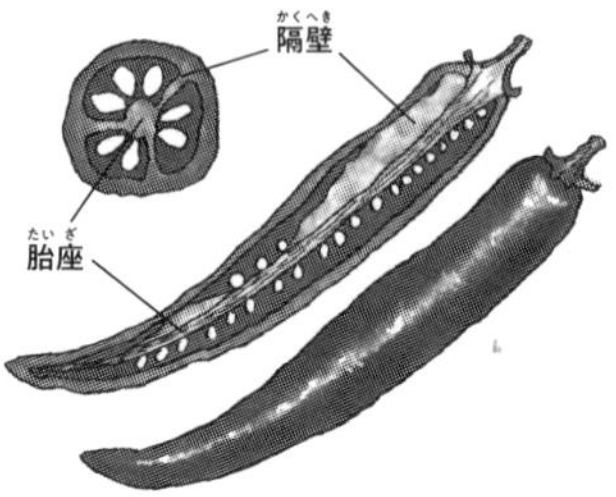


## 特有の辛味成分に注目

とうがらしにはβ-カロテンやビタミンEなどの脂溶性ビタミンだけでなく、タンニン類などのポリフェノールが豊富に含まれており、最も抗酸化作用の強い野菜の一つであることが基礎研究から明らかになっています。しかし、とうがらしはその辛さから大量に摂取することが困難です。とうがらし特有の辛味を担うカプサイシンに注目します。

## ピペリンやサンショオールより辛い

とうがらしに含まれる主要な辛味成分であり、香辛料に由来する成分の中で最も辛いのがカプサイシンです。

じつはとうがらしにはカプサイシンだけでなく、カプサイシンの脂肪酸部分が構造的に異なる類縁体(カプサイシノイド)もいくつか存在します。カプサイシノイドのうち、とうがらしに最も多く含まれているのはジヒドロカプサイシンで、カプサイシンの二重結合が単結合になった構造をしており、辛さもカプサイシンと同等です。脂肪酸部分の炭素数が少ないカプサイシノイドも含まれていますが、含量も多くなく、辛味もカプサイシンには劣るので、とうがらしの辛さはほぼカプサイシンとジヒドロカプサイシンが担っているといえます。カプサイシンやジヒドロカプサイシンは、舌の上でヒリヒリするような熱さや痛みに近い辛味を呈し、長く持続するのが特徴的です。

カプサイシンの辛さ（スコヴィル値：下記参照）をほかの香辛料の辛味成分と比べると、こしょうのピペリンは同じ量のカプサイシンの約160分の1（スコヴィル値：10万）、さんしょうのサンショオールやしょうがのジンゲロールは200分の1（スコヴィル値：8万）程度しかなく、カプサイシンがきわ立って辛いことがわかります。

これらの辛味成分も後述するようなカプサイシンと同様の機構で辛味を呈しますが、辛味を認識する受容体への親和性がカプサイシンよりも弱いことから、辛味の強度が異なるようです。

### スコヴィル値

本来はとうがらしを含む食品にどの程度カプサイシンが含まれているかを見積もるための値。抽出物や辛味成分を5%砂糖水で辛味を感じなくなるまで希釈して、辛味を感じる最低濃度を求め、その希釈率で表わしている。カプサイシンの値が標準となる（スコヴィル値は1600万）。

## 辛味をやわらげるには？

辛味は食品において非常に重要な味覚ですが、五基本味（甘味、うま味、苦味、酸味、塩味）には含まれない補助味に分類されます。五基本味が舌の味蕾《みらい》にある味細胞の味覚受容体によって受容され、味覚神経を介してそれぞれの味を認識しているのに対し、辛味は舌だけでなく口腔《こうくう》の粘膜上に存在する受容体から体性感覚神経を介して脳に伝えられます。体性感覚神経とは触覚や圧覚、痛覚や温度感覚などの皮膚感覚や深部感覚を受容する神経ですが、カプサイシンが刺激するのはこの中でも痛覚や温度感覚を伝える神経の末端に存在する受容体（TRPV1）です。

この受容体は43度以上の温度や侵害性の痛み刺激（pHの上昇）を認識するので、カプサイシンがＴＲＰＶ１に結合すると熱さや痛みの感覚として脳に伝えられていることになります。一方、わさびや大根の辛味成分（イソチオシアネート）はカプサイシンとは異なり、揮発性で鼻に抜けるつんとした辛味です。清涼感を伴い、即効性はありますが、持続性が弱いのが特徴で、カプサイシンとは受容体が異なります。

トウガラシの辛さを調節したい場合にもこれらの情報が役立ちます。粒子を細かくしすぎると舌の受容体に接触する頻度が高くなりますし、熱い料理は辛さを強めます。したがって、辛さをおさえたいときは、使用量を少なくおさえること以外にも粒子を細かくしすぎないことや乳製品（ヨーグルトや牛乳）を用いること（吸着によって接触を防ぐ）、そしてさまして食べることが有効です。

ただし、わさびの辛味をやわらげるには空気にさらしておくことや熱いお茶を飲むことが効果的だったりするので、辛味成分が異なると対処方法も異なることをつけ加えておきます。

また、カプサイシンはとうがらし果実の果皮や種子には

## なぜとうがらしは辛味成分を作るようになったの？

とうがらしは、フザリウムという菌の感染からの防御のためにカプサイシンを利用しているという説があり、菌が繁殖しにくい乾燥地帯のとうがらしは辛くなく、多湿地帯では辛くなる傾向があるといわれています。また、みずからが食べられたあとの消化過程で種子の発芽率が悪くなるネズミではなく、発芽率が下がらず、行動範囲も広い鳥類に食べてもらうために、カプサイシンを作るように進化したという説もあります。ネズミなどの哺乳《ほにゅう》類はカプサイシンの辛さを感じますが、鳥類はあまり感じないそうです。この説を支持する説明として、哺乳類は食べるさいに咀嚼《そしゃく》しますが、鳥類はまるのみすることや、鳥類が持つ辛味受容体はカプサイシンへの感受性が低いので、辛味を感じにくいことなどがあることもつけ加えておきます。

少なく、胎座（種子の付着した白い芯《しん》のような果肉）や隔壁（内部の各室を隔てる壁）に多く含まれるので、これらをできるだけ除けば辛味をおさえられることも覚えておきたいですね。

## ダイエット効果は？

適量の辛味成分は唾液《だえき》の分泌《ぶんぴつ》を促し、食欲が増進することが古くから知られています。それに加えて、カプサイシンには辛味受容体や感覚神経を介して体にさまざまな影響を与えることがわかってきています。私たちがカプサイシンを摂取し辛味を感じると、体性感覚神経からの信号が中枢神経系を刺激し、副腎《ふくじん》からのアドレナリン分泌を一時的に促進します。興奮時やストレス時にも分泌されるこのアドレナリンは、おそらく痛覚（辛味）をマヒさせる目的で分泌されますが、運動器官への血液供給を増やしたり、呼吸を亢進《こうしん》したりするため、エネルギー代謝を促進したり、体熱産生の上昇から発汗を促したりします。この現象が「カプサイシンはダイエットに適した食品成分である」という印象を与えてしまっているのかもしれません。

一方、カプサイシンの刺激を継続して与えると、感覚神経がマヒして痛みを感じにくくなります。この作用を利用した鎮痛用の湿布などが市販されていますし、抗菌作用、昆虫の忌避作用を利用した生活用品もあります。そのほか、基礎研究からは、免疫賦活作用や胃酸分泌抑制作用なども見いだされています。しかし、ヒトでの有効性については信頼できるデータが不足していますので、ダイエットを含めカプサイシンの健康機能に期待するのは時期尚早だと考えます。

その理由はいくつかありますが、まずカプサイシンによるアドレナリン分泌の亢進は一過性であり、それだけでエネルギー代謝の促進をコントロールすることはきわめて困難です。また、同じ量のカプサイシンであっても、感受性の強さに個人差がありますし、慣れによって感受性が徐々に弱くなることも示唆されています。さらに、高用量の摂取により、ほてり、催涙、鼻水、頭痛、めまい、吐きけ、嘔吐を誘発する可能性も指摘されています。したがって、機能性が期待できる用量を設定することがとてもむずかしいですし、強い刺激を求めて摂取しすぎることはきわめて危険であることも強調しておきます。

## 調味料・香辛料類

肝機能がよくなる？

# ウコン

Turmeric

飲みすぎたときや食べすぎたときのためのドリンク剤や散剤の宣伝では、漢方薬や肝臓エキス（肝臓加水分解物）とともに、ウコンという言葉が目立ちます。ターメリックとして香辛料にも使われるウコンの成分をご紹介します。

機能性成分

## クルクミン

着色料や肝機能改善効果をねらった食品に利用

**登場成分**

- クルクミン
- ターメロン
- ジヒドロターメロン
- ジンギベレン

ウコンといえば

Cinema

### 『カレーライスを一から作る』

美大生がカレーライスを一から作る課外ゼミに密着したドキュメンタリー映画『カレーライスを一から作る』（2016年）。将来もの作りを生業にする人も多い美大生が、身のまわりにあるものがなにからどのようにできているのかを知らないのはおかしい、という教授の思いから始まったゼミの物語です。

カレーライスを作るために、田畑を耕すところから始め、米、野菜、香辛料を栽培して収穫し、鳥もひなから育て屠殺し、塩も海水を煮つめて作り、器も自分たちで焼いて作ります。徹底しています。

香辛料の中には、カレーの色を担うウコンの栽培もありました。公式ウェブサイトにはカレーの写真が掲載されていますが、いわゆるクルクミンの黄金色には見えません。クルクミンは水にはとけにくいので、スープカレーだから見えにくかったのかもしれません。

この９か月にわたるゼミ活動は、「ものの成り立ち」や「食」だけでなく、「命」についても考えるきっかけを与えてくれています。最後に食べたカレーがどんな味だったかは、この映画を見て知っていただきたいですが、既製品に慣れてしまっている我々に向けたメッセージがかいま見えるかもしれません。

古くからウコンは二日酔いや肝機能改善の丸薬の原料として重宝され、琉球王朝時代の沖縄から本州に輸出されていました。カレー粉の黄金色も、ウコンの根茎を乾燥して粉末にした香辛料のターメリック由来です。

歴史

## 食品や漢方薬として古くから利用

ウコン（鬱金：鮮やかな黄色という原義）は、ショウガ科ウコン属の多年草で、別名秋ウコン、英名ターメリックの名前で知られる品種を指しています。

インド原産のウコンは紀元前から栽培されていたとされ、インドでは料理だけでなく、布の染料や伝統医学（アーユルヴェーダ）に用いられてきました。また、結婚式前に身を清める目的で、新婦新郎とその家族の顔や体にウコンを塗り合う「ハルディ（ウコンのヒンディー語）」という儀式でも用いられています。現在でもウコンの生産量と輸出量はインドが世界一で、栽培されるウコンの種類も50種にも上るといわれています。

中国にいつ伝来したかは不明ですが、漢方薬の原料として古くから用いられ、鎮痛・止血などを目的とした軟膏に配合されてきました。日本にも、漢方薬の伝来とともに平安時代に伝わったと考えられますが、詳細は不明です。その理由として、後述するように、漢方（薬）の詳細が書物により伝来する過程で情報が混乱し、ウコン（鬱金）が日本と中国では異なる品種を指すことがあげられます。しかし、16世紀にはすでに沖縄（琉球王朝）で栽培、製品化され、専売制にすることで王府の財源としていた

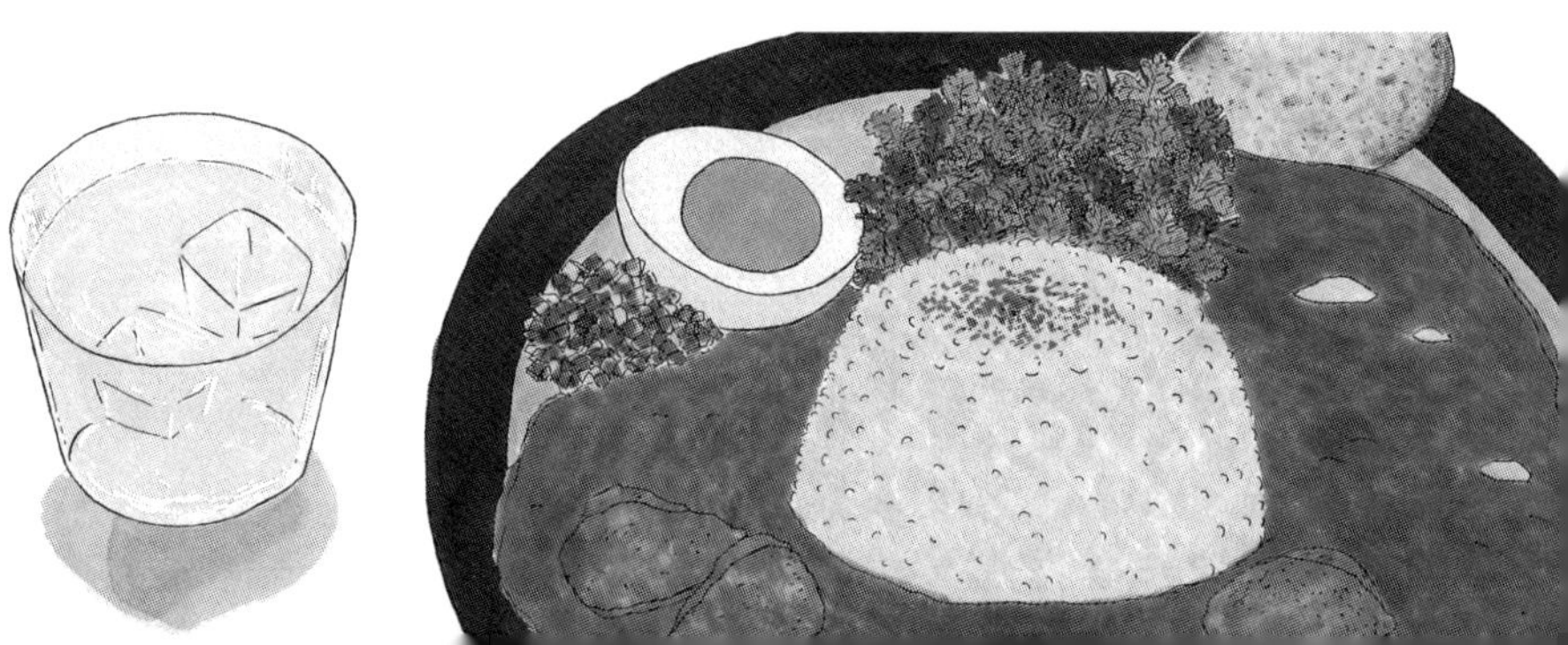

ようです。その後、江戸時代に入り、薩摩藩や幕府の麻布御薬園で栽培されていた記録もあります。

ウコンは収穫後そのまま利用されることはなく、洗浄した根茎を5～6時間煮たあと、2週間ほど天日で充分乾燥させて細かく砕き、使用します。食品への利用は後述しますが、沖縄では、乾燥ウコンを煎じたものを「うっちん茶」という飲料として長年愛用しています。ウコンを用いた健康食品が古くから製造販売されてきましたが、近年はウコンやウコンに含まれる黄色色素のクルクミンを配合した錠剤やドリンク剤が大手メーカーからも販売され、市場をにぎわせています。

## 栄養成分

### しょうがとの違い

ウコン（ターメリックの乾燥粉末）の栄養成分の特徴をしょうが（乾燥粉末）と比較しながら解説します。炭水化物総量は大きく違いませんが、ウコンは食物繊維などが中心であるのに対し、しょうがでは少糖や単糖が中心です。ウコンやしょうがはスパイスとして少量用いるので、糖質の特徴が異なることは栄養価よりもむしろ味に影響がありそうです。

ビタミンでは、ウコンにはα-トコフェロール（ビタミンE）が比較的多く含まれています。また、ミネラルでは、カリウムがしょうがよりも豊富に含まれています。

**ウコンの栄養価**（100gあたり。しょうがとの比較）

| | ターメリック 乾・粉 | しょうが 粉 |
|---|---|---|
| エネルギー | 312 kcal | 365 kcal |
| 利用可能炭水化物 | 67.1 g | 75.0 g |
| 食物繊維総量 | 22.7 g | - |
| たんぱく質 | 9.7 g | (5.3 g) |
| 脂質 | 3.3 g | 4.9 g |
| α-トコフェロール（ビタミンE） | 4.4 mg | - |
| カリウム | 2,080 mg | 1,400 mg |
| 水分 | 12.8 g | 10.6 g |

出典：ターメリックは「USDA Food Composition Databases」、しょうが粉末は「日本食品標準成分表2020年版（八訂）」（文部科学省）
「-」は未測定、（　）つきは推計値を示す。

the Secret of Functional ingredients

# ウコンの機能性成分 クルクミン

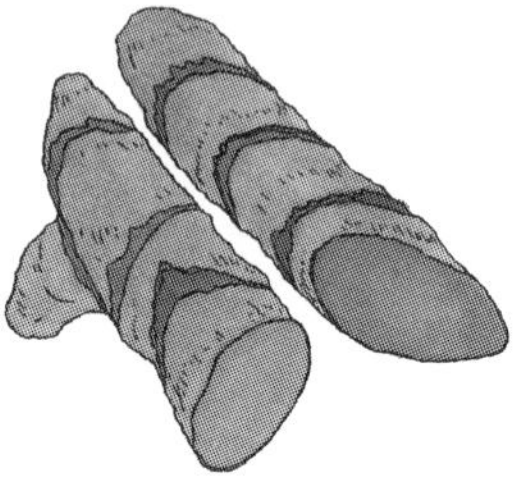

香辛料（ハーブやスパイス）は、食品に色彩や香り、そして独特な風味を賦与することで、嗜好性《しこうせい》を豊かにする植物性食品素材です。食欲の増進を助ける一方で、その健康機能に注目が集まっています。特に、ウコンについては色や風味の嗜好性だけでなく、主成分であるクルクミンや精油成分について、それらの機能に関する研究開発が進んでいます。しかし、まことしやかな健康情報も氾濫しているので注意が必要です。

## クルクミン

**カレーの原材料ほか、着色料に広く利用されている。肝機能改善効果は研究途上段階。**

### 沢庵や辛子の着色にも

肝機能改善効果が特に期待されていますが、その作用を担う成分の一つがクルクミンです。ポリフェノールの一種で、鮮やかな黄色を持つことから、ウコン色素やターメリック色素などと表記される食用色素として、沢庵などの漬物、辛子（マスタード）、水産練り製品、栗のシロップ漬けなどに用いられています。カレー粉の鮮やかな黄色色素として著名ですが、pHによって色調が変わり、酸性から中性では明るい黄色、弱アルカリ性では赤褐色を示します。

クルクミンが抗酸化作用を示すことは古くから知られていますが、これはクルクミン自体が酸化に弱いことの証左であるといえます。また、光やアルカリ性の条件下で分解されやすいことや水にとけにくいことから、微細化や補助剤の添加により、食品中での安定性や溶解性を改善しています。

## 医薬品に使われない理由

基礎研究からは肝機能改善作用や抗酸化作用をはじめ、抗炎症作用、抗動脈硬化作用、抗高脂血症作用など、さまざまな効果が明らかにされています。これらの作用はインターネットで検索すると無数に出てきますし、あたかもヒトでの効果があるように書かれているものも多いです。ウコンが漢方薬として古くから用いられていることも、期待させる理由かもしれません。

にもかかわらず、クルクミンが医薬品や特定保健用食品の成分として扱われないのは、以下に示す3つの大きな理由があるからです。

**(1) ヒトでの有効性が証明されていない。** 肝機能改善を含め、信頼できるデータが充分ではありません。安全性については、商品のパッケージ等に表示されている目安量の摂取であれば問題ないと考えられますが、肝臓の薬物代謝酵素活性を変化させ医薬品の効き目を変える可能性があるため、医薬品を服用している人や肝臓に持病がある人は特に注意が必要です。

**(2) 生体利用性が低い。** 分散性や溶解性が低いので、体内に吸収されにくい性質です。これを改善する製剤技術が開発されつつありますが、まだ研究段階です。

**(3) 安定性が低い。** (2)にも関連しますが、腸管においても腸内細菌叢等により還元されたり分解されたりします。また、先に述べたように、酸化に弱く光に不安定です。いわゆる医薬品は疾病の原因になる標的部位にまでほぼ同じ形で到達して薬理的な作用を表わしますが、クルクミンにはそれが期待できないと考えられます。一方で、その分解物や代謝物が機能している可能性に注目が集まり、現在、基礎研究が進んでいます。

Column

## 日本のウコンと中国のウコンは別物!?

ウコン(秋ウコン)は、春ウコンやキョウオウの名前で知られる品種、紫ウコンやガジュツの名前で知られる品種、クスリウコンやジャワウコンと呼ばれるインドネシア原産の品種とは異なる品種です。また、白ウコン(別名ハナショウガ)。ウコン属ではなくショウガ属)とは属も異なります。主要なウコン属3種の名前や漢方薬としての性質について、表にまとめました。日本のウコンは中国ではキョウオウ(姜黄)と呼ばれ、逆に日本のキョウオウは中国でウコン(鬱金)と呼ばれることに特に注意が必要です。ウコンの品種の違いにより、クルクミンの含量が大きく異なりますし、漢方薬としての効能も幾分異なります。

表　主要なウコン属3種の違い

| 学名 | *Curcuma longa* | *Curcuma aromatica* | *Curcuma zedoaria* |
|---|---|---|---|
| 日本名 | ウコン（鬱金） | キョウオウ（姜黄） | ガジュツ |
| 別名 | 秋ウコン | 春ウコン | 紫ウコン |
| 中国名 | キョウオウ（姜黄） | ウコン（鬱金） | ガジュツ（莪朮） |
| 精油の含量 | 1～5%重量 | 約6%重量 | 約1%重量 |
| 精油の主成分 | ターメロン<br>ジヒドロターメロン | α-クルクメン<br>β-クルクメン | シネオール<br>ジンギベレン |
| クルクミン含量 | 1～5% | 0.3% | 0% |
| 苦味・清涼感 | ともに弱い | ともに強い | ともに最も強い |
| 漢方の薬効※ | 健胃<br>利胆<br>鎮痛<br>止血 | 利胆<br>止血<br>通経 | 健胃<br>利胆<br>駆風<br>通経 |
| 食品としての利用 | ○ | △（サプリメント） | △（サプリメント） |
| 備考 | 医薬品的効能効果を標ぼうしない限り医薬品と判断しない | 医薬品的効能効果を標ぼうしない限り医薬品と判断しない | 医薬品的効能効果を標ぼうしない限り医薬品と判断しない |

※「利胆」は胆汁分泌を促進、「駆風」は胃腸内にたまったガスの排出を促進、「通経」は月経不順を改善の意。

## ウコンの精油成分はどんな香り？

精油は植物が作る揮発性の油で、いわゆる中性脂肪の油脂とは構造がまったく異なり、エネルギーになりにくいなど性質も異なります。概して精油は由来の植物特有の芳香を持ち、食品としてそのまま食べることはありませんが、香料として利用されています。

主要な精油成分は、ターメロン、ジヒドロターメロン、ジンギベレンのセスキテルペン類で、この３つで全体の70%を占めます。

セスキテルペン類は、材木の香りや根菜の土をイメージさせる香りを担っています。ターメロンには胆汁の分泌《ぶんぴつ》を促進する作用が基礎研究から明らかにされており、ウコンに期待される健胃や利胆の作用を担っているものと考えられています。ジンギベレンはショウガ科の植物に共通に含まれている成分で、しょうが特有の刺激の強い香りを担います。

I N D E X

# この本に登場するおもな機能性成分と掲載食品名

くわしく紹介しているページは太字にしています。

あ

| 機能性成分 | 性質や期待される作用、用途など | ページ数（掲載食品名） |
|---|---|---|
| **な** | | |
| ナットウキナーゼ | たんぱく質分解作用 | 49、53、**55** |
| **は** | | |
| フコイダン | 多糖、褐藻類に共通した食物繊維 | **180～186（こんぶ）、187～194（わかめ）、195～201（ひじき）** |
| フコキサンチン | 褐藻類に共通したカロテノイド、色素成分 | 165、**187～194（わかめ）、195～201（ひじき）** |
| フラクトオリゴ糖 | 難消化性に由来する生理作用 | **33～39（ヤーコン）** |
| プラズマローゲン | 脳に多いとされる脂質の一種、脳機能改善 | **232～238（ホヤ）** |
| プロアントシアニジン | 抗酸化作用ほか | 25、129、132、136、139、**150～156（りんご）**、165、271、**276**、277 |
| フロロタンニン | 褐藻類に共通したポリフェノール | **187～194（わかめ）、195～201（ひじき）** |
| β-クリプトキサンチン | カロテノイド、色素成分、骨代謝マーカー改善作用 | 98、102、**157～163（みかん）**、165、209、210 |
| β-グルカン | 多糖、血中コレステロール低下作用 | **12～18（大麦）**、169、171、176、179 |
| ペクチン | 多糖、水溶性食物繊維 | **84～90（オクラ）**、153、157、160、**163** |
| ヘスペリジン | フラボノイド、血管透過性抑制効果を示すビタミン様物質（ビタミンP）の一つ | 19、24、157、160、**162**、163、165 |
| ホモゲンチジン酸 | えぐ味成分 | **70～76（竹の子）**、111 |
| **ら** | | |
| リコピン | 色素成分、赤いカロテノイド | **98～104（トマト）**、161、165 |
| ルチン | 抗酸化作用を示すフラボノイド配糖体 | **19～25（そば）**、165、187、193 |
| ルテイン | カロテノイド、眼球内部に多いとされる抗酸化成分 | 98、102、**105～111（ケール）**、125、161、165 |
| レスベラトロール | 抗酸化作用、抗炎症作用ほか | **136～142（ぶどう）**、165、301 |
| レバン | 多糖、粘性物質 | 49、53、**54**、55 |
| レンチナン | 多糖、抗炎症作用 | 12、16、**166～172（しいたけ）** |

# おわりに

Conclusion

『食品でひく 機能性成分の事典』を読み終えた今、どのようなご感想をお持ちでしょうか。機能性成分の健康機能に関しては、ヒトでの有効性の信頼度をできるだけわかりやすく解説するように努めましたが、機能性成分の健康機能について、最終的な科学的根拠を得たものがこんなにも皆無に近いのか、と思われたかたも多いのではないでしょうか。しかし、機能性成分は食品の特徴を形作るのに必須な成分であることや未来に向けてさまざまな研究がこれから行なわれようとしていることに興味を持っていただけたのなら、この上なくうれしく思います。

本書は『栄養と料理』に「食品に見る 機能性成分のひみつ」という題で2018（平成30）年7月号から21（令和3）年12月号までの間に連載した42回分の内容と22年7月号の「気になる 機能性成分のQ&A」でとり上げた話題を加筆、修正し、再構成したものです。紙幅の都合で、食品も機能性成分もすべてを網羅できていませんし、科学的根拠についても、どのようにして現状の結論が導かれたのか、その論理や手法の詳細は省かせていただきました。また、本書でご紹介した情報も諸説あったり、別の仮説を述べておられる研究者もおられますので、すべての情報をそのままうの鵜呑みにせず、ご自身でも調べたり、考えてみたりするきっかけにしていただけると幸甚です。

本書をまとめるにあたって、食品に含まれる機能性成分もまた、医薬品と同様に「過ぎたるは及ばざるが如し」であることを再認識しました。また、物事はできるだけ客観的に見なければいけないと心に銘じてきました。食と健康に関する情報を科学的に論じた書籍に執筆したことがありましたが、[※1]このときもサプリメントの手軽さよりも、ちゃんと理解して、うまく使わないと意味がないことを強調しました。この意図に『栄養と料理』の編集者が注目してくれて、サプリメントに関する話題を記事にしていただきましたが、[※2]これが本書の企画の起点になっていると思っています。

さまざまな人々のお力添えのおかげで、今このように書籍という形になり、本当に感無量ですし、感謝の言葉しかありません。女子栄養大学出版部の編集部ならびに、連載から引き続き担当していただきましたデザインのohmae-dの皆さん、校正の小野祐子さん、イラストのオオスキトモコさんに深く感謝いたします。そして、連載時の編集者として企画立案からご担当いただいた監物南美さんと本書の編集でお世話になった中村麻紀さんに、心より御礼申し上げます。

最後に、私が子どものころ、食事のたびに食品に含まれる機能性成分の話をしてくれた栄養学者の父親に感謝します。結局連載を読んでもらうことはできませんでしたが、代わりに母親が一生懸命読んでくれました。また、学生時代の同級生たちや栄養学の教鞭をとる先輩がたが楽しげに読んでくれて、感想を聞かせてくれていたのが心の支えでした。本当にありがとうございました。

２０２２年７月　晴れの国にて　**中村宜督**

※1「サプリメントの科学」, 食と健康 ── 情報のウラを読む ──, 丸善, pp. 31-51(2002)。
※2「サプリメントはこれからどうなるか?」, 栄養と料理, 71(12), 82-86(2005)。

**中村宜督**（なかむらよしまさ）

岡山大学学術研究院 環境生命科学学域 教授。京都大学農学部卒業、京都大学大学院農学研究科博士課程修了、博士（農学）。名古屋大学等を経て現職。フラボノイドの代謝物と腸内細菌との相互作用に関する総説論文（共著）が2019年の日本農芸化学会英文誌 BBB Most-Cited Review Award受賞（最も引用された総説に与えられる）。編著書に『エッセンシャル食品化学』（講談社）ほかがある。

・本書は、月刊『栄養と料理』の連載「食品に見る 機能性成分のひみつ」（2018年7月号～21年12月号）、「気になる 機能性成分Q&A」（2022年7月号）から加筆、再構成したものです。

| | |
|---|---|
| 絵 | オオスキトモコ |
| デザイン | ohmae-d |
| 校正 | 小野祐子、くすのき舎 |

からだにいいってホント？

**食品でひく 機能性成分の事典**

2022年7月30日　初版第1刷発行

| | |
|---|---|
| 著者 | 中村宜督 |
| 発行者 | 香川明夫 |
| 発行所 | 女子栄養大学出版部<br>〒170-8481<br>東京都豊島区駒込3-24-3<br>電話 03-3918-5411（販売）<br>03-3918-5301（編集）<br>URL https://eiyo21.com/ |
| 印刷・製本 | 中央精版印刷株式会社 |



ISBN 978-4-7895-0926-8